Mag. Magdalena Stampfer

Allergien (r)evolutionär
Die wahren Hintergründe der Allergie-Epidemie

Mag. Magdalena Stampfer

Allergien (r)evolutionär

Die wahren Hintergründe der Allergie-Epidemie

VFCG

Die Studien und Erkenntnisse über die Anwendungen in diesem Buch
wurden sorgfältig recherchiert und nach bestem Wissen und Gewissen wiedergegeben.
Alle Informationen ersetzen aber in keinem Fall den ärztlichen Rat oder die ärztliche Hilfe.
Bei erkennbaren Krankheiten ist in jedem Fall ein Arzt aufzusuchen.
Der Verlag und die Autorin übernehmen keinerlei Haftung für Beschwerden,
die sich durch die Anwendung der Angaben ergeben,
und auch keinerlei Verantwortung für medizinische Forderungen.

in Kooperation mit Dr. med. vet. Jutta Ziegler
Inhaber: Mag. Asoka Michael Schuster
Nikischgasse 8/14, 1140 Wien, Austria
E-Mail: office@vfcg.at

Umschlagdesign und Illustrationen: Günter Veichtlbauer, 5151 Nußdorf
Innendesign und Projektberatung: Mag. Magdalena Stampfer, Mag. Verena Diethelm
Lektorat: Mag. Michael Capka

Printed in Austria
2. Auflage 2019
ISBN 978-3-9504318-9-6

Inhaltsverzeichnis

Teil II

Immer mehr Allergien...

Im Frühjahr 2017, passend zum Beginn der Pollensaison, titelte die Tageszeitung *Österreich*: „Haaatschi! 1,6 Millionen leiden an Allergie." Gleich darunter beschwichtigend: „Aber viele bilden es sich nur ein." Die Zahlen stammen aus dem ersten *Österreichischen Allergiebericht*, die Erklärung dafür hatte die Zeitung auch parat: „Wer früher bei heftigem Niesen zum Taschentuch griff, klagt heute über eine Allergie." Die viel häufiger gewordenen Intoleranzen seien auf unseren Lebensstil zurückzuführen: Wir essen viel mehr, auch die Vielfalt der Lebensmittel nimmt zu. Außerdem könnten wir heute viele Symptome benennen und einordnen. Waren die Menschen früher somit nicht eloquent genug und litten wortlos vor sich hin? Genauere Erläuterungen zum weltweiten Anstieg von Allergien und Unverträglichkeiten waren dem Artikel dann doch nicht zu entnehmen (das hatte wohl auch niemand erwartet). Der Schluss ließ völlig offen, ob es sich nun tatsächlich um eine „Volksplage" oder „Hysterie" handle, vermittelte aber die Erkenntnis, dass es heute gewissermaßen zum Lebensstil gehöre, an einer Unverträglichkeit zu leiden.

Was in der Zeitung als Einbildung abgetan wurde, ist der Umstand, dass vielen Beschwerden keine echte, immunologisch bedingte Allergie zugrunde liegt, sondern „nur" eine Unverträglichkeit, bei der das Immunsystem nicht in gleichem Maße beteiligt ist. Für beide Phänomene wird aber oft umgangssprachlich der Begriff *Allergie* verwendet, doch nicht jede Überempfindlichkeit ist tatsächlich allergischer Natur. Die Symptome sind einander allerdings täuschend ähnlich, auch wenn im Hintergrund unterschiedliche Prozesse ablaufen.

Die Häufigkeit allergischer Erkrankungen hat in den meisten Ländern der Welt dramatisch zugenommen, es handelt sich also nicht bloß um die üblichen Übertreibungen der Boulevard-Presse. Das nüchterne *Weißbuch Allergie* geht davon aus, dass mindestens 20 Prozent der deutschen Bevölkerung Allergiker sind.[(1)] Der Begriff Volksplage ist somit gar nicht so schlecht gewählt. Besonders interessant ist hierbei folgende Entwicklung: Immer mehr Erwachsene und ältere Patienten entwickeln Allergien, was früher laut Lehrbuch als äußerst selten erachtet wurde.

Laut heutigem Stand der Schulmedizin sind zwei Faktoren für die Entstehung von Allergien ausschlaggebend: Genetische Prädisposition und Umwelteinflüsse, wobei die Gene mit bis zu 70 Prozent verantwortlich gemacht werden. Leiden die Eltern an einer Allergie, ist die Wahrscheinlichkeit deutlich höher, dass das Kind ebenfalls eine Allergie entwickeln wird. Zu den Umwelteinflüssen werden nicht nur die Umweltverschmutzung, sondern ebenso Faktoren wie Stress, Haustiere, Wohnklima oder auch die Ernährung (vor allem in den ersten Lebensmonaten) gezählt. Ob ein Kind per Kaiserschnitt oder natürlich auf die Welt gekommen ist, hat statistisch gesehen auch einen Einfluss auf das Allergierisiko.
Was aber wirklich die Ursache des weltweiten, rapiden Anstiegs an allergischen Erkrankungen sein könnte? Dazu gibt es zwar einige Theorien, doch man scheint es nicht genau zu wissen. Es könnte an einem unterforderten Immunsystem liegen, denn früher hatte dieses mit Parasiten und Würmern zu kämpfen, was heutzutage weit weniger oft vorkommt. Oder an zu viel Reinlichkeit, denn Schmutz und die darin enthaltenen Keime würden das Immunsystem in Schach halten, wie die sogenannte Hygiene-Hypothese besagt. Bei all diesen Erklärungsmodellen hakt es irgendwo, so eindeutig ist das Ganze dann doch nicht. Einigkeit besteht aber dahingehend, dass bei Allergien das Immunsystem aus dem Ruder läuft. Von einer Fehlschaltung des Immunsystems wird gesprochen, von einer überschießenden Reaktion auf an sich harmlose Stoffe – manche erwischt es eben. Vor allem dann, wenn es sowieso in der Familie liegt.
Die Schuld den Genen zuzuschreiben, mag zwar bequem sein, ist aber nicht unbedingt zielführend. Der große Anstieg allergischer Erkrankungen lässt sich damit auch nicht erklären, denn Allergiker vermehren sich nicht exponentiell häufiger oder schneller als andere Menschen, bloß weil sie in der Pollensaison das Haus vielleicht seltener verlassen und somit mehr Zeit für andere Beschäftigungen haben.
Neue Forschungsbereiche wie die Epigenetik haben in den letzten Jahrzehnten gezeigt, dass sich unsere Gene durchaus umformen können. Es ist nicht in Stein gemeißelt, dass wir diese oder jene Erkrankung tatsächlich bekommen, auch wenn genetische Voraussetzungen dafür da sind. Ob ein Gen aktiviert ist oder nicht, kann sich im Laufe des Lebens ändern.[(2)(3)] Nur wenige Erkrankungen sind auf einen echten Gendefekt zurückzuführen, wo sozusagen der Schalter ganz kaputt

ist. In den meisten Fällen gibt es noch die Möglichkeit des Ein- oder Ausschaltens, ein ON oder OFF.

Mittlerweile wurden einige genetische Risikofaktoren, die in Zusammenhang mit dem Auftreten von allergischen Erkrankungen stehen, identifiziert. Sollten Sie an Heuschnupfen leiden, können Sie das im nächsten Frühling den Genen *FLG, S100A7, HDC, IL13, IL6* und *TLR7* in die Schuhe schieben.[(4)] Wie diese Gene aber untereinander interagieren und wie sie sich durch äußere Einflüsse verändern, ist noch unklar, was die Forscher auch zugeben. Und sie räumen ein, dass Umweltfaktoren eine große Bedeutung im Hinblick auf diese epigenetischen Veränderungen haben.

Es liegt also vor allem an den Genen und ein wenig an der Umwelt und passiert einfach so. Wenn ein Hellseher so nebulös im Kreis herumreden würde, dann würden wir sofort unser Geld zurückverlangen, doch wenn das ein Professor im weißen Kittel sagt, geben wir uns mit dieser Erklärung zufrieden.

Auch wenn schon feststeht, dass das Allergierisiko für Kinder wesentlich höher ist, wenn die Eltern an einer Allergie leiden, scheint es nicht wirklich Priorität zu sein, herauszufinden, warum das eigentlich so ist. Darmflora, Ernährung, Toxinbelastung und familiärer Stress werden auf der Suche nach den schuldigen Genen meist nicht berücksichtigt oder unter dem Sammelbegriff „Umwelt" genannt, aber trotzdem nicht beachtet. Doch Eltern geben auch diese Faktoren an ihre Kinder weiter, unabhängig von der genetischen Vererbung. Eine halbe Million Genvarianten einer Person können mit hochgradig integrierten Chip-Arrays untersucht werden, doch in den Wirren der Gensequenzen geraten naheliegende Erkenntnisse völlig außer Sichtweite. Wie Betroffene ihr jetziges Leiden dauerhaft lindern können, wird auch nicht beantwortet, sondern auf zukünftige Forschungen verschoben.

Es ist fast so, als hätte ein Elefant sein Geschäft mitten in unserem Wohnzimmer verrichtet. Auf der Suche nach dem Grund für den unerträglichen Gestank werden die Fußleisten abmontiert, die Wände untersucht, die Schubladen durchforstet und auch die Lampenschirme abgeschraubt. Doch das große graue Tier wird übersehen.

Vieles, was Sie in diesem Buch lesen werden, wird dem widersprechen, was Sie bisher über Allergien gelesen oder von Ihrem Arzt gehört haben. Und wenn nicht, dann haben Sie einen tollen Arzt.

Die heutige Definition: Allergie vs. Intoleranz

Im täglichen Sprachgebrauch wird der Begriff *Allergie* heute zur Bezeichnung einer Reihe von Symptomen herangezogen, bei denen es sich medizinisch gesehen nicht um Allergien handelt, sondern um (mitunter heftige) Unverträglichkeitsreaktionen. Sofern die Allergie nicht so stark ausgeprägt ist, dass ein anaphylaktischer Schock droht, ist die Unterscheidung zwischen Allergie und Unverträglichkeit nicht das Allerwichtigste. Im Alltag will man einfach nur wissen, was man meiden sollte, um sich besser zu fühlen.

Um zu verstehen, was im Hintergrund geschieht, ist es aber wichtig, den Unterschied dieser Begriffe zu kennen. Wie wir im folgenden Abschnitt aber sehen werden, war die Nomenklatur seit den Anfängen der Allergieforschung alles andere als einheitlich.

Grob gesagt unterscheidet sich eine Allergie von einer Intoleranz dadurch, dass bei einer Allergie das Immunsystem beteiligt ist, bei einer Intoleranz jedoch nicht. Beide können ähnliche Symptome hervorrufen, auch wenn dahinter andere Prozesse ablaufen.

Das anerkannte Lehrbuchwissen sagt dazu Folgendes: Bei einer Allergie kommt es zu einer überschießenden Reaktion des Immunsystems. Entweder es sind Immunglobuline beteiligt (vorrangig IgE-Antikörper) oder die Reaktion wird durch bestimmte Entzündungszellen vermittelt. So oder so: Es kommt zu einer Überreaktion des Immunsystems auf einen Fremdstoff. Diese allergieauslösenden Substanzen werden Allergene genannt, es genügt unter Umständen bereits eine geringe Menge davon, um allergische Reaktionen auszulösen. Allergien werden in verschiedene Typen unterteilt (Typ I bis Typ IV), je nach Art der beteiligten Immunglobuline und je nach Zeitpunkt des Auftretens der Symptome (sofort oder verzögert). Eine Erhöhung der IgE-Antikörper im Blut wird als Beweis dafür angesehen, dass eine Allergie vorliegt.

Stellt also das Immunsystem beim Zusammentreffen mit dem Allergen eine vermeintliche Gefahr durch diese Substanzen fest, bilden sich Antikörper, um dagegen vorgehen zu können. Das Allergen wird als ein schädlicher Eindringling betrachtet und im Immungedächtnis in die Kartei „Angreifen" gesteckt. Hier kommt der nachtragende Charakter der spezifischen Immunabwehr zur Geltung, denn bei erneutem Kontakt mit diesem Stoff wird sofort angegriffen. Histamin wird freigesetzt, die Blutgefäße weiten sich, die Schleimhäute schwellen an. Die Vorgänge zeigen sich dann in den typischen Symptomen einer Allergie: verstopfte Nase, Niesen, tränende Augen, gerötete und juckende Haut. Auch Kopfschmerzen, Verstopfung, Verdauungsbeschwerden, Müdigkeit und noch eine Reihe anderer Symptome können auf eine allergische Reaktion zurückzuführen sein.

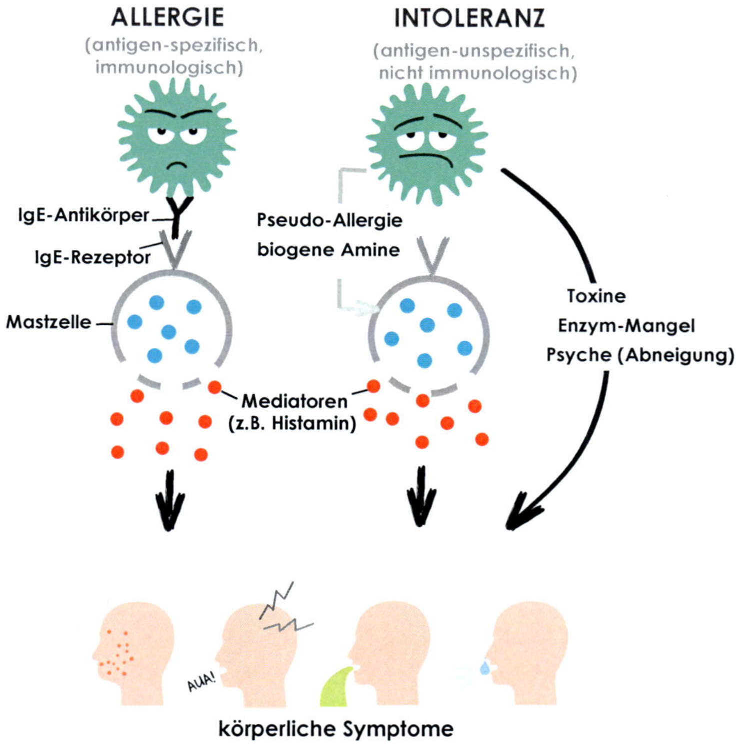

Bei einer Intoleranz, auch Pseudoallergie oder Unverträglichkeit genannt, zeigen sich durchaus Symptome, die einer Allergie ähnlich sind, denen aber eine andere Ursache zugrunde liegt. Trotz der mitunter sehr einschränkenden Beschwerden zeigt sich in diesem Fall beim Allergietest kein erhöhter IgE-Wert, denn das Immunsystem ist bei einer Intoleranz nicht auf diese Art und Weise beteiligt. Bei einer Intoleranz kann eine Substanz nicht entsprechend aufgespalten und verwertet werden. Das kann einerseits daran liegen, dass bestimmte Stoffe aufgrund ihrer chemischen Beschaffenheit vom Organismus nicht vertragen werden, was beispielsweise bei Zusatzstoffen der Fall sein kann. Andererseits können Störungen im Darm ebenso zu Unverträglichkeitsreaktionen führen, wenn bestimmte Bakterien und Enzyme fehlen, die für die Verdauung notwendig sind. Ein solcher Enzymmangel ist beispielsweise der Grund für die Unverträglichkeit von Laktose (Milchzucker), Fruktose (Fruchtzucker) oder Histamin. Auch eine psychische Abneigung gegen bestimmte Nahrungsmittel kann eine Rolle spielen. Wer als Kind gezwungen wurde, die Milchsuppe vollständig auszulöffeln, kann sie mitunter für den Rest seines Lebens nicht mehr ausstehen.

Trotz der unterschiedlichen Prozesse im Hintergrund fühlt sich eine Intoleranz oder Pseudoallergie für den Patienten oft nicht viel anders an als eine echte Allergie. In beiden Fällen kommt man um eine genaue Berücksichtigung des Darms nicht herum, denn dort sitzt nicht nur der Großteil des Verdauungstraktes, sondern auch des Immunsystems. Ob man nun an einer Allergie leidet, die schulmedizinisch erwiesen ist oder an einer, die nicht in das konventionelle Schema passt – der Weg Richtung Beschwerdefreiheit ist ähnlich, was im zweiten Teil des Buches eingehend beschrieben wird. Dreh- und Angelpunkt ist der Darm und eine Vermeidung jener Faktoren, die ihn schädigen. Ob sie nun biochemischer oder psychischer Natur sind, wird von Person zu Person variieren.

Wie die Schulmedizin Allergien betrachtet

Die Schulmedizin sieht die Ursache von Allergien meist darin, dass das Immunsystem überreagiert, und zwar im Grunde einfach so *(shit happens)*. Zwar werden genetische Faktoren und ganz allgemein Umwelteinflüsse als Auslöser genannt, doch im Prinzip kann man nichts dagegen machen. Man hat sich zwar sehr wohl Gedanken darübergemacht, was der tiefere Sinn der Allergien sein könnte. Doch die offiziellen Erklärungsversuche, warum das Immunsystem so aus den Fugen gerät, basieren meist auf folgender Annahme: Dem Immunsystem ist langweilig. Während es früher mit Würmern zu kämpfen hatte, ist es ohne

Parasiten derartiger Langeweile ausgesetzt, dass es stattdessen etwas anderes angreift, beispielsweise Weizenproteine aus dem Frühstücks-croissant. In eine ähnliche Kerbe schlägt die Hygiene-Hypothese, die die übertrieben hygienischen Verhältnisse unserer zivilisierten Welt für das verstärkte Aufkommen von Allergien verantwortlich macht. Früher hätten Schmutz und häufiger auftretende Kinderkrankheiten das Immunsystem ausreichend beschäftigt, sodass es nicht auf blöde Gedanken gekommen ist. Ohne diese Spielkameraden wird es trotzig und reagiert allergisch.

Die Behandlung zielt hauptsächlich auf die Linderung der Symptome ab und beschäftigt sich wenig bis gar nicht damit, wie es zur Allergie überhaupt gekommen ist *(shit happens because it happens!)*. Wenn das Meiden der Allergene nicht möglich ist oder die Symptome akut sehr belastend sind, werden Antihistaminika, Cortisonpräparate oder Mastzellenstabilisatoren verschrieben.

Durch Einsatz dieser Mittel verschwindet die Allergie zwar nicht, aber es juckt nicht mehr so schlimm oder die Nase ist wieder frei, das Atmen geht leichter und die Haut schaut besser aus. Cortison hemmt das Immunsystem bei der Arbeit, was bei einem überreagierenden Immunsystem zunächst logisch erscheint: Es beruhigt sich, die Entzündung geht zurück. Aber das stellt keine echte Beruhigung dar, eher eine Unterdrückung, die damit zu vergleichen ist, dass man einem aufgebrachten Kind das Weinen verbietet oder bei einer Alarmanlage Ton- und Lichtsignale einfach abschaltet. Es ist dann zwar rundherum alles still, aber das eigentliche Problem wurde nicht behoben.

Langfristig gesehen ist die Unterdrückung des Immunsystems keine besonders gute Idee. Und auch der äußerliche Einsatz von Cortison hat häufig eine Schwächung und Schädigung der Haut zufolge. Man braucht sich nur den Beipackzettel von Cortisonpräparaten durchzulesen, um einen Eindruck davon zu bekommen, was diese im Körper alles anstellen können (siehe Kasten). Hier am Beispiel von *Decortin® H* der Firma *Merck*. Die Auswahl dieser Firma ist wirklich rein zufällig. Die Beipackzettel anderer Cortisonpräparate unterscheiden sich in dieser Hinsicht kaum und sind auch nicht lustiger zu lesen.

Beipackzettel von Decortin® H (Wirkstoff: Prednisolon)

Infektionen und parasitäre Erkrankungen: Maskierung von Infektionen, Auftreten, Wiederauftreten und Verschlimmerung von Virus-, Pilz-, Bakterieninfektionen, sowie von parasitären oder opportunistischen Infektionen, Aktivierung einer Zwergfadenwurminfektion **Erkrankungen des Blutes und des Lymphsystems:** Blutbildveränderungen (Vermehrung der weißen Blutkörperchen der aller Blutzellen, Verminderung bestimmter weißer Blutkörperchen) **Erkrankungen des Immunsystems:** Überempfindlichkeitsreaktionen (z.B. Arzneimittelhautausschlag), schwere anaphylaktische Reaktionen, wie Herzrhythmusstörungen; Bronchospasmen (Krämpfe der glatten Bronchialmuskulatur), zu hoher oder zu niedriger Blutdruck, Kreislaufkollaps, Herzstillstand, Schwächung der Immunabwehr Erkrankungen des Hormonsystems: Ausbildung eines sog. Cushing-Syndroms (typische Zeichen sind Vollmondgesicht, Stammfettsucht und Gesichtsröte), Inaktivität bzw. Schwund der Nebennierenrinde Stoffwechsel- und Ernährungsstörungen Gewichtszunahme, erhöhte Blutzuckerwerte, Zuckerkrankheit, Erhöhung der Blutfettwerte (Blutcholesterin und -Triglyzeride) und Gewebswassersucht, Kaliummangel durch vermehrte Kaliumausscheidung, Appetitsteigerung **Psychiatrische Erkrankungen:** Depressionen, Gereiztheit, Euphorie, Antriebssteigerung, Psychosen, Manie, Halluzinationen, Stimmungslabilität, Angstgefühle, Schlafstörungen, Selbstmordgefährdung **Erkrankungen des Nervensystems:** Erhöhter Hirndruck, Auftreten einer bis dahin unerkannten Fallsucht (Epilepsie) und Erhöhung der Anfallsbereitschaft bei bestehender Epilepsie **Augenerkrankungen:** Linsentrübung (Katarakt), Steigerung des Augeninnendrucks (Glaukom), Verschlimmerung von Hornhautgeschwüren, Begünstigung von durch Viren, Bakterien oder Pilze bedingten Entzündungen am Auge **Gefäßerkrankungen:** Blutdruckerhöhung, Erhöhung des Arteriosklerose- und Thromboserisikos, Gefäßentzündung (auch als Entzugssyndrom nach Langzeittherapie), erhöhte Gefäßbrüchigkeit **Erkrankungen des Magen-Darm-Trakts:** Magen-Darm-Geschwüre, Magen-Darm-Blutungen, Bauchspeicheldrüsenentzündung **Erkrankungen der Haut und des Unterhautzellgewebes:** Dehnungsstreifen der Haut, Dünnwerden der Haut ("Pergamenthaut"), Erweiterung von Hautgefäßen, Neigung zu Blutergüssen, punktförmige oder flächige Hautblutungen, vermehrte Körperbehaarung, Akne, entzündliche Hautveränderungen im Gesicht, besonders um Mund, Nase und Augen, Änderungen der Hautpigmentierung **Skelettmuskulatur-, Bindegewebs- und Knochenerkrankungen:** Muskelerkrankungen, Muskelschwäche, Muskelschwund und Knochenschwund (Osteoporose) treten dosisabhängig auf und sind auch bei nur kurzzeitiger Anwendung möglich, andere Formen des Knochenabbaus (Knochennekrosen), Sehnenbeschwerden, Sehnenentzündung, Sehnenrisse und Fetteinlagerungen in der Wirbelsäule (epidurale Lipomatose). Wachstumshemmung bei Kindern. Hinweis: Bei zu rascher Dosisreduktion nach langdauernder Behandlung kann es zu Beschwerden wie Muskel- und Gelenkschmerzen kommen **Erkrankungen der Geschlechtsorgane und der Brustdrüse:** Störungen der Sexualhormonsekretion (in Folge davon Auftreten von: Ausbleiben der Regel (Amenorrhoe), männliche Körperbehaarung bei Frauen (Hirsutismus), Impotenz **Allgemeine Erkrankungen und Beschwerden am Verabreichungsort:** Verzögerte Wundheilung

Nebenwirkungen von Cortison

Natürlich kann Cortison in akuten Fällen eine Hilfe sein, beispielsweise dann, wenn ein Kind aufgrund von starkem Juckreiz nachts nicht schlafen kann. Doch viel zu oft wird es als Alltagsmedikation verschrieben und verwendet, ohne nach anderen, langfristigen Lösungsmöglichkeiten zu suchen. Auch da hat man sich aus schulmedizinischer Sicht etwas Besonderes einfallen lassen: Die Bekämpfung der Ursache ohne Bekämpfung der Ursache. Was wie ein Tippfehler anmuten mag, ist vollkommen ernst gemeint.

Bis endlich Ruhe ist: Hyposensibilisierung

Da sich viele Patienten eine langfristige Lösung wünschen, die über eine reine Symptombekämpfung hinausgeht, gibt es auch seitens der Pharmaindustrie immer mehr Ideen, wie man gegen Allergien vorgehen könnte. Der Grundgedanke hinter der Hyposensibilisierung oder auch spezifischen Immuntherapie ist prinzipiell leicht verständlich: Man verabreicht dem Patienten in Form von Tropfen, Tabletten oder Spritzen eine noch tolerierbare Dosis des Allergens, um das Immunsystem allmählich daran zu gewöhnen und es gewissermaßen zu beruhigen. Es soll so lernen, nicht mehr mit einer Überreaktion aufzufahren, wenn das Allergen im Körper von den körpereigenen Zellen entdeckt wird.

Bekannt ist derzeit, dass diese Immuntherapie bei Heuschnupfen, Asthma bronchiale, Pollen- und Insektenstichallergien Wirkung zeigt. Allerdings nicht bei Nahrungsmittelallergien. Interessanterweise wird diese „Allergieimpfung" als Beseitigung der Ursache verkauft und in den Medien auch so propagiert. Im Wochenmagazin *Stern* ist beispielsweise Folgendes zu lesen: „Die einzig wirksame Therapie bei Allergie ist die Hyposensibilisierung", denn sie bekämpfe nicht nur die Symptome, sondern die Ursache.(5)

Auch die *Interessensgemeinschaft Allergenvermeidung (IGAV)* wirbt in einem Folder, auf dem medienwirksam ein süßes, unschuldiges Kätzchen abgebildet ist, mit den Worten: „Von der Weltgesundheitsbehörde WHO empfohlen: Allergieimpfung. Der Ursache der Allergie den Kampf ansagen."(6) Weiter im Text heißt es, dass für die „Ursachenbekämpfung" die Allergieimpfung zuständig sei.

Das körpereigene Immunsystem kommt im *IGAV*-Folder nicht allzu gut weg. Es wird zwar als „Bodyguard“ unseres Körpers bezeichnet, aber als einer, der eventuell seine „Beschützerfunktion zu ernst nimmt“ und somit auf völlig harmlose Stoffe allergisch reagiert.
Aus heiterem Himmel führt sich unser Immunsystem demnach auf wie ein verbohrter, verbitterter Beamter, der alles viel zu eng sieht. Es gäbe aber, so der Folder weiter, für Besitzer eines so sturen Immunsystems doch noch Hoffnung, nämlich die Allergieimpfung: „Sie führt in den meisten Fällen zum Erfolg, denn sie setzt als einzige Behandlungsmethode direkt am Ort des Geschehens an: am fehlgeleiteten Immunsystem.“ Im Klartext: Das Immunsystem ist wie ein Pubertierender einfach nur durchgeknallt, aber es gibt etwas, das wir ihm geben können, damit es sich wieder einkriegt.
Die Experten unter den Allergologen räumen allerdings ein, dass bei dem langen Prozedere der Erfolg ungewiss ist. Die besten Aussichten auf Erfolg hat man bei einer Insektengiftallergie, bei anderen Allergiearten schaut es aber deutlich schlechter aus. Bei Pollenallergien ist eine Besserung der Beschwerden um 30 bis 45 Prozent im Durchschnitt zu erwarten.[(7)] Noch nicht hinreichend geklärt ist, warum die Therapie bei manchen funktioniert und bei anderen nicht. Davon steht im Werbefolder natürlich nichts, stattdessen ist eine Liste der zugelassenen Präparate zur spezifischen Immuntherapie abgedruckt. Am Schluss ist zu lesen, auf wessen „freundliche Unterstützung“ sich die *IGAV* verlassen kann. Es handelt sich dabei um Pharmafirmen wie *Allergopharma*, *HAL Allergy*, *Bencard*, *Alk Abello* oder *Stallergenes*, die die genannten Präparate produzieren und verkaufen.
Am Anfang des Folders wird also durch Nennung namhafter Ärzte und Mitglieder des wissenschaftlichen Beirats der *IGAV* Glaubwürdigkeit suggeriert, um sie dann bei der Nennung der Pharmafirmen wieder schrumpfen zu lassen. Hoffentlich liest keiner die letzte Seite, wird man sich beim Layout wahrscheinlich gedacht haben.
Die Bezeichnung Immuntherapie ist unpassend gewählt, denn um eine Stärkung des Immunsystems geht es hier keineswegs. Eine Hyposensibilisierung dauert in der Regel drei bis fünf Jahre, bei Insektenstich-Allergikern wird zu einer lebenslangen Behandlung geraten. Bei der Immuntherapie mittels Injektionen werden den Patienten winzige Mengen des Allergens zusammen mit Adjuvantien wie zum Beispiel

Aluminiumhydroxid gespritzt. Das Absurde daran: Aluminiumhydroxid wird in Tierversuchen dazu verwendet, Tiere auf bestimmte Stoffe zu sensibilisieren, also überhaupt erst allergisch zu machen (siehe Kapitel „Allergien und Aluminium"). Es ist neurotoxisch und zwar bereits in geringen Mengen. Die tatsächlichen Auswirkungen von Aluminiumverbindungen im menschlichen Körper werden erst nach und nach bekannt. Es wird von der Industrie aber als unerlässlich angesehen und wurde deshalb schnell als sicher eingestuft. Die Aussagen zur Sicherheit basieren vor allem darauf, dass man Injektionen von Aluminium mengenmäßig mit tolerierbaren, oralen Gaben vergleicht, obwohl dabei jeweils andere Prozesse ablaufen. Der Unterschied ist für den Körper enorm. Deshalb fordern Forscher eine Re-Evaluierung der oft wiederholten, aber kaum überprüften Sicherheitsbekundungen.[(8)]

Die Ungefährlichkeit des Aluminiums als Adjuvans ist keineswegs bewiesen, obwohl es seit fast 90 Jahren eingesetzt wird. Im Gegenteil, es häufen sich Studien, die auf die Gefahren der Anwendung von Aluminiumverbindungen in Impfungen und auch in der Immuntherapie hinweisen, weil es zur Entstehung von Autoimmunkrankheiten und Gehirnentzündungen kommen kann. Experimentelle Forschungen haben längst gezeigt, dass die Injektion von Aluminiumadjuvantien ein Risiko für schwere immunologische Erkrankungen beim Menschen darstellt.[(9)] Als ob das Immunsystem eines Allergikers nicht ohnehin schon genug Arbeit hätte.

Das mit den toxischen Adjuvantien wird sowohl im *IGAV*-Folder als auch in den meisten Artikeln über die angepriesene Allergieimpfung verschwiegen. Dass man durch eine Hyposensibilisierung eine neue Allergie bekommen kann, nämlich gegen Aluminium[(10)], steht nicht einmal im Kleingedruckten. Darüber, wie es zu der Allergie überhaupt gekommen sein könnte, wird ebenfalls nichts oder sehr wenig geschrieben. Als wäre eine Überreaktion des gelangweilten Immunsystems bereits die Ursache an sich.

Übersetzt heißt das: Es kümmert uns nicht, wie die Allergie eigentlich zustande gekommen ist und wir wissen nicht, was die Verabreichung der Allergene zusammen mit Aluminiumhydroxid sonst noch im Körper anstellt, aber wenn Sie Glück haben, reagieren Sie nach drei bis fünf Jahren nicht mehr auf das Allergen. Oder eben doch. Das als

Erfolg in der Allergiebehandlung zu verkaufen, finde ich fast schon bewundernswert.
Natürlich kann es sein, dass einige Patienten tatsächlich weniger auf das ausgewählte Allergen reagieren. Das scheint, wenn wir den Studien der Hersteller vertrauen, hinreichend belegt zu sein. Aber welche Wechselwirkungen und Folgeerscheinungen diese Hyposensibilisierung für das Immunsystem auf Dauer hat, scheint niemand wirklich zu wissen. Vielleicht interessiert es die Auftraggeber dieser Studien einfach nicht. Was das akkumulierte Aluminium über Jahre im Körper anstellt und welche neurologischen Folgen das nach sich ziehen kann? Darüber wird nichts erzählt. Nur die kurzfristigen Nebenwirkungen werden angeführt: So leiden bei der Schluckversion der Immuntherapie, bei der die Präparate nicht gespritzt, sondern oral verabreicht werden, circa 70 Prozent der Betroffenen an Juckreiz, geschwollenen Schleimhäuten, Magen-Darm-Problemen oder einer kribbelnden/brennenden Zunge. Was die vermehrte Gabe von Aluminiumhydroxid und eventuelle Ablagerungen von Aluminium für langfristige Folgen haben können, zum Beispiel als Auslöser von Entzündungen im Gehirn, wird nicht genannt. Ob es den Herstellern tatsächlich nicht bekannt ist oder bewusst verschwiegen wird, sei dahingestellt. Da man durch Aluminiumablagerungen im Gehirn an Alzheimer erkranken kann, ist vielleicht die Grundidee die, dass der Patient seine Allergie einfach vergisst?
Seit dem Aufkommen dieser Therapie Anfang des 20. Jahrhunderts konnten die in sie gesetzten Hoffnungen jedenfalls nicht erfüllt werden. Rechnete man anfangs noch damit, dass man den Körper wieder völlig unempfindlich machen kann, gibt man sich heute schon damit zufrieden, wenn er nicht ganz so stark reagiert wie vorher. Der frühere Name Desensibilisierung wurde aus diesem Grund durch Hyposensibilisierung ersetzt. Da allergische Symptome alles andere als angenehm sind, ist es nur allzu gut verständlich, dass Allergiker sich im Vertrauen an die behandelnden Ärzte und deren Methoden zu solchen Verfahren entschließen. Die Frage ist nur, ob das nicht nur gut fürs Geschäft, sondern auch langfristig gut für das Immunsystem ist, denn mit einer wahren Ursachenbekämpfung hat das nichts zu tun. Trotzdem fordern über vierzig namhafte Allergologen und Wissenschaftler, in einem Papier der *EEACI (European Academy of Allergy and Clinical Immunology)* von

der Politik eine breitere Unterstützung der spezifischen Immuntherapie und bessere Finanzierung dieser Methode.[11] Ein Blick auf die Sponsoren dieser Akademie zeigt uns bereits bekannte Pharmafirmen, die wir ja schon vom *IGAV*-Folder kennen *(Alk Abello, Allergopharma, Stallergenes)*, aber auch neue Gesichter *(Novartis, Thermofisher Scientific, Grupo Uriach, Leti, Mylan, HAL Allergy, AllergyTherapeutics)*. Vor einiger Zeit war auch eine Firma namens *Meda* unter den Sponsoren. Leider ist sie heute nicht mehr so prominent vertreten, was ich sehr schade finde, weil das Logo ein absoluter Glücksgriff war. Vor allem wegen des klingenden Untertitels: *„For a better life with allergies."* Was würden die armen Firmen denn auch ohne Allergien machen!?
Der *EEACI* kann man vielleicht einiges vorwerfen, aber auf keinen Fall Untätigkeit. Seit 2014 ist sie stolz darauf, in Brüssel ein „EU Liaison Office" eröffnet zu haben, was eindeutig besser klingt als „Lobby-Büro". Noch vor kurzem war in einem Report auf der Website zu lesen, dass genetisch veränderte Lebensmittel vollkommen unproblematisch seien.[12] Und selbstverständlich auch keinesfalls allergiefördernd, was zwar konzernfreundlich sein mag, aber nicht unbedingt im Interesse der Konsumenten. Das Beispiel zeigt sehr deutlich, wo die tatsächlichen Absichten solcher Gruppen liegen, auch wenn sie sich *Academy* oder ähnliches nennen. Seit 2017 ist der Gentechnikbericht auf der Seite nicht mehr auffindbar, stattdessen ist die Website jetzt mit dem Logo von *Nestlé* geschmückt, dem Hauptsponsor des Internetauftritts: *„NestléHealthScience. Where nutrition becomes therapy."* Dass die Nahrung unsere Medizin sein sollte, geht auf Hippokrates zurück, der sich wohl sehr wundern würde, was aus seinem Satz geworden ist.

Allergie – ein umkämpfter Begriff

Bekanntlich kann man aus der Geschichte viel über das Heute lernen und das ist auch beim Thema Allergien nicht anders. Historisch gesehen ist der Allergiebegriff seit seinem ersten Auftauchen im Jahre 1906 ein stark polarisierendes Thema. Die heute vorherrschende Lehrmeinung, dass Allergien aus dem Nichts entstehen und nicht geheilt werden können, ist eine relativ neue Entwicklung, die sich erst in der zweiten Hälfte des 20. Jahrhunderts festgesetzt hat.

Der Mann, der den Begriff „Allergie" geprägt hat, war Clemens von Pirquet. Er verstand unter einer Allergie alle möglichen veränderten Reaktionen des Körpers auf eine fremde Substanz. Anfang des 20. Jahrhunderts galt also noch eine recht breite Definition, die nicht wirklich unterschieden hat, ob das Immunsystem beteiligt war oder nicht. Pirquet sah eine Allergie einfach als „Zustandsänderung, die der Organismus durch die Bekanntschaft mit irgend einem (…) Gifte erfährt."(13)

Durch seine Tätigkeit am St. Anna Kinderspital in Wien hatte Pirquet bei Impfungen von Kindern bemerkt, dass die Impfreaktion bei einer Folgeimpfung schneller auftrat und zunächst viel stärker ausfiel, als bei der Erstimpfung. Er folgerte daraus, dass eine Sensibilisierung auf bestimmte Substanzen stattgefunden haben musste und der Körper dadurch schneller und stärker reagierte. Etwas hatte ihn also empfindlicher gemacht.

Die Erforschung von Allergien wurde damals in medizinischen und wissenschaftlichen Kreisen immer populärer, nicht zuletzt durch das öffentliche Interesse an dieser Art von Beschwerden. Die Fülle der Reaktionen und die Unterschiede hinsichtlich der Stärke, Dauer bis hin zum Zeitpunkt des Auftretens hatten zufolge, dass der damalige Allergiebegriff ein umfassender war. Unabhängig davon, ob es sich bei den Symptomen um Durchfall, juckenden Ausschlag oder einen drohenden Kreislaufkollaps handelte. Generell zählte man Intoleranzen und verzögert auftretende Reaktionen, die nicht immunologisch bedingt waren, auch zu Allergien. Also Symptome wie Migräne, Schlaflosigkeit, eine Reihe von Verdauungsproblemen oder anhaltende Müdigkeit, so wie es in der ganzheitlichen Medizin auch heute noch der Fall ist.

Pirquets allgemeiner Allergiebegriff hatte sich zumindest bis zum Zweiten Weltkrieg in Europa durchgesetzt, auch wenn nicht überall Einigkeit darüber herrschte. In den USA stritten die Allergiespezialisten so heftig untereinander, dass gleich mehrere Allergieverbände gegründet wurden, weil man sich nicht darauf einigen konnte, was eine Allergie überhaupt ist. Die einen verwendeten den Begriff im umfassenden Sinn, wie er in damaliger europäischer Tradition gebraucht wurde und auch eine Reihe von Überempfindlichkeitsreaktionen, wie Ausschlag, Kopfschmerzen oder Verdauungsbeschwerden beinhaltete. Der Ernährung wurde von dieser Fraktion ein hoher Stellenwert zugesprochen. Die anderen hielten hingegen an einer konservativen Sicht fest und zählten nur Reaktionen auf klarer immunologischer Grundlage dazu, im besten Fall mit einem Hauttest bestätigt. Alles andere wäre vielleicht nur Einbildung des Patienten.

Es gab also auch damals schon ganzheitlich denkende Ärzte und die eher konservativen Allergologen. Letztere gründeten die *AAAI (American Academy of Allergy and Immunology)*. Dieser Verband war es auch, der Rückendeckung seitens der Nahrungsmittelproduzenten bekam, nicht nur in ideologischer Hinsicht, sondern auch in finanzieller. Kämpfte die *AAAI* doch auch für die Interessen der Industrie, wenn sie jene Kritiker der „modernen" Ernährungsweise diskreditierte und als unseriös hinstellte.(14)

Der Fokus der ganzheitlichen Allergologen auf gesunde, natürliche Ernährung war den Nahrungsmittelproduzenten ein Dorn im Auge. Denn Pestizide, chemische Zusätze sowie Fertignahrung waren schon längst auf dem Vormarsch und die ganzheitlichen Ärzte kritisierten den Einsatz von genau diesen chemischen Substanzen, die man gerade als wunderbare Innovation verkaufen wollte. Wie konnte man einen solchen Fortschritt, der das Leben derart erleichterte, nicht gutheißen? Der Glaube an die schillernden Werbebotschaften und an die Integrität der erfolgreichen Unternehmen war damals ungebrochen und nur Vertreter der Steinzeit (oder Kommunisten) konnten davon nicht begeistert sein.

Die Antwort auf die Kritik war Missachtung. Von vielen ihrer Kollegen, den wissenschaftlichen Verlagen und der Pharma- und Nahrungsmittelindustrie wurden diese ganzheitlichen Mediziner daher meist verschmäht.

In den Augen der Industrie waren sie mit ihren Ernährungstipps nichts anderes als Quacksalber.
Wer diesen Glaubenskampf im medizinischen Alltag gewonnen hat, wissen wir heute. Im Grunde hat sich nicht viel geändert. Doch das Interessanteste daran ist, dass es keine wissenschaftlichen Fakten und Beweise waren, die darüber entschieden haben, wie der Allergiebegriff heute verwendet wird. Den endgültigen Hieb verpassten den ganzheitlich denkenden Allergologen und Umweltmedizinern die Krankenversicherungen. Wer für die Behandlung von Allergien bezahlt, darf sie sozusagen auch definieren. Und somit auch festlegen, wer legitimer Allergologe und wer Quacksalber ist. Um ein zertifizierter Allergologe zu werden, musste man sich an die Regeln halten, sonst gab es kein Zertifikat und damit auch keine Zusammenarbeit mit den Versicherungen. Wie so vieles, schwappte auch dieser Trend nach Europa über.[14]

Der IgE-Wert wird zum Schwert

Das Interesse der pharmazeutischen Unternehmen an Allergien hielt sich zumindest bis in die 1960er Jahre noch in Grenzen. Der Durchbruch wurde 1966 eingeleitet, als das japanische Forscherehepaar Ishizaka im Blut von Allergikern das Immunglobulin E (IgE) entdeckte. Der immunologische Hintergrund allergischer Reaktionen war ab sofort messbar. Auch die Schwere der Allergie sollte durch Bluttests bald nachweisbar sein, so jedenfalls die Hoffnung. Unabhängig von den Berichten der Patienten konnte man nun mithilfe des Labors belegen, ob der IgE-Wert erhöht war oder nicht. Nur bei einem positiven IgE-Test lag laut den konservativen Allergologen eine echte Allergie vor, alles andere war nur Einbildung der Betroffenen. Durch den IgE-Bluttest hatte man endlich ein Mittel gefunden, sich von anderen „nebulösen" Unverträglichkeiten und den „Quacksalbern" abzugrenzen. Diagnostisch und therapeutisch hatte sich für die Patienten nicht viel geändert. Doch die konservativen Allergologen hatten mit dem IgE ein Schwert in der Hand, mit dem sie noch vehementer gegen all jene Ärzte vorgehen konnten, welche die Bedeutung der Ernährung hervorhoben und sich mit chronischen Beschwerden und versteckten Allergien befassten.

Die erhoffte Eindeutigkeit des IgE-Tests bekam in den nächsten Jahren allerdings einige Dämpfer. Wie sich herausstellte, war der Test nicht so sensibel wie der Hauttest, der wiederum nicht zuverlässig genug war, weil...oft zu sensibel, das heißt er brachte viele falsch positive Resultate. Für viele durch Provokationstests bestätigte Allergien lieferte der IgE-Test fälschlicherweise ein negatives Ergebnis. Nach und nach wurde auch evident, dass der IgE-Wert in der Bevölkerung generell variierte und eine objektive Beurteilung dadurch schwieriger wird. Genetische Faktoren, Umwelteinflüsse, Geschlecht und Alter haben ebenfalls Einfluss auf die Höhe des IgE-Werts, was eine allgemein gültige „allergisch oder nicht" Klassifizierung erschwerte. Studien hatten gezeigt, dass Rauchen, ebenso wie exzessiver Alkoholkonsum, zu erhöhten IgE-Werten führen kann. Dasselbe gilt auch für andere Erkrankungen wie Parasiteninfektionen, Zöliakie, Krebs und Lebererkrankungen. Auch bei depressiven Patienten wurde im Vergleich zu anderen Gruppen ein höherer IgE-Wert gemessen.
Man hatte zwar ein neues Immunglobulin entdeckt, das im Labor gemessen werden konnte, doch die tägliche Arbeit mit allergischen Patienten wurde dadurch nicht erleichtert, da insbesondere chronische Beschwerden weiterhin schwer zu diagnostizieren waren. Und so klar wie anfangs angenommen wurde, war die Angelegenheit doch nicht. Mit der Zeit mehrten sich auch Berichte über starke allergische Reaktionen, denen kein erhöhter IgE-Wert zugrunde lag. Ein Widerspruch, der die Rückbesinnung auf die frühere, breitere Definition von Allergien einleiten hätte können. Damit wäre auch jenen Unverträglichkeiten, die auf Zusatzstoffe oder andere chemische Substanzen zurückzuführen waren, wieder Platz eingeräumt worden. Da man nicht zurückrudern wollte, wurde für diese Symptome kurzerhand eine neue Erkrankung definiert: *food protein-induced enterocolitis syndrome (FPIES)*. Etwas später kam *NIMFA* dazu, *Non-IgE-Mediated-Food-Allergy*. So wurde lieber ein neues Syndrom kreiert, als zugegeben, dass Allergien doch ein komplizierteres und weitläufigeres Feld sind und nicht auf den Nachweis des IgE-Wertes beschränkt werden können. Der Definitionskampf war dafür bereits viel zu dogmatisch und verbohrt.
Diese Linie hat sich fast nahtlos fortgesetzt, nur dass heute nach einem neuen Medikament oder einer Allergieimpfung geforscht wird. Egal

ob Katzenhaare, Pollen oder Erdbeeren, die wichtige Rolle der Darmgesundheit, der Ernährung und eventueller toxischer und psychischer Belastungen wird von den schulmedizinisch orientierten Allergologen meist ignoriert.
Die Erforschung der eigentlichen Ursachen schien und scheint die Geldgeber nicht besonders zu begeistern. Diese fehlende Neugier hat nichts damit zu tun, dass es nichts aufzudecken gäbe oder dass die heutige Allergieforschung bereits alle Fragen meisterhaft beantwortet hätte. Man müsste sich nur mit ein paar unangenehmen Themen beschäftigen. Die ganzheitliche Denkweise ist aber trotz des Widerstands und der fehlenden Anerkennung nicht verschwunden. Sie existiert weiterhin, die breitere Definition der Allergie: Sie umfasst alle Reaktionen des Körpers auf Nahrungsbestandteile, chemische Substanzen oder Partikel in der Luft, die das gesunde Funktionieren unserer Zellen und der Abläufe im Körper stören.

Den Beschwerden ist das egal

Im Laufe der jahrzehntelangen Diskussionen, was nun als Allergie gelten darf, haben sich die Symptome kaum verändert. Die Beschwerden kümmert es ziemlich wenig, ob sie in ein Diagnoseschema passen oder nicht. Viele körperliche Störungen werden aber aufgrund der vorherrschenden Definition der Allergien oft nicht mit allergischen Reaktionen in Verbindung gebracht. Das erschwert vielen Betroffenen nicht nur die richtige Diagnosestellung, sondern hält sie auch von der richtigen Behandlung ab. Folgende Symptome können auf eine Allergie oder Unverträglichkeit zurückzuführen sein:

- Ekzeme, Hautausschlag, Juckreiz, Schuppenflechte, Akne
- Blähungen, Durchfall, Verstopfung, Bauchkrämpfe
- Reizblase
- Reizdarm-Syndrom
- Sodbrennen, Reflux
- Kopfschmerzen, Migräne
- Abgeschlagenheit, Müdigkeit

- Schlafprobleme (Schläfrigkeit, aber auch Schlaflosigkeit, unruhiger Schlaf)
- Rinnende oder verstopfte Nase
- Geschwollene Augen, Augenjucken, Augenringe
- Atembeschwerden
- Konzentrationsprobleme, Vergesslichkeit
- Muskel- bzw. Gelenksschmerzen
- Gewichtsprobleme (Schwierigkeiten abzunehmen, aber auch zuzunehmen)
- Angstzustände
- depressive Verstimmung
- Reizbarkeit, Unruhe
- Haarausfall

Die Liste erhebt keinen Anspruch auf Vollständigkeit, soll aber einen Eindruck vermitteln, wie vielschichtig sich Allergien oder Unverträglichkeiten auswirken können. Dr. Leo Galland prägte den Ausspruch, dass Allergien sich in Gestalt anderer Erkrankungen zeigen: „Allergies mimic other diseases.“[(15)] Das liegt an einer systemischen Entzündung, die sich in vielen Bereichen erkennbar machen kann. Gerade bei chronischen Beschwerden, bei denen trotz vieler Behandlungsversuche keine Besserung eintreten will, könnte eine Allergie die Ursache sein. Durch die offizielle, einschränkende Sichtweise einer Allergie gerät dies aber oft aus den Augen.

Unerkannte Allergie, langwieriges Leiden

Alex, zwölf Jahre alt, für sein Alter recht groß gewachsen, kommt aufgrund einer längeren Leidensgeschichte zu mir. Seit Jahren hat er schwere Müdigkeitserscheinungen, er hat einfach keine Kraft aus dem Bett zu kommen. Seit Jahren ist ihm ein regelmäßiger Schulbesuch nicht möglich. Er wurde sogar auf der psychiatrischen Abteilung im Krankenhaus stationär aufgenommen und es wurde juvenile Depression diagnostiziert. Die Medikamente brachten aber keine Besserung und wurden wieder abgesetzt, Alex wohnt wieder zuhause. Er ist etwas schüchtern, macht aber einen stabilen Eindruck. Er würde ja gern in die Schule gehen, meint er, aber es ginge einfach nicht. Was wie eine Teenager-Ausrede klingen mag, erweist sich in Wirklichkeit als ein massives Stoffwechselproblem. In der kinesiologischen Testung reagiert er energetisch vor allem auf Weizen und auf eine hohe Toxinbelastung. Deshalb bitte ich die Mutter nochmals mit dem Arzt zu sprechen und zur Absicherung auch einen Allergietest zu veranlassen. Bisher musste er sich zwar allen möglichen Tests und sogar psychologischen Gutachten unterziehen, aber in all den Jahren wurde nie ein Allergietest gemacht. Einige Wochen darauf meldet sich die Mutter mit dem Ergebnis: Der IgE-Wert, ein Allergiemarker im Blut, ist viel zu hoch. Durch die anschließende Ernährungsumstellung und Entgiftung bessert sich sein Zustand und von Woche zu Woche steigt sein Wohlbefinden. Ein paar Monate später bekomme ich von der glücklichen Mutter ein SMS: „Danke für deine Unterstützung! Alex geht ganz normal in die Schule und unternimmt jetzt auch wieder etwas mit uns. Wir waren sogar wandern. Endlich habe ich meinen Sohn zurück!“

Wissenschaftlich erwiesen…und irregeführt

Ich denke bei „Statistik“ an den Jäger, der bei einem Hasen das erste Mal knapp links danebenschoss, und beim zweiten Mal knapp rechts vorbei. Im statistischen Durchschnitt gäbe es einen toten Hasen.
(Franz Steinkühler)

Seit Jahrzehnten wird scheinbar emsig zu Allergien und Unverträglichkeiten geforscht. Vieles sollte schon klar und gelöst sein. Doch irgendwie scheint es trotz der Ansammlung von Informationen keine Lösungen zu geben. Wir wissen zwar immer mehr darüber, trotzdem nehmen Allergien und Unverträglichkeiten stetig zu. Offensichtlich läuft irgendetwas falsch. Grund genug sich darüber Gedanken zu machen, warum das so ist, bevor wir uns der Ursachenforschung widmen.
Ob am Joghurtbecher, auf dem Tiegel der teuren Creme oder in diversen Zeitungsartikeln: Die Formulierungen „wissenschaftlich erwiesen“ oder „Studien zufolge“ verleihen fast jeder Aussage einen erhabenen Hauch von Glaubwürdigkeit und Seriosität. Wir wiegen uns in Sicherheit, schließlich haben Wissenschaftler diese Fakten wohl in objektiven Untersuchungen ermittelt. Mit Gedanken wie „Es wird schon stimmen“ oder „Das haben die Behörden sicher überprüft“ können wir uns mit ruhigem Gewissen dem Alltag zuwenden.
Das Problem dabei: Kaum jemand liest sich wissenschaftliche Studien genau durch, abgesehen von den Autoren und ihren Kollegen sowie einer kleinen Runde von interessierten Nerds. Es ist auch kein besonders einfaches Unterfangen, denn der tatsächliche Inhalt wird in vielen Fällen erst zugänglich, wenn man sich durch ein sprachliches Labyrinth aus komplizierten Formulierungen und langwierigen Definitionen durchgearbeitet hat. In einige dieser Irrgärten kann man sich nur mit einem gehörigen Espressovorrat oder unbändiger Neugier wagen, um nicht sehr bald von Sekundenschlaf übermannt zu werden. Es scheint eine unausgesprochene Regel zu sein, dass Erkenntnisse nicht in einfachen Worten preisgegeben werden dürfen. Interessanterweise finden sich in den Zusammenfassungen recht allgemeine, beschwichtigende Formulierungen, während im Inhaltsteil des Öfteren schärfere Töne angeschlagen werden. Sogar die Autoren gehen anscheinend

davon aus, dass die breite Masse (oder der Auftraggeber) sowieso nur den Abstract liest.

Das Wort „Studie“ wird für alles Mögliche verwendet, auch wenn die Qualitätsunterschiede zwischen den Publikationen enorm sein können. Man muss kein Medienexperte sein, um den Unterschied zwischen einem Artikel aus der *Bild-Zeitung* und einer Analyse aus dem britischen *Guardian* zu erahnen. Doch bei wissenschaftlichen Studien ist es nicht mehr so einfach zu erkennen, wie seriös die Publikation und wie plausibel die Ergebnisse tatsächlich sind.

Oft erfährt man erst Jahre später, dass die Ergebnisse mit der Realität nichts gemeinsam haben und für die Auftraggeber geschönt wurden. Das betrifft keineswegs nur kleinere Institute, die ums Überleben kämpfen müssen. So wurden in den 1960er Jahren an der renommierten Harvard Universität Publikationen veröffentlicht, die die Aufregung um Zucker relativierten: Übermäßiger Zuckerkonsum wäre bei koronaren Herzerkrankungen kein Problem, die Patienten sollten eher auf Fette und Cholesterin achten. Gleich zwei unterschiedliche Studien kamen fast gleichzeitig zu diesem Ergebnis und werteten sich gegenseitig in ihrer Glaubwürdigkeit auf. Schließlich waren die Autoren damals in der Forscherszene recht berühmt und das damalige *New England Journal of Medicine* verlangte keine Offenlegung von Sponsoren oder eventuell bestehenden Interessenskonflikten. Erst nach dem Tod dieser zwei Forscher stellte sich heraus, dass die Zuckerindustrie den beiden Zigtausende von Dollar gezahlt hatte.[(16)] Doch das wurde erst 2016 bekannt, da war das Geld wahrscheinlich schon längst ausgegeben. Die Forschungen nach den tatsächlichen Gefahren des hohen Zuckerkonsums wurden aber effizient um ein paar Jahrzehnte lahmgelegt. Denn niemand wollte sich mit den Koryphäen auf diesem Gebiet anlegen.

Heutzutage müssen Interessenskonflikte bei Publikationen angegeben werden, was allerdings nicht immer geschieht. Manchmal wird im Stress des wissenschaftlichen Alltags *zufällig* darauf vergessen oder die Nähe zu einem Konzern als nicht erwähnenswert angesehen. Des Öfteren werden Mitarbeiter von Konzernen als Co-Autoren der Artikel genannt, was den Hauptverfassern vor Jahren noch die Schamesröte ins Gesicht getrieben hätte. Mittlerweile regt sich niemand mehr darüber auf.

Trotz der Pflicht zur Offenlegung hat sich an den Praktiken nicht viel geändert. Erst 2015 erschien in der Online-Version der *New York Times* ein Bericht, wie *Coca-Cola* mit Forschern „zusammenarbeitet" um die Fettleibigkeitsepidemie nicht der Ernährungsweise, sondern mangelnder Bewegung in die Schuhe zu schieben.(17) Die Idee ist eigentlich genial. Mithilfe der Wissenschaft sollen die Menschen vom Kalorienzählen zum Klimmzügezählen gebracht werden, denn nach dem Training können sie ja noch mehr Softdrinks konsumieren. Allein die Werbesujets dieser Kampagne sind kabarettreif: „*Coca-Cola. Helping families get fit*". Der Wahrheit ein wenig näher wäre wohl „*get fat*" gewesen.

Entscheidende Finanzierung

Der Großteil der wissenschaftlichen Publikationen wird heutzutage zur Gänze oder zumindest teilweise von der Industrie finanziert. Natürlich nicht immer direkt, sondern beispielsweise über Stiftungen, die man (natürlich völlig uneigennützig) unterstützt. Jene Einrichtungen, die über die Vergabe der Forschungsgelder entscheiden, haben es auch in der Hand, welche Studien durchgeführt werden und welche nicht. Unangenehme Themen verstauben so in der Schublade. Neue Ansatzpunkte müssen sich erst den Weg über Generationen von Wissenschaftlern suchen, bis sie sich durchsetzen. Manche dieser bahnbrechenden Entdeckungen werden erst Jahre oder Jahrzehnte später mit großer Anerkennung bedacht und sogar mit dem Nobelpreis belohnt. Einigen Wissenschaftlern wird die große Ehre oft gar nicht mehr zeitlebens zuteil, wie bei der Vergabe des Nobelpreises immer wieder zu beobachten ist. Der durchschnittliche Zeitraum zwischen einer Entdeckung und der Verleihung des prestigeträchtigen Preises beträgt übrigens zwanzig Jahre, Tendenz steigend.(18) Der Russe Witali Ginsburg beispielsweise erhielt 2003 den Nobelpreis – für seine revolutionären Forschungen aus dem Jahre 1950.
Oft werden Entdeckungen zunächst nicht ernst genommen oder sogar geächtet, wenn sie dem derzeitigen, offiziellen Wissenstand widersprechen. Und nicht immer werden jene ausgezeichnet, die die besten Ideen haben. Manch geniale Entdeckung wird nur nebenbei in ein Notizbuch gekritzelt und Jahre später bekommt jemand anderes den

Nobelpreis dafür, weil er schneller publiziert hat und möglicherweise nicht ganz korrekt bei der Informationsbesorgung vorgegangen war. Das war beispielsweise bei der in den 1960er Jahren prämierten Erkenntnis, dass es sich bei der DNA um eine Doppel-Helix handelt, der Fall. So ruhig und besonnen, wie man sich einen Wissenschaftler vorstellt, der in aller Ruhe seinen Forschungen im Labor nachgehen kann, ist die Realität eines Forschers heutzutage nicht. Der Konkurrenzdruck ist hoch, die Arbeitszeiten lang und die Forschungsgelder knapp.
Außer jenen Personen, die für die Reviews in wissenschaftlichen Zeitschriften zuständig sind, macht sich zudem kaum jemand die Mühe, die Quellen auch wirklich zu überprüfen und die Methodik Schritt für Schritt durchzudenken. Die Entscheidungsträger tun das jedenfalls nicht, sondern verlassen sich auf das, was ihnen vor- oder nahegelegt wird. Es wird ja immer mit wissenschaftlichen Studien untermauert. Doch oft wird etwas als wissenschaftliche Studie zitiert, obwohl es diese ehrenhafte Bezeichnung nicht verdient, was klar ersichtlich wird, sobald man unter das wunderschön vorbereitete Deckblatt schaut. Konzerne bewerben ihre Artikel häufig mit dem Verweis auf wissenschaftliche Publikationen, auch wenn diese den branchenüblichen Standards der Wissenschaftsszene überhaupt nicht genügen. Medikamente werden auf den Markt geworfen, obwohl sie kaum besser als ein Placebo wirken und mit erheblichen Nebenwirkungen zu rechnen ist. Impfstoffe können sogar zugelassen werden, obwohl die entsprechende Zulassungsstudie ohne echte Placebo-Gruppe durchgeführt wurde und der wissenschaftliche Goldstandard nicht erfüllt ist. Beim Freigabeprozess verlässt man sich auf die vom Produzenten gelieferten Daten. In unseren Nahrungsmitteln können Toxine vorkommen, denen von scheinbar unabhängiger Stelle Ungefährlichkeit attestiert wurde. Auch wenn sich diese Unabhängigkeit bei genauerem Hinsehen als blanker Betrug herausstellt.
Doch wen kümmert das? Wer bemerkt tatsächlich, wenn die Behauptungen der Industrie nicht stimmen? Wer liest sich die Studien Punkt für Punkt durch und überprüft die Daten?
Und selbst wenn: Eine Heerschar von Anwälten ist auf etwaige Klagen bestens vorbereitet und etwaige Kritik tut dem Umsatz ohnehin keinen Abbruch. Die Methodenmängel bestimmter Studien schaffen es nicht in die Schlagzeilen und werden auch nicht zu *trending topics* auf

Twitter. Im Hauptabendprogramm ist nun mal kein Platz für derlei Informationen, auch wenn sie das Leben vieler Menschen grundlegend ändern könnten.

Mangelhafte Arbeiten, die vor falschen Annahmen und Manipulationen strotzen, werden zwar in einschlägigen *Journals* kritisiert und unter Wissenschaftlern diskutiert. Doch diese Diskussionen finden im Verborgenen statt und Entscheidungsträger in der Politik scheinen diese anstrengende Lektüre zu meiden. Sie verlassen sich auf ihre Berater, die es doch wissen werden. So wird jahrelang mit denselben Zutaten gekocht, obwohl es bereits frischere, gesündere Alternativen gäbe. Schon längst fordern Wissenschaftler, bestimmten Dingen nachzugehen, Substanzen auf ihre Sicherheit genauer zu überprüfen oder aus dem Verkehr zu ziehen. Diese Forderungen zeigen in der gut geölten Medizinmaschinerie jedoch keine Wirkung, da man über jede Kritik erhaben ist, solange nicht mit wirtschaftlichen Einbußen zu rechnen ist. Auch hochinteressante Entdeckungen bleiben in vielen Fällen der Öffentlichkeit verborgen, obwohl sie theoretisch für jeden, der über einen Internetanschluss verfügt, zugänglich wären.

Wenn es um neue Therapien geht, sind wirtschaftliche Faktoren oft wichtiger als der Einsatz des besten Produktes. Viele natürliche Heilmethoden, Kräuter und Extrakte sind schon seit Jahrzehnten bekannt und ihre Wirksamkeit ist in vielen Fällen nicht nur durch Erfahrungswerte, sondern auch durch wissenschaftliche Studien, die den Namen auch verdienen, belegt. Sie haben jedoch alle einen entscheidenden Nachteil: Sie sind nicht patentierbar. Und somit werden sie für die Pharmariesen vollkommen uninteressant, weil damit nicht viel Umsatz generiert werden kann. Mit einer patentierten Allergieimpfung oder einem Medikament gegen Heuschnupfen aber schon. Natürlich versuchen Konzerne heute bereits, Patente auf Gemüsearten wie Brokkoli oder diverse Heilkräuter juristisch durchzuringen. Doch solange das Patent noch nicht bewilligt ist, werden sie als kaum wirksam betrachtet. Sobald die Patentierung unter Dach und Fach ist, steigt die Wirksamkeit erstaunlicherweise auf einmal in ungeahnte Höhen.

Viele Hausmittel, naturheilkundliche Therapien und Kräuteranwendungen sind nicht deshalb in Vergessenheit geraten, weil sie plötzlich aufgehört haben, zu wirken. Die Sauerkraut- und Salbeilobby ist eben nicht besonders groß und ihre Werbeausgaben im Vergleich zu den Marketingetats der großen Firmen verschwindend gering. Mit Kräutern und Naturextrakten kann man sich keine goldene Nase verdienen. Die Herstellung ist langwierig und teuer, natürlichen Schwankungen unterworfen und die Gewinnmargen vergleichsweise gering. Eine gesunde Ernährungsweise ist aus Sicht der Konzerne noch schlimmer, denn dies läuft darauf hinaus, dass sie auf ihrer industriell verarbeiteten Nahrung sitzen bleiben, weil sich die Menschen regionalen und natürlichen Produkten zuwenden. Und dadurch auch noch gesünder werden!

Beispiel Wasser: Wie mit Dosierungen gespielt werden kann

Gibt man sich Mühe, kann man eine Studie über Wasser generieren, die zu drei völlig unterschiedlichen Ergebnissen über dessen Eigenschaften kommt – von lebensnotwendig bis toxisch. Nehmen wir einmal an, wir möchten untersuchen, ob Wasser auf das Wohlbefinden von Verdurstenden einen Einfluss hat. Es genügt, mit der Dosierung zu spielen, schon kommen drei völlig verschiedene Ergebnisse heraus:

1. Dosis: 1 Wassertropfen. Fazit: Wasser hat keinen Einfluss auf die Überlebensrate von Verdurstenden.
2. Dosis: 1 Liter Wasser. Fazit: Wasser rettet das Leben von Verdurstenden.
3. Dosis: 10 Liter Wasser. Fazit: Wasser ist hochtoxisch und kann zu Vergiftungen führen.

Während es bei Wasser für jeden schnell erkennbar ist, sind andere Substanzen und Fragestellungen auf den ersten Blick nicht so leicht durchschaubar. Würden sich die Entscheidungsträger für den zweiten Blick überhaupt die Zeit nehmen, wäre das an sich auch kein Problem.

Falsch, aber es macht nichts

Forschungsarbeiten sollten dazu dienen, die Welt begreifbarer zu machen und uns Informationen zu liefern. Anhand dieser Informationen wollen wir gute und richtige Entscheidungen treffen, wir wollen das Risiko minimieren, Fehler zu machen. Das Problem dabei ist: Die meisten der veröffentlichten Forschungsergebnisse sind falsch. Auch diese Aussage beruft sich auf einer Studie, „*Why Most Published Research Findings Are False*" von John Ioannidis.(19) Dieser Mann weiß nicht nur, wie man sich unter Kollegen unbeliebt macht, sondern auch, wie man beweisen kann, dass die meisten publizierten wissenschaftlichen Artikel in Wirklichkeit bloß Makulatur sind.

Zugegebenermaßen ist es ein wenig absurd, wenn eine Studie sagt, Studien sind meistens falsch. Doch so seltsam ist es dann doch nicht, wenn man sich die großen Qualitätsunterschiede, die zwischen den Publikationen bestehen, ansieht. Ioannidis kommt zu folgendem Schluss: Je größer finanzielle Interessen und vorgefertigte Meinungen sind, desto kleiner ist die Wahrscheinlichkeit, dass die Resultate der Studie richtig sind. Viele Hypothesen werden später nicht überprüft und die Versuche nicht wiederholt. Wenn das aber doch geschieht, dann halten sie der neuerlichen Inspektion oft nicht Stand. Neuen Entdeckungen wird größerer Wert beigemessen, deshalb gilt es unter Wissenschaftlern irgendwie als uncool, bereits publizierte Ergebnisse nochmals zu wiederholen und zu kontrollieren. So halten sich falsche Hypothesen mitunter jahrelang.

Diese ernüchternden Ergebnisse sind sogar noch beschönigt, weil der Autor jene Publikationen herangezogen hat, die in *peer-reviewed Journals* abgedruckt werden. Das sind jene Artikel, die großen Qualitätsansprüchen genügen müssen, da sie von einer Schar von Experten vorher gelesen und auf ihre Plausibilität geprüft werden. Wenn sogar die besten wissenschaftlichen Publikationen häufig falsch sind, wie wird es dann erst bei Studien aussehen, die von Firmen in Auftrag gegeben werden, um ein Medikament, einen Impfstoff oder einen Zusatzstoff für Nahrungsmittel auf den Markt zu bringen? Da ist ja nicht die Publikation selbst und die wissenschaftliche Ehre das Ziel, sondern nur das positive Abschließen des Zulassungsverfahrens bei den Behörden. Wie es Brian Nosek von der Universität West Virginia formuliert: „Es ist nicht wichtig, ob es falsch ist. Es ist wichtig, dass es publiziert wird.“ [20] Demnach kann man ohne Bedenken etwas publizieren und sollte es sich als falsch herausstellen, dann wird eben geschwiegen. Sich bei den Behörden zu melden und zuzugeben, dass das untersuchte Nahrungsmittel oder Medikament besser vom Markt genommen werden sollte? Auf diese Idee wird keiner kommen, der seinen Job behalten will.

Wenn wir schon beim Job sind: Das meiste erfährt man in der Branche oft von Menschen, denen an ihrem Arbeitsplatz nichts mehr liegt oder die schon pensioniert sind. Beispielsweise von Richard Smith, der 25 Jahre lang Herausgeber des *British Medical Journal* war und danach ein Buch über seine Erfahrungen geschrieben hat. Es heißt *„The Trouble with Medical Journals“* und beschreibt, wie die Pharmaindustrie auch diese scheinbar unabhängigen Zeitschriften kontrolliert. Im Grunde genommen geht das recht einfach, denn eine Zeitschrift kann mit einem positiven Bericht über eine klinische Studie zu einem Medikament locker eine halbe Million Dollar verdienen. Und zwar dann, wenn die Industrie *Reprints* bestellt, also Nachdrucke. Negative oder neutrale Berichterstattung bringt im Gegensatz dazu keinen zusätzlichen Cent. Die Verlage, die hinter den Zeitschriften stehen, sind keineswegs Kleinbetriebe mit dem Fokus auf öffentlicher Bildung und Forschung. Allein *Reed Elsevier* kontrolliert fast zweitausend wissenschaftliche Zeitschriften und hat im Jahr 2005 Gewinne von zwei Milliarden Dollar eingefahren. Die Marge im Medizinsektor betrug dabei über 35 Prozent, da werden sogar Giganten wie *Apple*, *Facebook* oder *Amazon* eifersüchtig.[21]

Jemand, der wissenschaftlichen Publikationen blind vertraut, erfährt durch die genannte Lektüre einen ähnlichen Schock wie ein Kind, das gerade erfahren musste, dass es kein Christkind gibt. Das Kind kann sich immerhin damit trösten, dass es trotzdem Geschenke geben wird und dass es ja im guten Glauben angeschwindelt wurde. Im Falle der medizinischen Wissenschaft wird uns schmerzhaft bewusst, dass es nur ums Geld geht, dass es stattdessen zahlreiche, nicht abzuschätzende Nebenwirkungen gibt und dass vieles anders ist, als man uns einreden will.

Auf der einen Seite haben wir in der Wissenschaft das Problem, dass mit Zahlen gespielt wird wie in einem Kindergarten mit Legosteinen.

Andererseits werden qualitativ hochwertige Studien, die unangenehme Fakten zu Tage bringen, auch nicht gerne gesehen. Die Vorgehensweise ist hier relativ einfach: Am besten ignorieren. Es kann zwar sein, dass ein paar hochrangige Wissenschaftler sich in offenen Briefen um Details streiten, doch die Allgemeinheit und die medizinische Alltagswelt bekommen davon herzlich wenig mit. Bestimmte Gefahren oder Alternativen sind schon seit Jahren oder Jahrzehnten bekannt, die Therapievorschläge bleiben aber gleich. Denn sie haben sich ja wunderbar bewährt – in wirtschaftlicher Hinsicht.

Am Beispiel Krebs: Hat man nach einer Krebstherapie keinen Krebs mehr, so würde man als Durchschnittsbürger diese Behandlungsmethode als erfolgreich einstufen. In der Welt der Statistik wird eine Krebstherapie aber dann als erfolgreich bewertet, wenn der Patient fünf Jahre nach der Diagnose noch lebt, egal ob mit Krebs oder nicht. Stirbt dieser zwei Tage nach Ablauf dieser Frist, zählt er immer noch zu den erfolgreich Behandelten. Nebenwirkungen, weitere Leiden oder therapiebedingte Folgeerkrankungen werden nicht erwähnt, obwohl der Großteil der Krebspatienten daran leidet. In vielen Krebsstudien werden bewusst bestimmte aggressive Krebsarten ausgeklammert, weil davon auszugehen ist, dass bei diesen die Todesrate relativ hoch sein wird. Sucht man sich für seine Forschungen einen vergleichsweise „ungefährlichen" Krebs, eventuell sogar eine ganz frühe Krebsvorstufe, dann stehen die Chancen weitaus besser, einen Erfolg präsentieren zu können.

Im *Journal of Oncology* erschien schon vor über zehn Jahren eine groß angelegte Studie mit über 150.000 Krebspatienten über einen Zeitraum von 14 Jahren aus Australien und den USA.(22) Untersucht wurden dabei 22 verschiedene Krebsarten und der Erfolg einer Chemotherapie. Dabei musste man leider feststellen, dass eine Chemotherapie bei dem Fünfjahresüberlebensplan gerade bei 2,1 Prozent der Patienten einen positiven Unterschied ausgemacht hat (das ist allerdings ein Durchschnittswert, bei Hodenkrebs ist die Chemotherapie in 41,8 Prozent der Fälle effektiv, bedingt durch andere, schwierigere Krebsarten kommt aber der ernüchternde Durchschnittswert heraus). Und wie gesagt, diese Patienten mussten nach Ablauf der fünf Jahre gar nicht krebsfrei sein, sondern einfach (noch) nicht tot. Insgesamt waren es von den 150.000 Patienten nur ungefähr 3.000, bei denen der doch

trügerische Behandlungserfolg auf die Chemotherapie zurückzuführen war. Eigentlich wäre das längst Grund genug, bei der Behandlung von Krebs umzudenken und andere Methoden zu verwenden. Diese Studie wurde von vielen Onkologen scharf kritisiert und es wurden methodische Mängel unterstellt, wie zum Beispiel jener, dass keine Gewichtung der Krebsarten vorgenommen wurde. Denn einige Krebserkrankungen sind gefährlicher als andere. Ohne die angesprochenen Mängel, so die Kritiker, wäre die Wirksamkeit der Chemotherapie von den knapp über zwei auf sechs Prozent gestiegen. Das ist aber auch nicht berauschend, zieht man die Kosten und auch die Nebenwirkungen einer Chemotherapie in Betracht.
Wenn selbst bei einer lebensgefährlichen Erkrankung wie Krebs derart wenig geändert wird, obwohl vieles dafür spricht, im Behandlungskonzept umzudenken, wie verhält es sich dann erst bei Allergien und Unverträglichkeiten? Allergien sind meist nicht lebensgefährlich, nur im Ausnahmefall könnte durch einen anaphylaktischen Schock ein Menschenleben in Gefahr sein. In den meisten Fällen sind Allergien nur beschwerlich und einschränkend. Und ein gutes Geschäft dazu. Denn ein Allergiker könnte sein ganzes Leben lang Patient bleiben, dabei auf Cortison und Antihistaminika angewiesen sein und beim Auftreten der Beschwerden trotzdem zur Arbeit kommen.
Wie wir sehen werden, gibt es auch zum Thema Allergien und Unverträglichkeiten viele wissenschaftliche Erkenntnisse, die für eine ganz andere Herangehensweise an dieses Thema sprechen. Doch dazu müsste man in vielen Bereichen Dinge offenlegen, die man lieber verschweigen möchte.

Schlechte Studien, gutes Essen

Wenn vieles in den Studien irreführend oder schlichtweg falsch ist, stellt sich natürlich die berechtigte Frage, warum sich die meisten Ärzte in ihrer täglichen Arbeit genau darauf berufen, wenn sie Therapievorschläge unterbreiten oder Medikamente verschreiben. Dieses Thema ausgiebig zu behandeln ist buchfüllend: Unter dem Titel *„Gekaufte Forschung. Wissenschaft im Dienst der Konzerne“* ist ein solches Buch bereits erhältlich.[23]

Es beschreibt das enge Geflecht zwischen Konzernen, Hochschulen und der Wissenschaft und zeigt, wie die Geldflüsse Einfluss auf die Inhalte nehmen. Hinzu kommt, dass die meisten Mediziner nach Abschluss des Studiums weiterhin ihre Informationen von den Pharmafirmen erhalten und diesen auch Glauben schenken.

Die Kosten der verpflichtenden Fortbildung wären für Ärzte recht hoch, müssten sie aus eigener Tasche bezahlt werden. Daher springen die Pharmafirmen gerne ein und helfen bei der Organisation der Fortbildungsveranstaltungen. Natürlich nicht immer direkt, denn meist werden die Events von eigenen Agenturen organisiert. Dr. Christiane Fischer, Geschäftsführerin von *MEZIS*, schätzt die Zahl der gesponserten Fortbildungsveranstaltungen auf 80 Prozent. *MEZIS* ist die Abkürzung für „Mein Essen zahl‘ ich selbst", eine Initiative unbestechlicher Ärzte, die gegen den alltäglichen Lobbyismus im Gesundheitswesen vorgeht.

Arztpraxen und Krankenhäuser werden regelmäßig von sogenannten Pharmareferenten besucht, die pharmazeutische Version des Staubsaugervertreters, der an der Haustür läutet und seine Ware verkaufen will. Und eben nicht immer die ganze Wahrheit über die Vor- und Nachteile seines Produktes erzählt. Nicht selten werden die Ärzte dabei zum Essen eingeladen und auf diese gängige Praxis spielt der Name der Initiative an. Beim genussvollen Mahl lässt es sich schließlich noch besser über die Vorteile des neuen, scheininnovativen Medikaments sprechen. Wenn der Großteil der Fortbildungen gesponsert ist, ärztliche Referenten mit überzogenen Honoraren bezahlt und sogar mit vorgefertigten Präsentationen seitens der Industrie bestückt werden, dann hat dies viel mehr mit Werbung als mit Wissensaustausch zu tun. In den USA sind Ärzte mittlerweile verpflichtet, Zahlungen oder Begünstigungen, die sie von Firmen erhalten, offenzulegen. Der sogenannte *Physician Payments Sunshine Act* schreibt den Medizinern vor, sämtliche erhaltenen Zahlungen einer Behörde zu melden. In Österreich sieht das Gesundheitsministerium keinerlei Bedarf nach größerer Transparenz, deshalb sind wir hierzulande von einer derartigen Vorschrift noch weit entfernt. Die Höhe der Beträge macht allerdings durchaus Lust auf mehr Information: 105 Millionen Euro sind 2016 von der Pharmaindustrie an Ärzte und Spitäler in Österreich geflossen. Da wäre es schon interessant zu wissen, was mit dem Geld passiert ist.

Durch öffentlichen Druck haben die pharmazeutischen Unternehmen im selben Jahr erstmals ihre Zahlungen an Ärzte und Krankenhäuser veröffentlicht. Ein wenig trotzig ging das Ganze schon vonstatten, es wurde dabei penibel darauf geachtet, die Suche so schwierig und unhandlich wie möglich zu gestalten. Denn um zu überprüfen, ob der Arzt des Vertrauens Zahlungen erhalten hat, müsste man die Websites der über 100 Unternehmen einzeln durchsuchen. Und auf jeder dieser Websites wird die Information aber an einer anderen Stelle veröffentlicht, ganz abgesehen von den mangelhaften Daten und der fehlenden Computerlesbarkeit. Um nach seinem Arzt zu suchen, muss man einiges an Durchhaltevermögen haben. Oder man hat sehr viel Zeit, weil man beispielsweise wegen Korruption im Gefängnis sitzt, was die lustigste Variante wäre.

Zurück zum Thema: Der Durchschnittsbürger hat von derartigen Offenlegungen nicht viel. Einer Zusammenarbeit der deutschen Rechercheplattform *Correctiv*, der Tageszeitung *Der Standard* und dem *ORF* ist es zu verdanken, dass eine Datenbank entstanden ist, in der man nach den behandelnden Ärzten und Spitälern recht einfach suchen kann. Der Haken dabei: Ergibt die Suche keinen Treffer, heißt das nicht, dass der betreffende Arzt keine Zahlungen erhalten hat. Möglicherweise hat er nur der Veröffentlichung seiner Daten nicht zugestimmt. Der Großteil der Zahlungen bleibt damit weiterhin im Verborgenen, denn nur 18 Prozent der Zahlungen sind nachvollziehbar.(24)

Es ist nicht Ziel dieses Buchs, die Hintergründe dieser Praxis noch näher zu beleuchten. Diese Vorgänge im Auge zu behalten ist aber wichtig, wenn wir uns mit Themen beschäftigen, die der offiziellen Lehrmeinung und möglicherweise auch der Meinung Ihres Arztes widersprechen. Und in diesem Buch werden Sie auf viele Informationen stoßen, die zwar wissenschaftlich gestützt sind, in vielen Fällen aber von den Gesundheitsbehörden und der Pharmaindustrie ignoriert oder angegriffen werden.

Wir befinden uns in einer Zwickmühle: Viele Studien sind mangelhaft oder sogar manipulativ, doch es gibt auch seriöse und wichtige, denen Beachtung geschenkt werden sollte. In diesem Buch werden Sie viele Verweise zu wissenschaftlichen Publikationen finden und alle hier zitierten Studien wurden auch tatsächlich auf ihre Qualität überprüft, nicht immer mit zufriedenstellendem Ergebnis. Wo Mängel oder Ma-

nipulationen entdeckt wurden, werden sie auch aufgezeigt. Trotz der vielen schwarzen Schafe sollten wir aber nicht vergessen, wie viele engagierte Wissenschaftler es gibt, die tatsächlich der Wahrheit ein wenig näherkommen wollen.
Wie bei allen umstrittenen Themen, ob im Weltgeschehen, in der Werbung oder bei einem familiären Streit, ist es ratsam, ein wenig über den Tellerrand zu blicken und sich zu fragen, was der andere sagen möchte und warum. Wer gibt mir welche Information und mit welchem Ziel?

Der Körper ist genial, nicht verrückt

Die gesamte Natur ist auf Kooperation und eine gesunde Balance ausgelegt. Sogar der Borkenkäfer, der keinen besonders guten Ruf hat, verrichtet nur seine Aufgabe. In einem gesunden Wald wird seine Population auch im Rahmen bleiben und er hat in dem hochkomplexen System Wald eine Funktion. Nur dort, wo der Mensch rücksichtslos in den Baumbestand eingreift, kann sich der unbeliebte Käfer ungehemmt vermehren. Das liegt daran, dass bereits davor etwas aus dem Ruder gelaufen ist. Prinzipiell ist in der Natur alles in genialen Kreisläufen geregelt.

Es ist ziemlich anmaßend zu glauben, dass der Körper aus dem Nichts heraus allergisch reagiert und wir nichts anderes zu tun brauchen, als diese Reaktionen zu unterdrücken. Das widerspricht einfach der Logik eines lebenden Organismus und dem Hausverstand. Warum sollte der Körper etwas Sinnloses tun? Wenn wir etwas nicht verstehen, sehen wir es oft als sinnlos an. In meiner Schulzeit habe ich noch gelernt, dass der Blinddarm (genauer gesagt der Wurmfortsatz) ein völlig überholtes Teil ohne Funktion ist, ein evolutionäres Überbleibsel. Heutzutage wissen wir, dass der Blinddarm sehr wohl immunologische Aufgaben hat und keineswegs vollkommen redundant ist. Wenn wir etwas noch nicht verstanden haben, sollten wir nicht der Natur oder Evolution vorwerfen, dass es unlogisch ist. Diese waren nicht nur vor uns da, sie sind auch um einiges genialer.

Wenn namhafte Allergologen in Interviews Sätze wie „Allergikern schadet nicht die Chemie, sondern die Natur in Form von Eiweißstoffen" von sich geben, wundere ich mich schon ein wenig, wo die Achtung und Wertschätzung gegenüber der Natur und unserem Körper gegenüber geblieben sind.[25] Wir sind nicht schlauer als die Natur, auch wenn wir es in unserem Größenwahn vielleicht oft gerne wären.

Was Allergien und Unverträglichkeiten betrifft, gibt es eine ganze Reihe von Sichtweisen, die sich nicht mit dem Blickwinkel eines schulmedizinisch orientierten Allergologen decken. Für vieles gibt es auch in qualitativ hochwertigen Studien Belege, anderes hat man durch jahrelange oder auch jahrhundertelange Beobachtung festgestellt, wie beispielsweise in der Traditionellen Chinesischen Medizin (TCM).

Manches wiederum lässt sich nur erkennen, wenn man nicht nur das Symptom betrachtet, sondern das große Ganze miteinbezieht.
Trotz des enormen Wissens, das wir über den menschlichen Organismus haben, wissen wir erstaunlich wenig über die größeren Zusammenhänge Bescheid. Heutzutage kann man die beteiligten Interleukine genauestens benennen, die molekularen Sequenzen identifizieren, auf die Immunglobuline tatsächlich reagieren und im Elektronenmikroskop die Immunzellen bei der Arbeit beobachten. Aber verlieren wir vor lauter Konzentration auf die kleinsten Details nicht das größere Geschehen aus dem Blickfeld?
Es sind ganz allgemeine Fragen wie: Warum steigt weltweit die Zahl der Allergieerkrankungen an? Wieso treten in ärmeren, weniger entwickelten Gebieten auch weniger Unverträglichkeiten auf? Warum gab es in der DDR weniger Allergien als in Westdeutschland? Und im russischen Karelien weniger als im finnischen Teil? Und in Bezug auf die Einzelperson, die an einer Allergie oder Unverträglichkeit leidet, sollten wir uns fragen, was die Geschichte dieses Menschen ist. Was ist passiert, als die Allergie aufgetreten ist? Wann genau treten die Symptome auf? Wodurch werden sie besser, wodurch schlechter? Welchem Stress ist diese Person ausgesetzt? Was ist in ihrem Leben gerade die größte Belastung?
Irgendwann während des Medizinstudiums scheinen viele angehende Ärzte das Vertrauen in die natürliche Heilkraft des Körpers zu verlieren. Vielleicht weil man lernt, was alles schiefgehen kann und welche Krankheiten zu welchen Komplikationen führen können. Der Lehrplan ist auch nicht so ausgelegt, dass man viel über die Macht des Geistes, die wichtige Rolle der Ernährung und über Selbstheilungskräfte lernen könnte. Viel zu häufig gleicht die Therapie einer Bedienungsanleitung: Bei Diagnose A verschreibt man Medikament B oder C. So einfach sollte es gehen. Deshalb stößt die Schulmedizin bei den meisten chronischen Erkrankungen schnell an ihre Grenzen, weil diese doch erheblich komplizierter sind. Während die Fortschritte in der Notfallmedizin und in der Chirurgie unglaublich groß sind und fast schon wie in Science-Fiction Büchern anmuten, herrscht bei der Behandlung von chronischen Beschwerden im Grunde Stillstand. Als einzige Behandlungsoption wird die Unterdrückung der einzelnen Symptome angeboten. Wir schalten nach einem erfolgten Einbruch einfach die schril-

lende Alarmanlage aus, dann ist erstmal Ruhe. Irgendwann bemerken wir dann schockiert, dass unsere Wertgegenstände verschwunden sind und der Safe leergeräumt wurde.

Patienten geben viel zu oft die Verantwortung für ihre eigene Gesundheit an jemanden anderen ab – Ärzte, Behörden, Richtlinien, Ratgeber. Es gibt Menschen, die zum Arzt gehen, um zu erfahren, wie sie sich fühlen. Erst wenn der Arzt bestätigt, dass die Werte in Ordnung sind, geht es ihnen gut. Das ist so, als müsste eine übergeordnete Stelle erst die Erlaubnis zum Wohlbefinden ausstellen. Viele Patienten sind auch verärgert, wenn ein besonnener Arzt zu Bettruhe rät, denn sie hätten sich lieber ein starkes Medikament gewünscht, um sofort wieder fit zu sein. Dem Körper Zeit für Heilung zu geben, ist für viele eine abstruse Idee. Bei einer Erkältung einfach nur nichts zu tun und abzuwarten, erzeugt so viel innere Unruhe, dass es für viele schwer auszuhalten ist. Dabei spricht sogar medizinisch gesehen vieles dafür. Unlängst ist zu diesem Thema ein wissenschaftlich fundiertes Buch erschienen: *„Fragen Sie weder Arzt noch Apotheker: Warum Abwarten oft die beste Medizin ist."* Zugegeben, mit Abwarten kann man nicht viel Geld verdienen.

Dieser Ungeduld liegt oft ein Mangel an Vertrauen an uns selbst und unseren Körper zugrunde, sowie der Anspruch, dass man weiterhin funktionieren sollte. Wir lernen es schlichtweg nicht oder verlernen es nach und nach, auf unseren Körper zu hören, seine Signale zu deuten und seine Wünsche zu respektieren. Je besser wir uns mit unserem eigenen Körper verstehen, desto besser geht es uns körperlich und emotional. Vielleicht ist es also eine gute Idee, sich näher damit zu beschäftigen.

Egal, was Ihnen ein Arzt erzählt oder was Sie in einem Ratgeber lesen: Niemand kennt Ihren Körper so gut wie Sie selbst. Dabei ist es natürlich manchmal notwendig, jemanden anderen um Hilfe zu fragen. Denn jeder von uns hat seine blinden Flecken, die von außen leichter aufzudecken sind. Und ein guter Arzt oder Therapeut sind auf diesem Weg Gold wert. Doch die Hauptverantwortung für unsere Gesundheit tragen wir selbst und in Wirklichkeit ist unser Körper bestens dafür gerüstet, gesund und heil zu bleiben. Wir müssen es ihm allerdings ermöglichen.

Viel zu oft stören wir den Körper bei seiner Selbstheilungsarbeit, sodass er diese nicht entsprechend verrichten kann. An sich wäre er eine gut geölte, hochkomplexe Maschine mit einer unglaublichen körpereigenen Intelligenz, die sich selbst steuert. Der menschliche Körper hat enorme Reserven und Kapazitäten zur Selbstheilung. In manchen Fällen sind sie uns im Moment nicht zugänglich oder wir haben auf sie vergessen. Oder der Körper kann aus bestimmten Gründen die natürliche Regulation nicht mehr bewerkstelligen. Keinesfalls aber spielt er grundlos verrückt und geht uns mit Symptomen auf die Nerven, weil ihm langweilig geworden ist. Ob es seltsame Gefühle oder organische Beschwerden sind, es gibt für alles eine Ursache, auch wenn sie nicht immer leicht zu finden ist. Sobald man sie eruiert hat, wird einem klar, dass das Verhalten unseres Körpers vollkommen logisch war, auch wenn es anfangs nicht so aussah.

Unser Organismus ist grundsätzlich auf Heilung ausgelegt, so wie alles in der Natur auf Fortbestand und Leben programmiert ist. Sobald wir uns in den Finger schneiden, werden umgehend Reparaturmaßnahmen ergriffen, ohne dass wir auch nur daran denken müssten. Kaum haben wir etwas Verdorbenes gegessen, versucht der Körper es wieder loszuwerden, damit es keinen größeren Schaden anrichten kann. Hat sich ein Kleinkind verkühlt, bekommt es Fieber, um die pathogenen Keime zu eliminieren und Schnupfen oder Husten, um sie wieder auszuscheiden. Auch schwerwiegende Krankheiten sind Reaktionen auf Schädigungen oder Traumata, mit denen der Körper umzugehen versucht. Warum sollte das bei Allergien und Unverträglichkeiten anders sein?

Es scheint so selbstverständlich zu sein, dass der Körper einfach so aus dem Ruder läuft, dass das im heutigen medizinischen Alltag nicht mehr hinterfragt wird. Es werden nur die Allergiesymptome behandelt oder das Immunsystem wird noch mehr irritiert. Bei genauerem Hinsehen aber ergeben allergische Erkrankungen durchaus Sinn.

Was bringt nun aber das Immunsystem so in Aufruhr, dass sich der Körper das auch für später merkt? Es muss einen so starken Schock erfahren, der buchstäblich bis ins Mark fährt. Im Falle von Unverträglichkeiten sitzt der Schock vielleicht nicht so tief wie bei einer Allergie, aber auch da kommt der Körper mit etwas nicht zu Rande.

Die Rolle der Toxine

Dass der Körper aus Sicht der Evolution nichts „einfach so" oder aus Langeweile macht, ist die Grundlage der sogenannten Toxin-Hypothese, die von Margie Profet aufgestellt wurde. Diese US-Wissenschaftlerin veröffentlichte 1991 eine Arbeit über den Sinn der Allergie: *„The Function of Allergy: Immunological Defense Against Toxins."* (26) In ihrem Artikel beschreibt sie schlüssig bis ins kleinste Detail durchdacht und auf immunologischer Basis erklärt, warum das Allergiegeschehen nicht einfach ein Fehler sein kann. Laut Profet sind Allergien keine Laune der Natur, sondern ein letzter Abwehrmechanismus gegen Toxine, wenn alle anderen Verteidigungsoptionen gescheitert sind.

Allergien führen schließlich zu Symptomen wie Erbrechen, Husten, Niesen, Juckreiz oder Tränen, die alle dazu gedacht sind, die entsprechenden Toxine so schnell wie möglich aus dem Körper zu befördern. Eine starke allergische Reaktion geht häufig mit einer Senkung des Blutdrucks einher und dieser Mechanismus dient beispielsweise dazu, um die Verteilung der Toxine im Körper zu verlangsamen. Somit hätten der anaphylaktische Schock und das damit einhergehende Kreislaufversagen ein hehres Ziel, nämlich zu verhindern, dass sich die Gifte ausbreiten und in das sensibelste aller Organe vordringen, ins Gehirn. Die Evolution hätte schließlich nicht für irgendeine Fehlfunktion eine eigene Immunglobulin-Klasse entwickelt (IgE). Doch zum Schutz vor Toxinen würde das Sinn ergeben.

Um eine Immunantwort zu bewirken, muss ein Antigen ein Molekulargewicht von ca. 2000g/mol haben, was viele Gifte nicht aufbringen, weil sie leichter sind. Doch auch eine Substanz mit niedrigeren Gewicht kann Reaktionen auslösen, wenn sie als Hapten an ein Trägerprotein gebunden ist. Das heißt: Bleibt ein noch so kleines Stück eines Toxins an einem Eiweiß kleben, kann es so einiges anstellen, auch wenn es alleine dafür zu klein gewesen wäre. Der Körper attackiert dabei zwar das Eiweiß, aber gestört wird er durch die giftige Substanz, die daran gebunden ist. Er kann diese aber nur in Kombination mit dem Eiweiß angehen. Während bei einem Infekt die entsprechenden Antikörper direkt auf den Eindringling losgehen, reagieren die allergiespezifischen IgE-Antikörper auf die Toxine indirekt. Sie bringen chemische Prozesse in Gang, um die Toxine auszuscheiden oder deren Verbreitung im Körper zu verlangsamen.

Denn Toxine können den Körper akut schädigen, viele Gifte können zudem noch krebserregend sein und irreparable Schäden anrichten. Hinzu kommt, dass sie sich im Laufe der Zeit ansammeln und dadurch noch gefährlicher werden können. Der Schutz vor Toxinen durch allergische Reaktionen könnte daher auch ein Schutz vor Krebserregern sein, so Profets Argumentation. Die am stärksten krebserregenden Metalle (Arsen, Beryllium, Chrom und Nickel) sind auch die mit dem größten Allergiepotential. Nüsse wären voll von diesen Metallen, daher ihre allergene Wirkung.

Auch die Bedeutung der Sensibilisierung wird bei Profets Erklärung klar: Bei Toxinen ist ein erneuter Kontakt mit einer Substanz, die als giftig und gefährlich gilt, von einer noch heftigeren Reaktion als zuvor gekennzeichnet. Denn der Körper versucht so schnell wie möglich das wiedererkannte Gift loszuwerden, um sich zu schützen, da die davon ausgehende Gefahr schon bekannt ist. Haben wir einmal einen giftigen Pilz gegessen, wird der Körper beim nächsten Kontakt noch heftiger reagieren, um uns vor dem Gift zu bewahren. Damit hat Margie Profet den Sinn der Allergien nachvollziehbar erklärt und das bereits vor fast 30 Jahren.

Die bisherigen Erklärungsmodelle des Allergiegeschehens, wie jenes, das von einem gelangweilten Immunsystem ausgeht oder die Hypothese, dass Parasiten eine wesentliche Rolle spielen, nimmt Margie Profet mit erstaunlicher Leichtigkeit auseinander. Dass der IgE-Antikörper als Abwehrsystem gegen Parasiten entstanden wäre, ist unlogisch, denn ein erhöhter IgE-Wert hat keinen positiven Einfluss auf deren Abwehr, eher im Gegenteil. Der Großteil der Allergene hat mit Parasiten oder Würmern nichts zu tun, der Mensch reagiert eher auf Pollen, Nahrung, Metalle oder Insektengifte. In dem 40-seitigen Artikel geht Profet genau auf die zugrundeliegenden, chemischen Prozesse ein, erklärt, wo Toxine vorkommen und wie sie in die Nahrungskette gelangen. Und sie stellt auch fest, dass Gifte bei Nahrungsmittelallergien meist gar nicht berücksichtigt werden.

Aus Sicht der Evolution waren allergische Reaktionen zunächst auf pflanzliche Toxine und giftige Tiere ausgelegt, aber es diente auch als Vermeidungsstrategie. Evolutionsgeschichtlich gesehen waren Gifte etwas Vermeidbares: Eine Pflanze nach deren Verzehr man mit Unwohlsein reagiert, sollte man einfach nicht essen. Somit war jede allergische Reaktion quasi ein Gourmetführer durch die steinzeitlichen Wiesen und Felder. Was kann ich essen? Und was nicht? Doch heutzutage begegnen uns Toxine auf vielfältigere Art und Weise und sind nicht einfach zu vermeiden.

Margie Profets Arbeit wurde aufs heftigste kritisiert, hat aber den kritischen Peer-Reviews standgehalten und wurde publiziert. Für ihre Forschungsarbeit bekam sie 1993 im Alter von 35 Jahren die prestigeträchtige MacArthur-Förderung, die auch *„Genius Grant"* genannt wird. Doch die Reaktionen der wissenschaftlichen Community auf ihren genialen Artikel waren oft kühl bis feindlich. Allerdings hatten die kritischen Einwände in Wirklichkeit kaum Hand und Fuß und waren eher ein Zeichen dafür, dass Margie Profet vielen auf den Schlips getreten war. Ein Kritiker beschwerte sich darüber, dass keine neue Allergietheorie notwendig wäre, denn es gebe ja schon die Parasitenhypothese. Wozu sollte man also weiter über den Sinn der Allergien nachdenken? Das mag vielleicht als philosophische Frage Gültigkeit haben, aber ein wissenschaftlich fundiertes Argument gegen Profets Thesen ist das keineswegs (abgesehen von dem festgefahrenen Denken).

So umstritten die Arbeit auch war: Profets Modell konnte von niemandem widerlegt werden. Ignorieren schien demnach die beste Option, denn so schlüssig Margie Profets Erklärung ist, so unbequem ist sie auch. Bequemlichkeit und Konformismus sind allerdings keine Eigenschaften, die man mit dieser Forscherin verbindet. 1958 geboren, studierte Margie Profet zunächst politische Philosophie in Harvard, um dann noch einen Physik-Bachelor in Berkeley draufzulegen. Später begann sie noch ein Mathematikstudium. Doch die Reglementierungen des Bildungswesens stellten für einen Freigeist wie Profet ein zu enges Korsett dar. Als *„mind control"* (Gedankenkontrolle) bezeichnete sie ihre Tätigkeit in Harvard, von der sie am liebsten schon nach einer Woche geflüchtet wäre, hätte es ihre finanzielle Situation zugelassen. Sie wollte frei und unabhängig forschen und denken, also hängte sie die akademische Karriere zunächst an den Nagel und jobbte, beispielsweise als Kellnerin, um sich dann in ihrer Freizeit mit Evolutionsbiologie und vielen anderen Themen zu beschäftigen.

Bruce Ames, ein Toxikologe mit einem Forschungslabor in Berkeley, wurde während einer seiner Vorlesungen auf Margie Profet aufmerksam. Profet, die zu dem Zeitpunkt schon längere Zeit nicht mehr inskribiert war, saß trotzdem im Hörsaal. Sie stellte so tiefgründige Fragen, dass er sie fragte, wer sie war. „Eine Kellnerin", war die Antwort, mit der Ames nicht gerechnet hatte. Er verschaffte ihr einen Nebenjob als Bürogehilfin in seinem Labor. Doch schon bald bekam sie redaktionelle Arbeiten übertragen und arbeitete bei Publikationen mit. Ihr kritisches Denken und ihre Genauigkeit behielt sie dort bei. Der anerkannte Forscher Ames bot ihr bei einem seiner wissenschaftlichen Artikel an, sie als Co-Autorin zu nennen. Die meisten angehenden Forscherinnen hätten diese Ehrung gern angenommen, doch Margie Profet lehnte ab: Der Artikel würde ihren Ansprüchen nicht genügen und dafür wollte sie ihren Namen nicht hergeben.(27) So offen, freundlich und zuvorkommend sie ihren Mitmenschen anscheinend begegnete, so gnadenlos war sie auch, was ihre wissenschaftlichen Standards und Wertungen betraf. In einem Interview erklärte Profet einmal, dass sie kaum glauben konnte, dass man die Parasitentheorie tatsächlich ernst nahm, wäre sie doch *„beyond silliness"* („unfassbar dumm"). Kein Wunder, dass sie unter Kollegen als exzentrisch galt.

Eine Zeit lang zog sie sich aufgrund einer Erkrankung aus der Öffentlichkeit zurück, was den Mythos ihres eigenwilligen Charakters noch verstärkte und Wind in den Segeln der Kritiker war: Ein weiterer Grund, ihre Thesen nicht ernst zu nehmen. Doch eine Person mit einem derart genialen Geist sollte man nicht unterschätzen und ich bin mir sicher, dass wir auf wissenschaftlicher Ebene noch von ihr hören werden.

In den letzten Jahren haben weitere Forschungen Margie Profets Toxin-Hypothese untermauert. Eine experimentelle Studie konnte 2013 belegen, dass bei Mäusen IgE-Antikörper bei der Eliminierung von Bienengift beteiligt sind.(28) Verwendete man modifizierte Mäuse, bei denen die IgE-Antikörperbildung künstlich unterdrückt worden war, zeigte sich, dass diese im Vergleich zu „normalen" Mäusen dem Bienentoxin schutzlos ausgeliefert waren. IgE-Antikörper stellen also tatsächlich eine Schutzfunktion gegen Gifte dar. Später konnte auch ein Schutz vor Schlangengift gezeigt werden: Mäuse, die durch früheren Kontakt IgE-Antikörper gegen das Schlangengift produziert hatten, überlebten anschließend eine eigentlich tödliche Dosis.[29] Sie waren quasi darauf schon vorbereitet, die Sensibilisierung darauf machte Sinn. Der Evolution geht es ja vor allem ums Überleben, da kann man Ausschlag oder Juckreiz in Kauf nehmen.

Auch Profets Behauptung, dass Allergien dazu dienen, krebserregende Stoffe aus dem Körper zu schleusen, hat im Laufe der Jahre wissenschaftliche Rückendeckung bekommen. Das Risiko einen Gehirntumor zu entwickeln ist für Allergiker viel geringer als für Personen, die an keiner Allergie leiden. Wenn man wieder einmal nicht gut Luft bekommt oder ein allergischer Ausschlag auftritt, kann man sich immerhin damit trösten. Zum Glück ist das Risiko, an einem Gehirntumor zu erkranken ohnehin gering, sodass es für den Einzelnen keinen großen Unterschied macht. Aber die Zahlen sind signifikant genug, um den von Profet postulierten Zusammenhang zu belegen.[30]

Margie Profets Toxin-Hypothese gibt den Lehren vieler ganzheitlicher Behandlungsformen ein wissenschaftliches Fundament. In meiner Praxis konnte ich oft beobachten, dass sich bei Klienten, die ich bei der Entgiftung unterstützt habe, nebenbei auch die allergischen Symptome und Unverträglichkeiten besserten. Eigentlich ist Psychokinesiologie mein Schwerpunkt, doch war es interessant zu sehen, welche positiven Effekte allein durch Entgiftung erzielt werden konnten. Je mehr ich mich mit dem Thema Entgiftung beschäftigte, desto öfter stolperte ich über dieses Phänomen. Viele naturheilkundliche Verfahren sehen eine Entlastung des Körpers von Giften als Kernelement an: Ob es sich um Ayurveda, Homöopathie, Kinesiologie oder TCM handelt, der Begriff „Ausleitung“ kommt immer wieder vor, auch wenn er je nach Therapieform unterschiedlich interpretiert wird. All diesen Methoden bleibt aber die Absicht gemeinsam, den Körper wieder in Balance zu bringen, indem man ihm hilft, Gifte wieder loszuwerden und auszuscheiden. Man versucht also nicht, einen ohnehin überlasteten Körper mit Chemie & Co. vollzustopfen, sondern das Belastungsfass zu leeren. Führen wir uns vor Augen, welchen toxischen Belastungen wir heute ausgesetzt sind und wie sehr unsere Zellen noch durch andere Faktoren wie zum Beispiel Mobilfunkstrahlung unter Dauerbeschuss stehen, dann muten die heftigen Reaktionen des Körpers gar nicht mehr so seltsam an. Und die psychischen Faktoren haben wir bisher noch gar nicht berücksichtigt.

Das aufgebrachte Nervensystem

Setzt der Körper eine bestimmte Substanz einmal mit Stress gleich, dann ist diese Speicherung oft noch zu einem späteren Zeitpunkt gültig, auch wenn die Stresssituation längst vorbei ist. Das heißt, einmal auf Weizen in Verbindung mit bestimmten Toxinen, beispielsweise Aluminium oder Glyphosat, sensibilisiert, reagiert der Körper beim nächsten Kontakt damit beleidigt. Und zwar auch dann, wenn wir reinen Bio-Weizen zu uns nehmen. Erstens ist die Speicherung, dass Weizenproteine schädlich sind, noch zu frisch. Zweitens befindet sich das Aluminium oder Glyphosat vielleicht immer noch im Körper, sodass er hier besonders vorsichtig ist, denn die Dosis macht bekanntlich das Gift. Besteht bereits eine Toxinbelastung, muss doppelt und dreifach aufgepasst und eventuell reagiert werden.

Interessanterweise kann eine Reaktion bei einem derart gereizten Nervensystem auch ganz ohne echten allergischen Reiz ablaufen. Bereits 1886 berichtete John N. MacKenzie, dass eine unter allergischem Asthma leidende Patientin durch das Riechen an einer Rose asthmatische Anfälle bekam.(31) Erstaunlicherweise konnten diese Anfälle auch durch eine künstliche Rose getriggert werden. Ihr Nervensystem hatte also die Information *Rose* mit *allergischer Reaktion* gekoppelt, unabhängig davon, ob biochemisch eine echte Rose beteiligt war oder nicht.

Um diese Zusammenhänge auf die MacKenzie aufmerksam gemacht hatte, genauer zu untersuchen, wurde knapp ein Jahrhundert später beim *Brain Behavior Research Center* in Kalifornien ein Versuch mit Meerschweinchen gestartet. Denn die Prozesse bei allergischen Reaktionen sind bei Meerschweinchen und Menschen erstaunlich ähnlich, von dem Mechanismus der Histaminfreisetzung über das Verhalten der Mastzellen bis hin zur Bildung von Antikörpern. Zu Beginn dieser Studie wurden die Tiere auf Rinderalbumin sensibilisiert.(32)

Nach der Sensibilisierungsphase, nachdem die Tiere bereits auf das Rinderalbumin allergisch waren, reagierten sie bei jedem Kontakt mit dieser Substanz mit einer erhöhten Histaminausschüttung. Nun ließ man die Tiere in einer sogenannten Trainingsphase an Düften schnuppern, die mit Rinderalbumin gemischt waren. Nach einer zweiwöchigen Verschnaufpause, in der sich das Immunsystem von etwaigen all-

ergischen Reaktionen erholen konnte, begann der eigentliche Versuch. Dabei ließ man die Meerschweinchen nur noch an den Duftstoffen riechen, aber diesmal ohne Beimischung des Rinderalbumins, es war nur mehr der Duft und kein Allergen beteiligt. Der Duft allein löste eine Freisetzung von Histamin aus. Die Tiere hatten den Geruch mit dem Allergen gekoppelt, sodass der olfaktorische Reiz für das Immunsystem ausreichend war, um mit einer allergischen Reaktion aufzufahren. Die Tiere hatten die Histaminausschüttung quasi gelernt. Das heißt: Der Körper reagiert so, als wäre der allergieauslösende Stoff beteiligt, obwohl dieser nicht vorhanden ist. Der Körper ruft aber die eingeübte Reaktion deshalb einfach ab, weil die Sensibilisierung noch aktiv ist.
Man kann auch auf Musik allergisch werden. Wie unser Nerven- und Immunsystem bei allergischen Reaktionen zusammenarbeiten hat John Bienenstock in Rattenversuchen gezeigt.(33) Dabei hat er zunächst Ratten allergisch gemacht und ihnen dann beim wiederholten Kontakt mit dem allergieauslösenden Stoff Musik von den Rolling Stones vorgespielt. Immer und immer wieder. Schließlich spielte er ihnen nur die Musik vor, ohne das Allergen zu verabreichen und siehe da: Die allergischen Reaktionen zeigten sich weiterhin, obwohl nur die Musik und kein Allergen mehr im Spiel war. Ähnlich dem Pawlowschen Reflex koppelten die Gehirne der Ratten das Allergen mit der Musik. Der musikalische Reiz reichte aus, um eine allergische Reaktion auszulösen. Offenbar kann man also auch auf Mick Jagger allergisch sein, zumindest als Ratte.
Dieses körpereigene Warnsystem möchte uns so effizient wie möglich vor etwaigen Gefahren in Form von schädlichen Substanzen schützen. Denn diese können sich im Körper ansammeln und immer schädlicher werden, was eine schnelle Reaktion notwendig macht. Das Nerven- und Immunsystem können so aufgebracht sein, dass sie in Folge auf immer mehr Stoffe immer heftiger reagieren. Um aus diesem Teufelskreis auszusteigen, muss man Wege finden, um den Körper wieder zu entlasten und zu beruhigen. Die Idee der Schulmedizin, das Allergieproblem mittels Verabreichung von toxischen Substanzen wieder in den Griff zu bekommen, ist so gesehen vollkommen unlogisch.

Eine haarige Geschichte

Lucas ist fünf Jahre alt und leidet an einer Katzenallergie. „Auf unsere eigene Katze, die haben wir aber schon vor seiner Geburt gehabt," berichtet die Mama. Anfangs war es gar kein Problem, als Baby habe er nie allergisch auf die Katze reagiert und es bricht ihr das Herz, wenn sie daran denkt, das Tier weggeben zu müssen. „Lucas liebt die Katze sehr!"

Im kinesiologischen Muskeltest reagiert er nur auf der emotionalen Ebene. Es testen die Gefühle „Sehnsucht", „Angst" und „Traurigkeit".

Es stellt sich heraus, dass Lucas mit drei Jahren aufgrund eines Unfalls zwei Wochen im Krankenhaus verbringen musste. „Das war schrecklich für ihn," sagt die Mutter traurig. „Und wie er die Katze da vermisst hat!"

Der Körper des Jungen hat also die damalige Sehnsucht nach der Katze mit den Erfahrungen im Krankenhaus „gekoppelt". Obwohl er die Katze so geliebt hat, hat sie ihn unbewusst an das traumatische Erlebnis von damals erinnert. Bei der Sitzung kommen ihm auch tatsächlich die Tränen und die darauffolgende Balance genießt er sichtlich. „Hast du auch eine Katze?", fragt er. „Na klar, jede Hexe hat doch eine Katze!" antworte ich ihm. Da muss er lachen.

Lange höre ich nichts von der Familie. Irgendwann laufe ich der Mutter in der Stadt über den Weg. Wie es Lucas so geht? „Sehr gut, in der Schule läuft es auch super," lautet die Antwort. Und die Katze? „Ach, das habe ich ganz vergessen! Das passt wieder, er hat kein einziges Mal mehr geniest, nicht mal einen Schnupfen. Letztens hat er sie sogar abgeleckt, weil er wissen wollte, wie Katzenhaare schmecken!" Und? „Haarig, hat er gesagt!"

Der Stress-Faktor

Fangen wir gleich mit den Meerschweinchen an. Die armen Nager sind in der Allergieforschung sehr beliebt, weil sie sehr individuelle Reaktionsmuster zeigen und dem Menschen dahingehend sehr ähnlich sind. In einem Artikel aus den 1950er Jahren über das „*Asthma bronchiale des Meerschweinchens*" erfährt man einiges darüber, wie man ein Meerschweinchen auf eine allergische Erkrankung konditionieren kann. Die Autoren weisen ausdrücklich darauf hin, dass diese Allergie-Konditionierung nur dann gelingt, wenn die Tiere während der Versuchszeit unter Stress stehen. Im Experiment sah das damals so aus, dass man die an sich lichtscheuen Tiere mit Licht bestrahlte und sie somit in eine Stresssituation brachte.[(34)]

Der im vorigen Abschnitt beschriebene körperliche Merkzettel funktioniert mit biochemischen und mit emotionalen Faktoren. Mit diesem Phänomen hat man in allen Therapieformen, die die Psyche und den Körper als Einheit sehen, zu tun. Die Lösung steckt im Aufdecken von alten Speicherungen im Körper und der Erkenntnis, dass sie heute gar nicht mehr gültig sein müssen. Wenn wir in einer Situation schlechte Erfahrungen gemacht haben, schreiben sich diese mitunter so stark in unser Körpergedächtnis ein, dass wir bei einer neuen, ähnlichen Gegebenheit mit denselben Gefühlen reagieren, die wir damals empfunden haben. Auch wenn sie beim neuen Ereignis fehl am Platz sind. Wer eine schreckliche Schulzeit hatte, geht dann vielleicht als Erwachsener auch nicht besonders gerne zum Elternsprechtag der eigenen Kinder, weil die alten Schulmauern unangenehme Erinnerungen wecken.

Auch wenn wir etwas verstandesmäßig verarbeitet haben, unser Körper hat oft ein ganz anderes Empfinden dazu. Um bei dem Beispiel Schule zu bleiben: Wir wissen zwar, dass zwanzig, dreißig Jahre vergangen sind und dass es jetzt eine ganz andere Schule ist. Aber trotzdem macht sich beim Schultor ein mulmiges Gefühl breit. Hat sich der Körper einmal etwas gemerkt, dann behält er es als Vorsichtsmaßnahme gerne bei. Das Nervensystem kann sich eine Überreaktion merken, obwohl später vielleicht gar kein Grund dafür besteht.

Dass man Ratten beibringen kann, an einem harmlosen Stoff sogar zu sterben, fand schon 1974 der Psychologe Robert Ader heraus. Wie so oft in der Wissenschaft, war das nicht seine Absicht gewesen, sondern

er wollte den Ratten nur beibringen, eine Abneigung gegen ein mit Saccharin gesüßtes Wasser zu entwickeln. Die Idee war, dass den Tieren beim Trinken der Saccharinlösung übel werden sollte, um ihnen so eine Aversion dagegen anzutrainieren. Um das zu bewerkstelligen, wurde den Ratten bei jeder Dosis des Saccharinwassers eine Dosis *Cyclophosphamid* mit verabreicht. *Cyclophosphamid* ist ein Medikament, das das Immunsystem unterdrückt, zu schweren Nebenwirkungen im Verdauungstrakt führt und eben die gewünschte Übelkeit hervorruft. Die Ratten koppelten die ungefährliche Süßstofflösung mit dem Immunsuppressivum. Später genügte die alleinige Gabe des Saccharins, um bei den Tieren Übelkeit sowie eine Unterdrückung des Immunsystems auszulösen, sodass viele Tiere durch die wiederholte Süßstoffgabe verstarben. Das Immunsystem hörte einfach auf zu funktionieren.
Durch diesen Versuch war wissenschaftlich bewiesen, was alle traditionellen Heilmethoden seit Jahrtausenden wussten: Körper und Geist hängen zusammen und man kann das Nervensystem nicht getrennt vom Immunsystem sehen. Beide beeinflussen sich gegenseitig. Das ist auch bei Allergien wichtig, wird aber sehr oft übersehen.
In entspanntem Zustand werden viele Speisen, die schon mal Unverträglichkeitsreaktionen ausgelöst haben, plötzlich wieder vertragen. Das macht die Suche nach dem Auslöser von Beschwerden oft so schwierig, denn einmal reagiert man auf das Glas Rotwein nicht, ein anderes Mal ist einem schrecklich übel. Das kann man bei der Histaminunverträglichkeit oft beobachten. In meiner Praxis habe ich wiederholt Berichte darüber gehört, dass der österreichische Rotwein nicht vertragen werde, gefolgt von: „Aber in Italien macht mir der Rotwein gar nichts!" Das liegt nicht an den italienischen Weinreben, sondern daran, dass der edle Tropfen im Urlaub im entspannten Zustand genossen wird. Auch das macht aus Sicht des Körpers Sinn.
Wir leben zwar in einer modernen Welt, doch unsere Körper sind in ihrer Funktionsweise noch ziemlich steinzeitlich unterwegs. Stress wird mit den Reaktionen Angriff, Flucht oder Unterwerfung verknüpft und sobald wir gestresst sind, läuft eine Kaskade an biochemischen Prozessen im Körper ab. Nur dass unser Körper nicht immer unterscheiden kann, ob wir es einfach nur eilig haben, um die Straßenbahn zu erwischen, oder vor einem Mörder davonlaufen. Biochemisch macht es nicht unbedingt einen Unterschied, ob wir einer tatsächlichen Bedro-

hung ausgesetzt sind oder uns nur ängstlich und gestresst fühlen, in Wirklichkeit aber in Sicherheit sind. Bei der Menge an Stress, mit dem wir heutzutage konfrontiert sind, kann der Körper nicht unterscheiden, ob es ums Überleben geht oder bloß um einen nervigen Chef.

Viele Allergiker beobachten, dass ihre Symptome unter Stress heftiger ausfallen. Ein Streit, ein Drucker, der gerade dann defekt ist, wenn man ihn dringend braucht oder nur ein ganz „gewöhnlicher", stressiger Tag im Büro – das alles sind Situationen, die sich im Körper bemerkbar machen.

Auch wenn eine gewisse Veranlagung schon vorher bestanden hat, tritt die Allergie oft nach einem einschneidenden Ereignis erstmals in Erscheinung. Man war vielleicht schon sensibilisiert, aber erst durch den psychischen Stress kam der „Allergie-Stein" ins Rollen. Und wenn dieser mal begonnen hat zu rollen und die Stressfaktoren nicht weniger werden, dann wird er immer wieder von Neuem angeschubst. Denn durch Stress wird Histamin freigesetzt und die Beschwerden nehmen ihren Lauf.

Wird unser Körper zu dem Zeitpunkt in Alarm versetzt, während wir etwas essen, könnte genau diese Mahlzeit als gefährlich eingestuft werden und Reaktionen auslösen. So wie uns bestimmte Lieder an bestimmte Situationen erinnern und einen nostalgischen, fröhlichen oder traurigen Zustand herbeiführen, so können auch Lebensmittel Erinnerungen wachrufen. Der Geruch von Lebkuchen oder Zimt lässt uns beispielsweise an Weihnachten denken und je nachdem, wie wir diese Zeit des Jahres als Kind erlebt haben, werden wir mit positiven oder negativen Gefühlen konfrontiert. Wenn wir als Kind ein Glas Milch trinken und währenddessen erfahren, dass unser Hund überfahren wurde oder die Eltern sich scheiden lassen, kann es durchaus sein, dass der Körper das Milcheiweiß mit genau diesen Erfahrungen verbindet. Bei jedem Schluck Milch ist die Angst mit dabei, dass wir gleich etwas Schlimmes erfahren werden, denn der Schock sitzt uns noch in den Knochen.

Unsere Biographie kann eine Menge Antworten darüber liefern, wie unsere Organe funktionieren. Unser Körper speichert alles und traumatische Ereignisse aus der Vergangenheit haben eine Auswirkung darauf, wie es um unsere Gesundheit bestellt ist. In der Psychosomatik, der Hypnotherapie, Kinesiologie und auch anderen Gebieten ist dieser

Zusammenhang schon lange beobachtet worden, jetzt gibt es dazu bereits nüchterne, „schulmedizinische“ Statistiken.
Die Ergebnisse dieser Erhebungen machen es noch unverständlicher, warum diese Erkenntnisse nur in den wenigsten Fällen in der ärztlichen Praxis entsprechende Beachtung finden. Meist wird die Lebensgeschichte eines Menschen aus der Behandlung vollkommen ausgeklammert, als hätten Kindheitserfahrungen nichts mit unserem heutigen Selbst zu tun. In Wirklichkeit aber setzen uns unsere Erinnerungen, ob bewusst oder unbewusst, eben jene spezifische Brille auf, mit der wir die Welt um uns sehen und wahrnehmen. Die gute Nachricht dabei: Man kann die Gläser dieser Brille putzen und sogar wechseln, manchmal gelingt es sogar, die Brille gänzlich abzulegen. Doch im medizinischen Alltag ist davon leider noch sehr wenig zu bemerken. Es werden Blutdruck und Cholesterinspiegel ermittelt, Allergietests durchgeführt, Stuhlproben entnommen – die Risikofaktoren aber, die auf unsere Kindheitserlebnisse zurückzuführen sind, werden meist nicht beachtet. Als hätte unsere Geschichte gar nichts mit unseren Symptomen zu tun.
Dabei ist der Stapel an Studien, die sich mit frühen Kindheitserinnerungen und deren negativen Auswirkungen auf den späteren Gesundheitszustand beschäftigen, schon mehrere Meter hoch. Ob Kopfschmerzen, späterer Drogenkonsum, Diabetes, Asthma oder Herzerkrankungen, all diese Symptome treten häufiger auf, wenn es traumatische Erlebnisse in der Kindheit gegeben hat. Mit unaufgelösten emotionalen Konflikten aus der Kindheit stirbt man statistisch gesehen früher. Auch die Wahrscheinlichkeit, an Übergewicht, Lungenerkrankungen oder an Krebs zu leiden, ist deutlich erhöht.(35)(36) Eine der berühmtesten Studien in diesem Bereich, die *Adverse Childhood Events Study (ACE)*(37) wurde in anderen Artikeln über 6.000 Mal zitiert. Ein wissenschaftliches Nischendasein sieht anders aus und trotzdem hat sich in der Behandlung bis jetzt nicht viel geändert. Es wäre Zeit genug gewesen, die *ACE*-Studie ist bereits 20 Jahre alt.

Die Allergie-Stress-Spirale

Oft sind uns unsere Gefühle und Assoziationen zu bestimmten Nahrungsmitteln bewusst. Der Vanillepudding erinnert uns an die heiß geliebte Oma, die Milchsuppe an das verhasste Internat. Manchmal laufen diese Erinnerungen aber auch im Hintergrund ab, ohne dass wir wissen, warum wir uns plötzlich so seltsam fühlen. Wenn wir entspannt sind, dann sind auch die Symptome weitaus schwächer. Bei Stress steigt unser Histaminlevel an, da der Körper diese Substanz selbst produzieren kann. Nach einer stressigen Woche oder nach einem Streit vertragen viele Menschen histaminhaltige Produkte nicht. Während eines entspannten Urlaubs, in dem man sich genug Zeit fürs Essen nimmt und sich nicht über den Chef ärgert, funktioniert es aber wunderbar. Aufgrund dieser unterschiedlichen Reaktionen auf ein und dasselbe Nahrungsmittel ist es für die Betroffenen besonders schwierig, den Auslöser zu entlarven, denn in den meisten Symptomtagebüchern fehlt die Rubrik „Emotion“.

Dabei ist den meisten Menschen bewusst, dass unser emotionaler Zustand unsere Verdauung beeinflusst. Wie es sich anfühlt, wenn Liebe durch den Magen geht, hat schon jeder erfahren, der entweder frisch verliebt oder frisch getrennt war. Doch dass auch unser Alltagsstress unsere Verdauungsleistung massiv beeinflussen kann, wird oft vergessen. Unangenehme Gespräche, Hektik, das Mithören von Nachrichten im Fernsehen oder im Radio, alles Störfaktoren im hochsensiblen Verdauungsgetriebe. Wenn wir etwas nicht vertragen, dann sollten wir nicht nur dem, *was* wir essen, besondere Bedeutung einräumen, sondern auch auf das *Wie* achten, das genauso wichtig ist.

Dazu ein Beispiel aus der Steinzeit. Unser Körper ist evolutionsbiologisch darauf programmiert, in Ruhe zu essen. In einer sicheren Höhle kann er sich entspannt dem Mahl widmen und ist dort vor Feinden wie Säbelzahntigern und Mammuts geschützt. In der wohlig warmen Zuflucht kann sich der Körper auf die Verdauung konzentrieren und kann alles der Reihe nach abarbeiten. Sind wir allerdings im Stress, kommt alles durcheinander. Unser Körper kennt sich überhaupt nicht aus und soll auch noch verdauen können. Denn just in dem Moment, in dem Stresshormone durch den Körper flitzen, um uns auf Flucht oder Angriff vorzubereiten, steht auf der To-Do-Liste „verdauen“. Für

unser Verdauungssystem ist dieses Szenario unlogisch, als würden wir gerade vor einem Mammut davonlaufen und gleichzeitig unser Abendessen genießen. Das ergibt keinen Sinn. In einer Stresssituation sind nicht genug Ressourcen da, um sich eingehend um die Nahrungsaufspaltung zu kümmern. Es kommt zu Engpässen, die zu verrichtende Verdauungsarbeit staut sich und gerät dadurch aus dem Gleichgewicht.
Leidet man bereits an einer Allergie, dann kann man oft in einen Teufelskreis geraten. Der Körper wird durch die überschießende Reaktion auf die Allergene ständig in Alarmbereitschaft gehalten, weil das Auftauchen des Allergens wie eine Attacke wahrgenommen wird. Wenn wir nun andauernd attackiert werden ist es kein Wunder, dass wir unter Stress stehen und so schaukeln sich diese zwei Elemente kontinuierlich hoch. Bei einer ganzheitlichen Sichtweise der Allergie ist der Faktor Entspannung ein sehr wichtiges Element, denn der Allergieknoten lässt sich viel leichter lösen, wenn wir lernen, uns zu entspannen.

Die dunkle Seite der Sonnenallergie

Martin ist Manager und sehr erfolgreich. Er hat gerne alles unter Kontrolle, was man auch beim ersten Termin in meiner Praxis merkt. Er hätte sich fast auf meinen Sessel gesetzt. Im Gespräch würde er am liebsten die Führung übernehmen. Eigentlich sei er vor allem da, weil ihn die Freundin hergeschickt hat. Ihm ginge es „eigentlich eh gut", er hätte gar kein Problem. Daraufhin antworte ich, dass ich ihm gerne eine Bestätigung für seine Freundin ausstellen würde, dass er bei mir war, wenn das der Hauptgrund für sein Erscheinen sei und wir den Termin abbrechen können. „Wenn eh alles passt, dann können wir ja aufhören, ich gehe einen Kaffee trinken und du musst auch nicht bezahlen!" Das passt ihm dann doch nicht und er stellt in Managersprache fest: „Es gäbe da doch Optimierungspotential."
Es stellt sich heraus, dass Martin an einer Sonnenallergie leidet – und an einer Dreifachbelastung. Die Eltern sind Pflegefälle, mit der Schwester gibt es Streit, im Beruf ist er extrem gefordert und hat

das Gefühl, sich keinen Fehler erlauben zu dürfen. Er versucht alles unter einen Hut zu bekommen und ist deshalb dauernd angespannt, weil immer etwas nicht passt und er einfach nicht nachkommt.
Beim ersten Termin kommen ihm dann während der energetischen Arbeit tatsächlich die Tränen, als er mit seinem „inneren Kind" Kontakt aufnimmt. Als Kind hat er nämlich von seinem Vater viel Kritik einstecken müssen. Nichts war gut genug. Und nun versucht er, sich und der Welt durch Top-Leistungen zu beweisen, dass er OK ist. Er musste immer stark sein. Dass ihm die Tränen kommen, hätte er nicht erwartet und er weiß nicht so recht, wie er damit umgehen soll.
Beim nächsten Termin ist er schon viel freundlicher und offener. Seine Freunde hätten ihm schon gesagt, dass er viel entspannter wirke. Er willigt auch ein, nicht nur emotional, sondern auch körperlich aufzuräumen. Er hatte früher viele Amalgam-Plomben und noch dazu jahrelang Medikamente genommen. Magnesiumbäder und eine innerliche Entgiftungskur stehen außer der emotionalen Entspannung noch auf dem Programm.
Und tatsächlich: Im folgenden Sommer macht ihm seine Allergie nicht mehr zu schaffen, er kann auch längere Zeit in der Sonne sitzen, ohne dass die Haut gereizt reagiert.

Der Darm: Wichtig für Immunsystem und Wohlbefinden

Geht es um Allergien und Unverträglichkeiten, kommen wir nicht am Thema Darm vorbei. Denn dort wird nicht nur die Nahrung in Einzelbestandteile aufgespalten, dort sitzt auch ein beträchtlicher Teil unseres Immunsystems. In den letzten Jahren hat der oftmals vernachlässigte Darm eine richtiggehende Imagekorrektur genossen. Früher dachte man, dass alle Bakterien zu eliminieren sind, heute sind wir da schon wesentlich kulanter geworden. Eine gesunde Darmflora trägt sehr viel zu unserem Wohlbefinden bei und sollte bei Allergien, Unverträglichkeiten, Verdauungsstörungen oder Infektanfälligkeit immer berücksichtigt werden.
Wie wichtig der Darm für unser Wohlbefinden ist, hat schon Hippokrates gewusst, denn von ihm stammt das Zitat: „Alle Krankheiten haben ihren Ursprung im Darm." Wie Recht er damit hatte, bestätigt die heutige Forschung. Immer mehr Studien zeigen, wie wichtig der Darm und dessen Bewohner für unsere Gesundheit sind. Auch wenn man an allergischen Symptomen wie Heuschnupfen oder Ekzemen leidet, genügt es nicht, sich nur auf die triefende Nase oder die juckende Hautstelle zu konzentrieren. Wir müssen uns genau anschauen, wie es um den Darm und die darin lebenden Mikroorganismen bestellt ist. Ganz egal ob die Symptome eher auf die Atmung beschränkt sind oder sich auch im Verdauungstrakt zeigen: Bei Allergien und Unverträglichkeiten ist fast immer die Darmschleimhaut angeschlagen und durchlässig („leaky-gut-syndrome").
Eine intakte Schicht aus nützlichen Bakterien schafft es hingegen, uns vor Toxinen zu schützen, biogene Amine (Stoffwechselprodukte, zum Beispiel Histamin) in ihre Grenzen zu weisen und Giftstoffe zu binden, damit sie ausgeschieden werden können. Sogar krebserregende Stoffe werden durch unsere Bakterienfreunde entmachtet. So wird schnell klar, wie wichtig eine gesunde Darmschleimhaut ist. Denn sobald die Darmflora gestört ist, gerät unser Verdauungs- und Immunsystem aus der Balance.
Auf der einen Seite muss der Darm wichtige Nährstoffe in den Körper schleusen, auf der anderen Seite Gifte neutralisieren, oder zumindest davon abhalten, durch die Darmwand zu dringen. Ohne intakte Ver-

teidigungsmauern ist unser Körper allen möglichen Eindringlingen schutzlos ausgeliefert: Toxine, Viren, Pilze, Bakterien oder Parasiten haben dann freie Bahn. Sobald die Darmflora beschädigt ist, können wir auch Nährstoffe und Vitamine nicht mehr vollständig aufnehmen. Der beste Salat, das saftigste Steak oder auch vielversprechendste Nahrungsergänzungsmittel, die darin enthaltenen Spurenelemente, Mineralstoffe und Vitamine gehen je nach Grad der Schädigung in mehr oder weniger großem Ausmaß verloren. Nun beginnt ein Teufelskreis, denn diese Mikronährstoffe werden auch von den Darmepithelien benötigt, um eine gesunde Darmwand zu erhalten.

Leaky Gut – die durchlässige Darmwand – das kann man testen!

Die Durchlässigkeit der Darmwand kann man labortechnisch ermitteln. Dabei werden den Betroffenen unverdauliche Zuckermoleküle in verschiedenen Größen verabreicht und dann geprüft, wie viel davon sich später im Blutkreislauf beziehungsweise im Harn finden lassen. Dieser Test heißt auf Englisch **Intestinal Permeability Assessment** und kann auch von zuhause aus gemacht werden (Urinprobe wird eingeschickt).

Man kann die Darmdurchlässigkeit auch mittels eines Bluttests messen. Da wird nicht nur untersucht, ob die Moleküle durch die Darmwand gelangen, sondern auch die transzellulären Reaktionswege getestet, die beim Allergiegeschehen eine Rolle spielen können.

Eine weitere Möglichkeit ist eine Stuhluntersuchung, bei der der Zonulin-Wert ermittelt wird.

Bei einem durchlässigen Darm gelangen Stoffe, die im Darm bleiben sollten, in die Blutbahn, was unser Immunsystem massiv stört. Manchmal beschränkt sich die Wirkung auf einzelne Körperregionen, manchmal können aber auch generalisierte Vergiftungserscheinungen oder Allergien auftreten. Die eindringenden Moleküle werden als

fremd und feindlich betrachtet und der Körper versucht dann, sie zu eliminieren. So kann auch ein an sich völlig harmloser Stoff attackiert werden. Andererseits gelangen auch chemische Substanzen durch die löchrige Darmwand ins Innere des Körpers, wo sie nichts verloren haben.
Die körpereigenen Immunzellen können sich die Strukturen kleinster, unverdauter Nahrungsbestandteile merken, die die Darmbarriere passiert haben. Dringen solche Stoffe erneut ein, werden sie sofort angegriffen. Das Abwehrsystem des Körpers ist darauf programmiert, einen Eindringling entweder zu tolerieren oder ihn zu attackieren. Dieses Schwarz-Weiß-Denken des Immunsystems wird gerade Allergikern zum Verhängnis, denn ist dem Abwehrsystem-Türsteher einmal eine Substanz unangenehm aufgefallen, gibt es vorerst keine zweite Chance. Der Stoff wird bei einer nochmaligen Begegnung sofort angegriffen.
Gemeinerweise reagiert der Türsteher bei jedem weiteren Versuch genervter auf den ungebetenen Gast und als Folge davon wird die Darmschleimhaut immer gereizter und damit durchlässiger. Es ist also zunächst einmal eine gute Idee, die auslösenden Reizstoffe eine Zeit lang zu meiden und die Darmschleimhaut zu sanieren, bevor ein neuer Versuch des Zusammentreffens erfolgen kann.

Der durchlässige Darm – Leaky Gut

Obwohl das Leaky-Gut-Syndrom in der Fachliteratur schon seit Jahrzehnten erörtert wird, werden uns die wahren Ausmaße dieses Problems erst nach und nach bewusst. Vielerorts wird es trotzdem noch vernachlässigt, auch wenn es mittlerweile Unmengen an Studien darüber gibt, was für Folgen ein durchlässiger Darm haben kann. Müdigkeit, unregelmäßiger Stuhlgang, Nährstoffmängel oder unreine Haut sind dabei noch die angenehmsten. Weitere Erkrankungen, die mit einer gestörten Darmbarriere in Verbindung gebracht werden sind Zöliakie, Diabetes, rheumatoide Arthritis, Schuppenflechte, Autismus, Multiple Sklerose, Krebs und eben auch Asthma und Allergien (und diese Aufzählung ist leider keineswegs vollständig).[38]

Wie wir schon erfahren haben, können bei einer durchlässigen Darmwand Mikroorganismen, Toxine oder Eiweiße ins Körperinnere vordringen, wo sie mit aller Schärfe bekämpft werden, da sie dort nichts verloren haben. Würden sie brav im Darminneren verbleiben, wäre es kein Problem, doch das tun sie bei einem löchrigen Darm eben nicht. Man kann es sich wie bei einer aufgeschürften Hautstelle vorstellen: Gibt man ein paar Tropfen Zitronensaft oder Salz darauf, dann brennt es furchtbar. Auf der gesunden Haut würden uns diese Substanzen jedoch nichts ausmachen.

Der durchlässige Darm ist nur die Antwort auf Belastungen und eigentlich ein sinnvoller Mechanismus, der aber mit dem modernen Lebensstil nicht zurande kommt. Und auch in diesem Fall gibt es dafür gute Gründe. Die Evolution wird sich gedacht haben, dass es unter bestimmten Umständen schlau sein kann, Erreger aufs wildeste zu bekämpfen, damit sie so schnell wie möglich eliminiert werden können. Dazu dürfen sie sich aber nicht im Darm verstecken, sie müssen hervorgelockt werden, damit das Immunsystem an sie herankommt. Die Substanz, die das Darmgewebe dazu bringt, sich zu weiten, heißt Zonulin.(39) Es öffnet die Verbindungen zwischen den Darmzellen, die sogenannten *tight junctions*. Dadurch können Mikroorganismen in den Blutstrom gelangen und werden dort viel schneller eliminiert, statt im Darm weiter zu brüten. Bei bestimmten pathogenen Erregern wird also Zonulin ausgeschüttet, um diese Mikroorganismen in den Blutstrom zu schleusen.

Hinter diesem Mechanismus steht also grundsätzlich eine gute Idee. Das Problem ist nur, dass wir heutzutage mit unserer Nahrung zu viele Substanzen aufnehmen, die den Zonulinspiegel ebenfalls in die Höhe treiben. Der Körper glaubt dann, dass dauernd pathogene Keime in ihn eindringen. Die Folgen sind eine Art Dauerattacke und entzündliche Prozesse, die zu unterschiedlichen gesundheitlichen Problemen führen können und eben bei Allergien und Unverträglichkeiten eine immens wichtige Rolle spielen.

Zonulin wird natürlich nicht ohne Grund ausgeschüttet, der Körper macht das nur unter bestimmten Voraussetzungen. Es wurden bereits einige Faktoren, die den Zonulinhahn aufdrehen können, identifiziert: Bestimmte pathogene Bakterien wie Salmonellen oder E.Coli und...Gluten.(40) Gluten ist ein Eiweiß, das in vielen Getreidesorten vorkommt, wie beispielsweise Weizen, Dinkel, Kamut, Gerste und zu einem geringeren Teil auch in Roggen. Es öffnet nicht nur die Darmwand, es kann auch durch diese durchschlüpfen. Bestandteile dieses Proteins, sogenannte Peptide, gelangen durch die Darmbarriere hindurch in die Blutbahn. Diese *Gliadomorphine* können wie der Name schon sagt, wie Morphin die Blut-Hirn-Schranke überwinden und bestimmte Bereiche des Gehirns blockieren. Die Frühstücksemmel bleibt dann nicht im Darm, wo sie sein sollte, sondern macht sich an unterschiedlichsten Stellen des Organismus unangenehm bemerkbar.

Ein weiteres wichtiges Eiweiß aus der Nahrung, das die Darmwand überwinden kann, ist Casein. Casein ist ein Milchprotein und findet sich in Kuh-, Ziegen-, Schafmilch, aber auch in verarbeiteten Milchprodukten (am wenigsten in Butter, weil da der Fettgehalt so hoch ist, dass nicht mehr so viel Platz für Casein übrigbleibt). Ist die Darmbarriere gesund, dann machen natürliche Milchprodukte nicht so viele Probleme. Bei einer gestörten Darmflora ist allerdings die Verdauung von Milcheiweiß und Milchzucker (Laktose) erschwert. Werden Gluten und Casein nicht ordentlich verdaut, verschlimmern sie die Durchlässigkeit des Darms noch weiter. Der Teufelskreis beginnt, denn das bedeutet auch, dass weniger Nährstoffe aufgenommen werden können und auch weniger Enzyme für eine richtige Verdauung vorhanden sind. Der Körper wird mit Zelltrümmern von Peptiden überströmt. Ganz abgesehen davon, dass eine Reihe von Toxinen quasi als Beifahrer ebenfalls die löchrige Darmwand passieren. Je höher die generelle Toxinbelastung, desto mehr schädliche Stoffe geraten in Umlauf. Zusätzlich zu den Giften von außen vergiftet man sich durch die schlechte Verdauung noch selbst von innen, da sich die gebildeten Stoffwechseltoxine zu der schon bestehenden Toxinbelastung dazugesellen.

Eine chronische, systemische Entzündung ist die Folge. Dass dann eine Reihe von Symptomen und auch Allergien auftreten, erscheint in diesem Licht vollkommen logisch.

Nach dem Verzehr glutenhaltiger Speisen beobachten viele Menschen den sogenannten *brain fog* (vernebeltes Gehirn). Man fühlt sich nach dem Essen müde und schlapp, kann sich nicht konzentrieren und könnte sich sofort ins Bett legen. Das sind Hinweise darauf, dass man sich nicht gerade mit Energie aufgeladen hat, im Gegenteil. Der Grund

für die Energielosigkeit liegt darin, dass das Gehirn mit Stoffen überschwemmt wird, die es in seiner Arbeit stören. Man ist wie betrunken, nur ohne die lustige Komponente dieses Zustands. In weiterer Folge kann das zu ernsthaften neurologischen Problemen führen. Inzwischen hat man herausgefunden, dass bei vielen Gehirnstörungen wie ADHS, Depressionen, Epilepsie oder Autismus, die Darmbarriere nicht richtig funktioniert. Patienten, die an den genannten Erkrankungen leiden, aber auch jene mit Autoimmunstörungen, weisen häufig hohe Werte an Casomorphinen und Gluteomorphinen auf. Würden diese Peptide im Darm bleiben, wo sie hingehören, könnten sie keinen Schaden anrichten.
Als es noch keine Medikamente gegen Epilepsie gab, wurde eine spezielle Diät verordnet, bei der diese beiden Proteine, Gluten und Casein, vom Speiseplan gestrichen wurden. Dadurch sank die Anzahl der Anfälle oder sie verschwanden sogar vollständig.[41]

Die Zonulin Geschichte

Die Forschungen zu Zonulin, der Substanz, die den Darmöffnungsknopf drückt, laufen auf Hochtouren, doch vieles ist noch unbekannt. Derzeit herrscht ein regelrechter Zonulin-Hype, denn man konnte beobachten, dass bei diversen Erkrankungen der Zonulinspiegel erhöht ist. Die Idee ist folgende: Können wir den Zonulinspiegel wieder senken, müssten die Symptome besser werden. Statt das Übel an der Wurzel zu packen, sucht man nun nach Substanzen, die die Zonulinausschüttung hemmen. Der neue amerikanische Traum ist also, dass wir weiterhin Fast Food in uns hineinstopfen können und der Darm dabei trotzdem nicht löchrig wird.
Wie genau die Zonulinmechanismen mit der Toxin-Hypothese von Margie Profet einhergehen, wird sich noch zeigen. Auf jeden Fall haben Studien aus Mexico City schon gezeigt: Je höher die Toxinbelastung, desto mehr Zonulin wird ausgeschüttet.[42] Wenn Entgiftungsmittel wie Zeolith eingenommen werden, dann sinkt der Zonulinlevel wiederum.[43] Und ganz neue Forschungen aus dem Jahr 2018 haben nachgewiesen, dass der Zonulinwert in Zusammenhang mit dem Auftreten und dem Ausmaß von allergischen Erkrankungen steht.[44]

Die Rolle der Toxine bei der Zonulinausschüttung muss noch genauer untersucht werden, aber es gibt bereits genug Hinweise darauf, dass es hier nicht „nur" um Gluten und pathogene Bakterien geht, sondern dass Gifte ein wichtiger Faktor sind. Vielleicht sogar der wichtigste.

Das Mikrobiom

Betrachtet man den menschlichen Körper und insbesondere den Darm, muss man sich zu allererst eingestehen: Wir sind nicht allein. Wir werden zwar nicht von Außerirdischen besiedelt, sehr wohl aber von einer ungeheuren Anzahl an Mikroorganismen. Viele davon sind mittlerweile bekannt, viele noch gänzlich unerforscht. Die Gesamtmenge der Mikroorganismen, die in und auf uns leben, nennt man Mikrobiom. Jeder von uns hat sein ganz persönliches Mikrobiom, dessen Zusammensetzung davon abhängt, wo wir wohnen, was wir essen und wie es uns psychisch und gesundheitlich geht. So entwickeln Zwillinge, die denselben Geburtsvorgang hinter sich haben und genetisch identisch sind, im Laufe ihres Lebens ein unterschiedliches Mikrobiom.
Vor zehn Jahren wurde das *Human Microbiome Project (HMP)* ins Leben gerufen, mit dem Ziel, alle auf oder im Menschen lebenden Mikroorganismen zu identifizieren. Seitdem sind von Forschern aus aller Welt mehr als tausend Bakterienarten gefunden und beschrieben worden, die bisher unbekannt waren. Die Auswirkung des Mikrobioms auf unsere Gesundheit und die Rolle bei bestimmten Krankheiten werden dabei ebenfalls untersucht. Die Zahl der einzelnen Bakterien des Mikrobioms eines jeden Menschen wird auf 100 Billionen Mikroorganismen geschätzt.
Wir sind also nicht nur in zahlreicher Gesellschaft, wir bilden zusammen mit unseren Bakterien ein hochkomplexes System, einen „Superorganismus" sozusagen. Obwohl die Mikrobiomforschung erst am Anfang steht, sind die Wissenschaftler überzeugt: Mikroorganismen bilden die Grundlage des menschlichen Lebens und unserer Gesundheit. Unser individuelles Mikrobiom bildet sich in den ersten drei Lebensjahren aus. Die Besiedelung mit Bakterien fängt bereits während der Geburt an, da das Baby bei einer natürlichen Geburt quasi ein Darmflora-Starter-Set von der Mutter mit auf den Weg ins Leben bekommt.

Kinder, die per Kaiserschnitt das Licht der Welt erblicken, bekommen dieses leider nicht und müssen daher ohne diese bakterielle Starthilfe auskommen. Statistisch gesehen leiden sie häufiger an Allergien oder Asthma. Über das Stillen wird das Baby ebenfalls mit Bakterien und zugleich auch mit Antikörpern gegen Krankheiten versorgt, die die Mutter bereits durchgemacht hat. Im Laufe der Jahre entwickelt sich die Darmflora immer weiter, und ist je nachdem, was wir essen, welche Krankheiten wir durchlaufen haben und wie es uns psychisch geht, unterschiedlich zusammengesetzt. Mit ungefähr drei Jahren ist die Besiedlung abgeschlossen, die Darmflora bleibt weitgehend stabil, es sei denn, man bringt sie durch Medikamente (z.B. Antibiotika), Ernährungsfehler oder Toxine durcheinander. Aufgrund der unglaublich großen Anzahl von Darmbakterien gibt es noch viel zu entdecken und die Wissenschaft steht hier vor einer großen Herausforderung. Die einzelnen Bakterienarten interagieren nämlich auch untereinander, was die Komplexität nicht gerade verringert.
Übrigens ist der Begriff Darmflora streng genommen falsch. Da es sich um kleinste Lebewesen und nicht um Pflanzen handelt, wäre die Bezeichnung „Darmmikrobiota" weitaus zutreffender. Die Bezeichnung „Darmflora" ist allerdings schon so fest im allgemeinen Sprachgebraucht verankert, dass sie in diesem Buch trotzdem verwendet wird. Mikroorganismen besiedeln den Menschen an allen Kontaktstellen zur Außenwelt: Sie leben auf unserer Haut, auf den Schleimhäuten, im Mundraum und im Darm. Bei einem gesunden Erwachsenen halten sich durchschnittlich zwei bis drei Kilogramm Bakterien im Darm auf. Die Bakterien sind verglichen mit unseren eigenen Zellen eindeutig in der Überzahl. Noch ein Argument dafür, dass es erstrebenswert ist, gut mit ihnen auszukommen.
Der Großteil dieser Bakterien ist uns wohlgesonnen und gehört der nützlichen Darmflora an. Funktioniert diese Darmflora optimal, werden schädliche Keime in Schach gehalten und ihre Zahl bleibt begrenzt. Ist die gute Darmflora jedoch gestört, können sich die weniger sympathischen, pathogenen Mikroorganismen (wie Staphylokokken, Streptokokken, Clostridien...) ausbreiten und gesundheitliche Probleme verursachen. Wobei sie nicht an sich böse sind. Nur, wenn sie sich unkontrolliert vermehren können, richten sie Schäden an. Unter Kontrolle haben diese eher unbeliebten Erreger auch funktionelle Auf-

gaben und unterstützen sogar die Verdauung. Werden es aber zu viele, dann verhalten sie sich im Darm wie eine Horde betrunkener Teenager ohne Aufsicht. Und dementsprechend sieht es dann in unserem Haus/ Darm aus.
Auch Parasiten, Viren und Pilze haben in diesem Fall ein leichtes Spiel, sich zu vermehren und in Gefilde vorzudringen, die für sie normalerweise unerreichbar wären. Die Zahl an Immunzellen wie Lymphozyten, Phagozyten, IgA-Antikörpern und Regulatorzellen nimmt bei Menschen mit einem geschwächten Darm nachweislich ab. Um es vereinfacht zu sagen: Haben wir zu wenige nützliche Bakterien im Darm, dann kann ein Teil unseres Immunsystems nicht angemessen funktionieren. Und das ist ein großer Teil, denn Schätzungen zufolge sind ungefähr 80 Prozent unseres Abwehrsystems im Darm angesiedelt. Ein Mangel an guten Bakterien kann so weit gehen, dass die Darmzotten degenerieren und die Nahrung nicht richtig verdaut und resorbiert werden kann. Als Folge davon kommt es zu einer ungenügenden Resorption und damit zu Nährstoffmängeln und zu Intoleranzen auf bestimmte Nahrungsbestandteile.

Der Bakterienmix und Allergien

Einige Faktoren rund um unsere Darmbakterien haben sich in der Allergieforschung schon herauskristallisiert, vor allem was die Allergiehäufigkeit im späteren Leben betrifft. Folgende Einflüsse werden dabei als wichtig erachtet:

Natürliche Geburt vs. Kaiserschnitt
Während einer natürlichen Geburt bekommt das Kind ein anderes Bakterien-Starter-Set mit als bei einem Kaiserschnitt. Wer es genau wissen möchte: Die natürliche Geburt fördert eher *Lactobacillus*, *Prevotella* oder *Sneathia*, während das Mikrobiom von Kaiserschnitt-Babys von Krankenhauskeimen wie *Staphylococcus*, *Corynebacterium* und *Propionibacterium* dominiert wird. Wie wir auf die Welt kommen, beeinflusst statistisch gesehen die Wahrscheinlichkeit, später allergische Rhinitis, Asthma oder Zöliakie zu bekommen. Per Kaiserschnitt Geborene leiden häufiger an diesen Symptomen.[(45)(46)]

Stillen vs. Flaschennahrung

Heutzutage gilt Muttermilch als ideale Ernährung von Babys, nicht nur was Nährstoffe, sondern auch was die Vorbeugung von Allergien betrifft. Muttermilch enthält körpereigenes Eiweiß, gegen das keine Allergie entwickelt werden kann. Frei von Allergenen ist sie trotzdem nicht, je nachdem, was die Mutter isst und wogegen sie vielleicht selbst sensibilisiert ist. Die WHO empfiehlt schon seit Jahren, Säuglinge bis zum vollendeten 6. Lebensmonat (mindestens aber bis zum 4. Monat) ausschließlich durch Stillen zu ernähren. Die Stilldauer sollte nach Möglichkeit über das erste Lebensjahr hinausgehen.[(47)]

Auch wenn die künstliche Säuglingsnahrung in den letzten Jahren verbessert worden ist, kommt sie an den darmfreundlichen Effekt der Muttermilch nicht heran.

Antibiotika

Antibiotika sind die Bakterien-Killer Nr. 1, schließlich werden sie zu genau diesem Zweck eingesetzt. Ohne Unterstützung braucht das Darmmikrobiom Monate oder sogar Jahre (!) bis die Balance wieder stimmt. Wenn ein Kind in den ersten Lebensmonaten und -jahren Antibiotika bekommt, werden die sensiblen Bakterienkulturen zerstört, noch bevor das Bakterienbauwerk überhaupt fertiggestellt werden konnte. Später zeigt sich das in einem erhöhten Risiko, an Allergien oder Diabetes zu erkranken.[(48)]

Zu viel Hygiene, zu wenig Schmutz und Würmer (sorry)

Dass die westlichen Länder stärker von Allergien betroffen sind als Entwicklungsländer ist zwar hinreichend belegt, doch warum das so ist, lässt sich nicht so einfach klären. Häufigere Infektionen, nicht so saubere Umgebung und Parasitenbefall sind Faktoren, die sich in die Hygiene-Hypothese einreihen. Diese besagt, dass ein beschäftigtes Immunsystem sich keine Allergien ausdenkt, weil es ohnehin genug zu tun hat. Doch andere Umstände, die sich in Entwicklungsländern auch unterscheiden, werden in der Hygiene-Hypothese nicht berücksichtigt.

...da wäre aber noch etwas!

Bei der bis jetzt genannten Auflistung der Allergieverursacher fehlen jedoch noch einige entscheidende Punkte. In den folgenden Abschnitten werden diese, für bestimmte Wirtschaftszweige höchst unangenehmen Themen, behandelt. Denn die Rolle der Belastungen mit synthetischen Stoffen in unserem Essen, in der Kosmetik aber auch in Impfungen ist bedeutend, wird aber gerne verschwiegen. Die möglichen Quellen der chemischen Belastungen alle aufzuzählen, würde ein eigenes Bücherregal füllen. In diesem Buch werden daher hauptsächlich jene Stoffe behandelt, die bei Allergien und Unverträglichkeiten eine wichtige Rolle spielen und bei denen wir gute Chancen haben, sie auch zu vermeiden. Belastungen aus der Luft werden wir uns nicht entziehen können, wenn wir kein Einsiedlerdasein führen wollen. Je nach Wohnort gestaltet es sich unterschiedlich, frische Luft atmen zu können. Aber wir können dennoch viele Substanzen, die für uns schädlich sind, vermeiden.

Generell ist bei allem was wir an und in unseren Körper lassen, Vorsicht geboten und bei allen Substanzen, die nicht natürlichen Ursprungs sind, sollte der Grundsatz gelten: Im Zweifel *gegen* den Angeklagten. Bei vielen Produkten ist dem Konsumenten nicht wirklich bewusst, was der gesundheitliche Preis ist, den er dafür zu bezahlen hat. Oft wiegen wir uns in vermeintlicher Sicherheit, weil wir annehmen, dass die Behörden den Einsatz von gesundheitsschädlichen Substanzen nie erlauben würden. Die schönen Verpackungen lassen auch nicht auf gefährliche Inhalte schließen. Das Wohlfühldesign ist in Wirklichkeit ein sprichwörtlicher Schafspelz, den sich der Chemie-Wolf übergestülpt hat. Als Konsumenten sollten wir nicht alle Märchen glauben, die uns von den Produzenten erzählt werden. Doch dazu muss man sich zu allererst eingehend informieren, um dann entsprechend reagieren zu können.

Eine ausführlichere Liste von Einflüssen, die die Darmbarriere beschädigen und die Darmbewohner aus dem Gleichgewicht bringen können, wäre diese:

Was reizt den Darm?

- Medikamente (Antibiotika, Entzündungshemmer, Abführmittel, Cortison, Hormone, hormonelle Verhütungsmittel, Digoxin...)
- Impfungen
- Alkohol
- pathogene Bakterien und Pilze

- Lebensmittelzusatzstoffe (Farbstoffe, Konservierungsmittel, Geschmacksverstärker, Transfette...)
- Enzymmangel
- raffinierte Kohlenhydrate (Weißmehl, Zucker, Süßigkeiten)
- natürliche Toxine (Pilztoxine, Bakterientoxine, auch aus Schalentieren und Fisch)
- künstliche Toxine (Quecksilber und Blei aus Amalgam-Plomben, Pestizide wie Glyphosat, Hilfsstoffe in Impfungen, Konservierungsmittel, Nano-Partikel, chemische Substanzen in Kosmetik usw.)
- in vielen Fällen Gluten und Casein (Milcheiweiß)
- jene Nahrungsmittel, auf die man allergisch reagiert bzw. die man momentan nicht verträgt
- Stress
- körperliche Überanstrengung
- Strahlenbelastung

Darm – Psyche, Psyche – Darm

Dass unser Körper auf unsere Emotionen reagiert, ist altbekannt und fest in unserer Alltagssprache verankert. Wenn wir wütend werden, läuft uns die Galle über, wenn wir schlechte Laune haben, ist uns eine Laus über die Leber gelaufen. Schlechte Nachrichten schlagen uns auf den Magen, wenn wir Angst bekommen, machen wir uns fast in die Hose und wenn wir verliebt sind, haben wir Schmetterlinge im Bauch. Schon lange kennt der Volksmund die Bedeutung unserer Gefühle auf den Verdauungstrakt und heute kann man die enge Verbindung zwischen Darm und Nervensystem auch wissenschaftlich belegen. Dabei wird deutlich, dass der Darm tatsächlich mehr leistet, als „nur" Nährstoffe aufzunehmen. Er ist auch eine hochkomplexe Informationszentrale, die eine Unmenge von Daten speichert und Alarm auslöst, wenn etwas aus dem Ruder läuft.
Das Zusammenspiel zwischen dem Zustand unseres Darms und unserem Wohlbefinden ist nicht hoch genug einzuschätzen. 95 Prozent des Serotonins, das ist jener Stoff, der bei Depressionen eine große Rolle spielt, ist im Darm gespeichert. Serotonin wird auch beim

Verdauungsvorgang freigesetzt, was einer der Gründe dafür sein könnte, warum wir uns nach einem guten Essen wohl und behaglich fühlen. Andererseits hat eine Verminderung der Serotoninproduktion durch ein Ungleichgewicht im Darm auch eine Senkung des Serotoninspiegels im Gehirn zufolge und dann geht es den Betroffenen meist nicht gut. Es ist ein gemeinsames Spiel, dessen einzelne Akteure heute noch nicht alle identifiziert sind, wobei mittlerweile aber klar ist, dass auch andere für das Gehirn wichtige Botenstoffe im Darm beheimatet sind.

Heutzutage weiß man, dass Gehirn, Darm und Mikrobiom in ständigem Austausch stehen, sich sozusagen in einem gemeinsamen Chat-Room befinden, der nie offline ist. Jeder darf mitreden und es ist keineswegs nur ein Monolog. Unsere Darmmikroben spielen nicht nur deshalb eine besondere Rolle, weil sie uns helfen, das Essen zu verdauen, sie haben auch einen großen Einfluss auf jene Gehirnareale, die unsere Emotionen, unser Verhalten und sogar unseren Geist steuern. Wenn wir Entscheidungen „aus dem Bauch heraus" treffen, haben unsere Bakterien durchaus ein gewaltiges Wörtchen mitzureden.

Als Beispiel nehmen wir zwei Mäuse unterschiedlichen Charakters, die eine ist extrovertiert, die andere introvertiert. Man würde meinen, dass die Mäuse einfach von Geburt an so sind, es liegt eben an ihren Genen oder sie haben sich durch die Mäuseerziehung so entwickelt. Wie auch immer, sie sind einfach so, wie sie sind. Und jetzt kommt's, auch wenn es zugegebenermaßen eine etwas gewöhnungsbedürftige Vorstellung ist: Entnimmt man aus dem Darm der Extrovertierten einen Haufen Darmbakterien und schleust sie in den Darm der Introvertierten ein, dann wird aus der stillen, zurückgezogenen Maus mit einem Schlag eine offene und neugierige. Die Bakterien verändern das Verhalten der Mäuse maßgeblich, sie sind fast nicht wiederzuerkennen. Dieses Verfahren nennt man Kottransplantation und es kann auch bei Menschen durchgeführt werden. Dadurch ändert sich zwar nicht gleich der Charakter des Empfängers, aber Symptome bei Erkrankungen wie Reizdarm-Syndrom können innerhalb kürzester Zeit gelindert werden.[(49)] Die Zusammensetzung unserer Darmbewohner ist also für unser Wohlbefinden entscheidend.

Die von uns aufgenommene Nahrung prägt unseren Bakterienmix. Deshalb sollten wir uns genau überlegen, was wir essen. Unser Speiseplan könnte unter Umständen weitreichendere Folgen haben, als wir jemals gedacht hätten.

Süßer Schlaf

Natalie, 42 Jahre, findet ihr Anliegen selbst ein wenig komisch. Sie weiß, dass sie Fruktose nicht gut verträgt und generell bei Zucker aufpassen müsste. Aber es gelingt ihr nicht. Immer wenn sie einen anstrengenden Tag hatte und gestresst nach Hause kommt, kann sie sich kaum zurückhalten, etwas Süßes zu essen. „Ich weiß, es tut mir nicht gut! Aber ich kann sonst nicht einschlafen." Sie hat schon unzählige Ernährungsratgeber gelesen und es ist ihr vollkommen klar, was sie tun sollte, nur die Umsetzung klappt nicht. Bei der kinesiologischen Testung stellt sich heraus, dass es sich um eine emotionale, energetische Speicherung handelt, als Natalie noch ein kleines Baby war. Natalie hat zwei ältere Geschwister und ist auf einem Bauernhof aufgewachsen. Die Mutter hatte nicht viel Zeit, sich ausgiebig um die Kleine zu kümmern, hat aber ihr Bestmögliches versucht. Nur war das bei der anfallenden Arbeit im bäuerlichen Betrieb, den Geschwistern und dem Haushalt nicht in dem Umfang möglich. Sie hat sich redlich bemüht, die Kinder gut zu versorgen, emotionale Nähe war aber im Alltag kaum möglich. „Viel gekuschelt hat sie nicht mit mir," stellt Natalie nachdenklich fest. „Aber sie war sehr genau, sie hat mir letztens noch erzählt, dass sie mich immer zu exakten Zeiten gefüttert hat! Komme, was wolle!" Beim Stillen und später Füttern war die Mutter anwesend, da konnte sie ihre Nähe spüren. Die Anwesenheit der Mutter hatte sie mit der Süße der Muttermilch codiert, da war sie nicht alleine. Und heute, als Erwachsene, wirkt genau diese Speicherung nach: Wenn sie etwas Süßes ist, beruhigt sich ihr Nervensystem.

Die wesentliche Rolle, die die Bakterienbesiedlung in unserem Darm spielt, sollte nicht unterschätzt werden. Manche Wissenschaftler gehen so weit, den Darm als unser zweites Gehirn zu bezeichnen. Der Bakterienmix kann einen so großen Einfluss auf unser Wohlbefinden

haben, dass man sich Gedanken darüber machen müsste, wer da eigentlich wen steuert.
Führen wir uns die enormen Auswirkungen unserer gemachten Erfahrungen auf unsere Gesundheit vor Augen, ist es wenig überraschend, dass diese Erinnerungen auch unsere Darm-Gehirn-Achse beeinflussen.
Dauert der Stress nur ein paar Minuten an, kann sich das System selbst wieder regulieren. Doch chronischer Stress oder auch längst vergangene, aber im Körper immer noch gespeicherte Stresssituationen verändern die Zusammensetzung unseres Darmmikrobioms. Sowohl bei Affen als auch bei Menschen zeigt sich, dass die entspannteren Individuen viel mehr nützliche *Laktobazillen* und *Bifidobakterien* in ihrem Inneren beherbergen. Das funktioniert auch umgekehrt: Der Genuss von fermentierten Milchprodukten und Probiotika kann nachweislich unsere Gehirnaktivität verändern.[(50)] Und zwar in jenen Arealen unseres Gehirns, in denen es um Emotionen und Wahrnehmung geht. Der Spruch „Du bist, was du isst" bekommt hier eine noch gewichtigere Bedeutung.
Für jene Probiotika, die unser psychisches Wohlbefinden verbessern können, gibt es mittlerweile schon einen neuen Namen: Psychobiotika. Die Marketingmaschinerie läuft bereits und *psychobiotics* werden wohl bald zum neuen Trend werden. Doch bevor man sich auf teure Produkte stürzt, reicht es eventuell auch aus, auf seine Ernährung zu achten und öfter mal Rohmilchprodukte oder Fermentiertes zu genießen. Beispielsweise nicht pasteurisiertes Sauerkraut, auch wenn es dazu keine tollen Werbefilme gibt.

Die Sache mit der Hygiene...Schmutz weg, Asthma her?

Die Bedeutung eines bunt besiedelten Darms ist zwar heute nichts Neues, doch es hat einige Zeit gedauert, bis man die Keime nicht nur als negative Elemente angesehen hat. Auch bei Allergien wurde lange dazu geraten, die Kinder so gut wie möglich allergenfrei aufwachsen zu lassen, um der Entstehung von Allergien vorzubeugen. Das Fehlen der Allergene sollte das Immunsystem gar nicht erst sensibilisieren, so die Idee. Diese Keimfreiheit führte aber in die entgegengesetzte Richtung, da diese Kinder noch stärkere Allergien entwickelten.

Die zunehmende Hygiene wurde für die Allergieforschung ein Schwerpunktthema. Die Hygiene-Hypothese wurde erstmals 1989 von David Strachan postuliert, der aufzeigen konnte, dass die Anzahl der Kinder in einem Haushalt eine Auswirkung auf das Vorkommen von allergischen Erkrankungen hat. Das Hauptresultat seiner Forschungen: Je mehr Geschwister man hat, desto niedriger ist das Risiko Allergien zu entwickeln.(51) Je später ein Kind in der Geburtsfolge war, desto besser, denn die jüngsten hatten die besten Aussichten auf Allergiefreiheit. Strachans Erklärung war, dass die Familiengröße und der Bakterienaustausch unter den Geschwistern einen schützenden Effekt hatten. Er vermutete die häufigeren Infekte als Grund, weil sich die Kinder gegenseitig ansteckten. Weitere Untersuchungen gaben dieser Idee Rückendeckung: Kinder, die am Bauernhof (im Bestfall mit Tieren) oder in großen Familien aufgewachsen waren, zeigten auch weniger Allergien. Bei der Frage, ob häufige Infekte vor Allergien und Asthma schützen oder nicht, war man sich in den darauffolgenden Jahren nicht wirklich einig. Ein Teil der Studien zeigte einen schützenden Effekt, andere Studien deuteten hingegen darauf hin, dass Infekte Allergien überhaupt erst zum Aufflammen bringen. Insbesondere bestimmte virale Atemwegserkrankungen wurden mit einem erhöhten Asthmarisiko in Verbindung gebracht. Andere Viren wiederum, wie beispielsweise die Masernviren, scheinen vor Allergien zu schützen. Kinder, die die Masernerkrankung durchgemacht hatten, waren auch weniger häufig allergisch (für jene, die gegen Masern geimpft waren, ließ sich dieser Effekt nicht nachweisen).(52)

Die Idee der Infekte als Allergiefaktor war demnach nicht so einfach, wie zunächst erhofft. Daraufhin begann man das Ganze etwas differenzierter zu betrachten, es hänge eben stark vom Erreger, Zeitpunkt und Dauer des Infekts ab, ob ein Schutzeffekt eintritt oder nicht. Ein wenig unpraktisch: Ein und derselbe Erreger kann völlig gegensätzliche Auswirkungen haben, einmal schützt er vor Allergien, ein andermal begünstigt er sie.(53) Besonders schlau wird man aus solchen Erkenntnissen nicht.

Abgesehen davon ist die Sache mit den Infekten generell ziemlich kompliziert. Die Frage ist nämlich, wie der Infekt verläuft. Vieles hängt von der Art der Behandlung, den eingenommenen Medikamenten, dem Auftreten von Fieber, der individuellen Konstitution und einer Reihe von anderen Faktoren ab. Kranke Kinder lassen sich nicht einfach so in ein Vergleichsschema pressen.

Eine andere Frage in diesem Zusammenhang wäre, ob der weit verbreitete immunologische Trainingsgedanke überhaupt richtig ist. Muss ein Immunsystem tatsächlich anhand von Krankheiten üben? Dass wir auf die Bakterienfreunde angewiesen sind, wissen wir. Auch die Vielfalt der Mikroben ist wichtig. Aber ist es eine ausgebrochene Krankheit auch? Dieser Gedanke basiert auf unserer heutigen Einstellung, die Üben, harte Arbeit und Training stark hervorhebt. In anderen (Denk-)Kulturen betrachtet man Krankheiten generell als Antwort auf eine vorangegangene Schädigung des Körpers, als eine Folge eines Ungleichgewichts. Man erkrankt nicht einfach so durch den Angriff eines bösartigen Erregers, sondern irgendetwas ist im Vorfeld passiert, sodass der Körper geschwächt wurde und sich die Krankheit ausbreiten konnte. Diese Philosophie betrachtet nicht den Erreger als Auslöser einer Erkrankung, sondern den vorher geschwächten Organismus: Wenn alles passt, muss man gar nicht krank werden.

Unabhängig davon, welche Einstellung zu Krankheiten einem besser gefällt: Die Infekte und deren Zahl alleine sind in Bezug auf Allergien jedenfalls nicht ausschlaggebend.

Die Zahl der Geschwister ist für das Allergierisiko weiterhin bedeutsam, nur geht es dabei anscheinend nicht nur um die gegenseitige Daueransteckung. Etliche weitere Untersuchungen konnten ebenso belegen, dass die Familiengröße durchaus entscheidend ist und vor Allergien schützt.(54) Auch wenn noch nicht klar ist, wie das Geschwister-Phänomen zustande kommt. Gemutmaßt wird sogar schon damit, dass jedes weitere Kind bereits während der Schwangerschaft jeweils anders „programmiert“ wird.

Was ein größerer Haushalt mit mehreren Kindern auf jeden Fall bewerkstelligen kann, ist ein größerer Reichtum an Mikroben. Wenn da noch ein felliges Haustier mit dabei ist, scheint die Mikrobenkomposition perfekt. Man muss nicht unbedingt Wissenschaftler sein, um bestätigen zu können: Wer Zwei- oder Vierbeiner unter seiner Obhut hat, stellt schnell fest, dass die Putzpläne bei steigender Anzahl der anwesenden Lebewesen dramatisch an Umsetzungskraft verlieren.

Die Mikrobenvielfalt in der Kindheit bietet demnach tatsächlich Schutz vor Allergien, auch wenn die genauen Zusammenhänge und die Effekte der einzelnen Erregerarten noch nicht vollständig geklärt sind. Eine Reihe von Studien hat den sogenannten Bauernhof-Effekt bestätigt, das ist die Beobachtung, dass das Leben auf dem Bauernhof vor Allergien schützt. Ob in der Schweiz, in England, Finnland oder Australien – Kinder, die auf dem Bauernhof aufgewachsen sind, zeigen deutlich weniger Allergien als Stadtkinder.[(55)] Interessanterweise gilt das nicht nur Menschenkinder, sondern ist auch für Mäuse belegt. In einer Studie wurde die Allergiebereitschaft von Mäusen verglichen, von denen die eine Gruppe im Labor aufwuchs und die andere Gruppe auf einem Bauernhof.[(56)] Auch bei den Nagern zeigte sich, dass die Labormäuse weitaus allergischer reagierten als ihre Artgenossen, die im Stall aufgewachsen waren. Was sich der Bauer des untersuchten Hofes dabei gedacht hat, steht leider nicht im Artikel.

Natürlich ist nicht jeder Bauernhof ein Bio-Vorzeigebetrieb. Doch der Kontakt mit einer größeren Auswahl an Mikroben als in der Stadt, verstärkt durch das Zusammenleben mit Tieren, wurde von den Forschern als allergieschützend definiert. Steril geht es dort jedenfalls nicht zu. Das ursprünglichere Leben auf dem Land, zusammen mit dem Kontakt zu natürlicher Luft und Erde, sind für unser Immunsystem eine willkommene Beruhigung.

Zusätzlich haben die Forscher ein Element des Lebens am Bauernhof besonders hervorgehoben: Rohmilch. Echte, nicht pasteurisierte, naturbelassene Milch.[(57)] Die ist alles andere als keimfrei. Und genau das ist der große Vorteil, denn mit jedem Schluck nimmt man einen Haufen guter Bakterien auf. Bauernhof-Kids trinken sie entweder frisch vom eigenen Hof oder von der Nachbar-Farm. Keine langen Anfahrtswege, keine industrielle Bearbeitung, keine Haltbarmachung werden da mitgetrunken, sondern im Grunde einfach nur natürliche Milch.

Beim Wurm genommen

In den letzten Jahren ist in der Wissenschaft nicht nur das Interesse an Bakterien, sondern auch an Würmern und Parasiten gestiegen, auch wenn das vielleicht ein etwas ungewöhnliches Interessensgebiet ist. Paradoxerweise gibt es in der Immunantwort auf Parasiten und auf Allergien einige Parallelen. Beide Erkrankungen führen zu höheren IgE-Werten, einer höheren Anzahl von Th2-Zellen, Eosinophilen und Mastzellen. Das kann natürlich auch dazu führen, dass die Allergiediagnose von Menschen mit Parasitenbefall vielleicht weniger genau ausfällt, wie wir noch sehen werden.

Die Sache mit diesen etwas ekligen Lebewesen ist aber vor allem folgende: Parasiten sind in der Lage, unsere Abwehr auszutricksen, um zu überleben. Wie man die Reaktionen des Immunsystems unterdrückt, haben sie im Laufe der Evolution herausgefunden und da sie den Menschen schon seit Jahrtausenden begleiten, sind sie wahre Meister darin. Gerade die Herunterregulierung des Immunsystems ist es, die die Wissenschaftler interessiert, denn genau das würde sich so mancher Allergiker wünschen.

Der Wurmbefall hat es somit in die Hygiene-Hypothese geschafft, weil man in den Ländern, in denen Würmer im Darm noch zum Alltag gehören, auch weniger Allergien festgestellt hat. Schützt möglicherweise Wurmbefall vor Allergien? War es vielleicht ein Fehler, alle Parasiten zu bekämpfen, da sie uns doch die ganze Menschheitsgeschichte lang begleitet und unser Immunsystem währenddessen in Schach gehalten haben?

Parasiten schaffen es nämlich, Botenstoffe abzusondern, die das Immunsystem in die Schranken weisen. Es gibt eine ganze Reihe von Parasiten, die es sich im menschlichen Darm gemütlich einrichten können. Bezogen auf ihre Auswirkung auf das Immunsystem sind die relevantesten von ihnen die sogenannten Geowürmer *(geohelminths)*. Der Name kommt daher, weil sie ohne Zwischenwirt über Erde oder verschmutzte Böden in den menschlichen Körper gelangen können. Manche Forscher gehen davon aus, dass chronische Parasiteninfektionen einen Schutzeffekt haben könnten, andere weisen darauf hin, dass man aufgrund von Wurmbefall überhaupt erst allergische Symptome entwickeln kann. Egal, ob Kritiker oder Befürworter: Die Studienlage ist ergiebig und zwar in beide Richtungen, die Sache aber weiterhin unklar.(58)

Es gibt Belege dafür, dass Personen nach einer medikamentösen Entwurmungskur auf diverse Allergietests positiv reagiert haben, obwohl sich vorher, also noch mit den Würmern, keine Allergie abgezeichnet hatte.(59) Wo vorher keine Sensibilisierung war, hat sich erst nach der Eliminierung der Parasiten eine solche gezeigt. So kam man überhaupt auf die Idee, dass die Parasiten vielleicht vor Allergien schützen können. Es wäre alles so einfach, wenn es nicht so kompliziert wäre. Denn es hängt viel davon ab, ob die Infektion akut oder chronisch verläuft und um welchen Parasiten es sich handelt.

Unklar ist auch, ob Parasiten tatsächlich vor Allergien schützen oder nur die Ergebnisse der Allergietests beeinflussen. Die Hypothese *„Würmer schützen vor Allergien"* könnte streng genommen auch lauten *„Würmer machen Allergietests unbrauchbar"*. Forschungen in Vietnam an über 1.400 Kindern haben ergeben, dass eine Entwurmungskur zwar eine Auswirkung auf die Allergietests hat, aber keinen Einfluss auf die Stärke oder Häufigkeit der klinischen Symptome.(60) Das heißt, wenn die Würmer weg sind, zeigt der Allergietest an, dass man allergischer reagiert als vorher, die Beschwerden nehmen jedoch gar nicht zu. Das heißt keineswegs, dass die Betroffenen auch tatsächlich mehr oder weniger unter Allergien leiden. Oft werden nämlich nur Allergiemarker gemessen, ohne die Betroffenen nach ihrem Befinden zu fragen.

Eine andere Fragestellung ist, ob die Allergiehäufigkeit nicht erst durch die Präparate steigt, die die Parasiten vertreiben sollen. Vielleicht lösen genau diese Medikamente etwas aus, das zu einer Sensibilisierung führt. Das Entwurmungsmittel *Albendazol* beispielsweise wurde in einer Studie in Uganda schwangeren Frauen verabreicht, auch den Frauen, die gar keine Würmer hatten. Und es zeigte sich, dass deren Kinder später häufiger an Ekzemen litten.(61) Vielleicht ist es gar nicht das Fehlen der Würmer an sich, sondern es sind die Nebenwirkungen der Medikamente und die Folgen der Entwurmung, die die Anzahl der Allergiker wieder steigen lassen. Denn auch ein toter Wurm kann einen Einfluss auf unser Immunsystem haben (nicht durch Zombie-Dasein, sondern weil beim Absterben der Parasiten Toxine in Umlauf geraten).

So kann keineswegs allgemein behauptet werden, dass Parasiteninfektionen vor Allergien schützen, was das Interesse an den kleinen Wesen aber nicht schmälert.

Aufgrund der Hinweise, dass Hakenwürmer in der Lage sein sollen, das Allergierisiko zu senken, wurde bereits eine Geschäftsidee entwickelt.(62) Die für den Menschen infrage kommenden Arten heißen *Necator americanus* und *Ancylostoma duodenale*. Abgesehen von der generellen Frage, was man lieber haben möchte, eine Allergie oder Würmer, sind die dahinterliegenden Prozesse noch ungeklärt. Auch wenn man den Schutzeffekt in einer Reihe von Fällen beobachten konnte, weiß man bis heute nicht, was da wirklich abläuft und wie die Parasiten vor Allergien schützen. Trotzdem gibt es einige Geschäftstüchtige, die eine Wurmtherapie anpreisen. 2008 kostete die Basisvariante dieser Behandlung knapp 4.000 Dollar, wie die *New York Times* berichtete.(63) Die Preise sind mittlerweile gesunken, online findet man schnell einen Wurmshop, zehn Hakenwürmer beispielsweise sind schon um 130 Dollar zu haben. Die Idee ist schnell erklärt: Die Würmer geben dem gelangweilten Immunsystem eine nette Beschäftigung und unterdrücken nebenbei die überschießenden Reaktionen und weg ist die Allergie. Soweit zumindest die Theorie. Bei den Unerschütterlichen, die es tatsächlich ausprobiert haben, gibt es, abgesehen von der Wurminfektion, keine eindeutigen Ergebnisse. Bei manchen verschlimmert sich die Allergie, bei anderen wird sie gemindert.

Doch wie viele von den Dingern muss man schlucken, damit es hilft und nicht schadet? Und mit welchem Wurm kann man der Allergie am besten zu Leibe rücken? Das weiß man trotz des wachsenden Geschäftszweiges nicht genau. Hakenwurminfektionen haben häufig Nebenwirkungen, die von schweren Verdauungsstörungen bis hin zur Degenerierung der Darmzotten reichen können. Man sollte daher mit der Dosierung sehr vorsichtig sein. Da der Darm eine zentrale Rolle im Allergiegeschehen einnimmt, ist es logisch, dass auch die Darmwürmer eine Auswirkung darauf haben, da sie das Darmmikrobiom

beeinflussen. Nur ist noch nicht geklärt, was genau die eventuelle Schutzwirkung bedingt. Eine andere Frage ist, ob man diesen Effekt nicht auch mit weniger Ekelfaktor und weniger Nebenwirkungen erreichen kann.
Natürlich klingt es nach einer einfachen, wenn auch etwas widerlichen Lösung, nur ein paar Würmer schlucken zu müssen, um seine Allergie zu heilen. Derzeit suchen Forscher nach jenen Substanzen der Parasiten, die für die schützende Wirkung verantwortlich sind. Ziel wird es sein, diese zu identifizieren und zu isolieren und gegebenenfalls ein Patent zu erwirken, falls man Parasitenbestandteile patentieren kann.

Was Parasiten auf jeden Fall können: Toxine aufnehmen!

Wie wir schon gesehen haben: Würmer haben es in sich und was Toxine angeht, so ist dieser Satz wörtlich zu nehmen. Parasiten sind echte Giftmagneten, die die umliegenden Toxine wie ein Schwamm aufsaugen. Die Konzentration an Schwermetallen ist dann im Wurm um einiges höher als im benachbarten Gewebe. Parasiten können nicht nur Nährstoffe aufnehmen, was ja eher ein ungewollter Nebeneffekt ist und zu Defiziten beim Träger führen kann, sondern eben auch Gifte.[64]
Die kleinen Würmer geben der Toxin-Hypothese von Margie Profet Rückendeckung, denn für die Bewirtung bedanken sie sich quasi mit einer Entgiftung. Wenn Toxine Allergien auslösen, dann ist es naheliegend, dass eine geringere Toxinbelastung zu einer Linderung der Symptome führt. Bei den Studien zu Parasiten wird das aber meist nicht beachtet, man sucht nur nach dem Parasitenbestandteil, der das Immunsystem herunterreguliert. Es wird gerne übersehen, dass der positive Effekt auf das Immunsystem an der geringeren Giftbelastung liegen könnte. Man müsste vollkommen umdenken und der Rolle der Toxine den gebührenden Stellenwert zuerkennen, dann würde aber das offizielle Allergiekartenhaus zusammenbrechen.
Um weniger an Allergien zu leiden, muss man keine Würmer schlucken, es gibt andere Möglichkeiten zu entgiften (mit viel geringerem Ekel-Level). Bei jeder Entwurmungsaktion ist zu bedenken, dass der

Körper nicht nur die Wurmkadaver entsorgen muss, sondern dann auch die wieder freiwerdenden Toxine am Hals hat. Das kann zu einem großen Anstieg der in Umlauf befindlichen Toxine führen und eben zu einer Verschlechterung der Beschwerden. Das könnte auch erklären, warum Patienten, die an multipler Sklerose leiden, nach einer Wurmbehandlung häufiger Rückfälle und verstärkt Läsionen haben.
Sollten Mittel gegen Würmer eingenommen werden, ist es ratsam, auch gleichzeitig Präparate einzunehmen, die Toxine binden. Ob es sich dabei um Algen (wie Chlorella), Heilerde, Zeolith oder Trinkmoor handelt, wird wohl eine individuelle Entscheidung sein.
Da aber möglicherweise weniger die Würmer, sondern vielmehr die Toxine entscheidend sind, sollten wir uns genauer mit den giftigen Stoffen beschäftigen, die unser Immunsystem aus der Bahn werfen können.

Allergien und Aluminium

Man scheint immer noch im Dunklen zu tappen, was die genauen Ursachen von Allergien beim Menschen sind. Wie man aber Tiere reihenweise allergisch machen kann, ist längst bekannt. Für Forschungszwecke benötigt man nun einmal Tiere, die an Allergien leiden. Da diese in der freien Wildbahn schwer zu finden sind und sich nicht von selbst melden, muss man nachhelfen, in dem man eine größere Anzahl von Labortieren auf dasselbe Allergen einheitlich allergisch macht. Dazu verwendet man Aluminiumverbindungen, genau solche, die auch in Impfstoffen enthalten sind. Aluminiumhydroxid macht die Tiere auf sehr effiziente Art und Weise allergisch.[(65)(66)(67)]

Das Prozedere ist relativ einfach: Man verabreicht den Versuchstieren Aluminium und das gewünschte Allergen gleichzeitig. Egal ob sie auf Erdnüsse, Milch oder Sellerie allergisch gemacht werden sollen, in Kombination mit Aluminium entwickelt sich bei den Tieren die beabsichtigte Allergie. Und zwar unabhängig davon, ob man ihnen Aluminiumverbindungen spritzt, oder sie mit aluhaltigen Medikamenten füttert.

Um die genauen Abläufe und Ursachen von Allergien untersuchen zu können, werden also gesunde Tiere allergisch gemacht. Meist handelt es sich um Nagetiere wie Mäuse oder Ratten, da deren Stoffwechsel dem menschlichen erstaunlich ähnlich ist. Mit der Verwendung von Aluminiumhydroxid bekommt man sehr zuverlässig tierische Allergiepatienten. So ist es mehr als verwunderlich, dass das Paul-Ehrlich-Institut behauptet: „Das allergene Potenzial von Aluminium ist sehr gering."[(68)] Man hat offensichtlich darauf vergessen, dass auch den Versuchstieren zu erzählen.

Nachdem man die Tiere mithilfe von Aluminium überhaupt erst allergisch gemacht hat, begibt man sich auf die Suche nach den möglichen Ursachen von Allergien. Zu den Faktoren, die zu einer Allergie beitragen, werden Aluminiumverbindungen selbst aber nicht gezählt, denn sie gelten als harmlos und sicher. Aha.

Mittlerweile gibt es Methoden, Tiere ohne Aluminium-Adjuvantien zu sensibilisieren, doch diese dauern länger und sind nicht so verlässlich. Alternative Verfahren wurden auch deshalb entwickelt, weil die mit Aluminiumhydroxid behandelten Nager in der Folge schwere Angstzustände zeigten.[69] Wenn sogar die an Tierversuche gewöhnten Forscher aus Mitleid lieber auf Aluminium verzichten, dann ist Vorsicht angebracht.

Im Tiermodell ist die Dosierung auf Mäuse umgerechnet natürlich um einiges höher als zum Beispiel in einer Impfdosis für Babys, wo Aluminium ebenfalls zum Einsatz kommt. Im Labor möchte man ja sicherstellen, dass alle Tiere allergisch werden. Für die Sensibilisierung des Körpers genügen, je nach individueller Immunantwort und Vorgeschichte, winzigste Mengen aus. Und welche Menge mit Sicherheit nicht zu Allergien führt, weiß niemand. Unter Umständen nehmen wir im Laufe unseres Lebens viel zu viel an Aluminium auf und das hat Konsequenzen, denn es sammelt sich im Körper an und kann beträchtliche Schäden anrichten.

Wenn Aluminiumverbindungen imstande sind, Nagetiere allergisch zu machen, dann liegt der Schluss nahe, dass sie auch für Menschen nicht gesund sind. Natürlich ist es in unserer heutigen Zeit schwierig, sich bestimmten Umwelteinflüssen und einem Kontakt zu Aluminium völlig zu entziehen. Doch die durchschnittliche Aluminiumdosis, die ein Kind heutzutage abbekommt, kann erschreckend hoch sein. Es wäre naiv zu glauben, dass das keine Folgen für den kleinen Körper hat. Schließlich ist Aluminium unter anderem in der Lage, bestimmte Abläufe unseres Immunsystems in Richtung Allergie zu verschieben (siehe Kasten).

Ein wenig Buchstabensalat: Th1, Th2...Aluminium und Allergien

Bei allergischen Erkrankungen gerät die Th1-Th2-Balance aus dem Gleichgewicht. Was wie ein Roboter klingt, ist einfach nur ein Teil unseres Immunsystems, das wohlgemerkt ziemlich komplex ist.

Th ist eine Abkürzung für T-Helferzellen. Diese T-Helferzellen nehmen nicht direkt und aktiv an der Vernichtung von Erregern teil, sondern helfen bei der Koordination und Organisation. Sie geben über eine Reihe von Zytokinen (Botenstoffen) an, welche Zellen in welcher Menge produziert werden sollen.

Th1 und Th2 haben dabei jeweils andere Schwerpunkte und können

sich gegenseitig blockieren. Man könnte Th1 und Th2 wie Abteilungsleiter des Abwehrbetriebs sehen: Wenn der eine Abteilungsleiter gerade spricht, muss der andere schweigen.
Die Th1-Reaktionslage ist besonders wichtig zur Abwehr intrazellulärer Infekte, also Viren, Mykobakterien, Pilze, Chlamydien. Auch die Tumor-Bekämpfung wird über die Th1-Schiene gefahren. Die Th2-Abteilung hingegen tritt bei extrazellulären, bakteriellen und parasitären Infektionen in Erscheinung sowie bei allergischen Erkrankungen, denn da gibt es einen Überschuss an Th2-Zellen.
Bei einem gesunden Menschen halten sich Th1 und Th2 die Waage oder kehren nach einer verstärkten, kurzzeitigen Aktivierung wieder zu einer Balance zurück. Jener Abteilungsleiter, der gerade viel geredet hat, ist eine Zeit lang wieder still. Es kann aber passieren, dass eine kurzfristige Th1- oder Th2-Verschiebung „erstarrt" und sich nicht mehr ausgleicht. Einer der Abteilungsleiter will dann das Mikrofon nicht aus der Hand geben und die ganze Macht an sich reißen. Und das führt zu Problemen im gesamten Betrieb.
So ist beispielsweise Aluminium in der Lage, die Immunantwort in Richtung Th2 zu verschieben. Es ist aber nicht der einzige Faktor, der das zustande bringt, auch chronischer Stress, andere Umweltgifte, und Medikamente können diesen Th2-Shift verstärken.

Die Nebenwirkungen des Aluminiums sind abgesehen von seiner Rolle bei der Allergieentstehung sehr vielfältig. Es wird mit Alzheimer, aber auch mit Autoimmunkrankheiten in Verbindung gebracht. Aluminium verändert die Zusammensetzung der Darmflora, stört den Stoffwechsel, verringert die Aufnahme von Magnesium und Eisen, es fördert die Apoptose (Zelltod) und es beeinflusst die Aktivität der Mitochondrien. Als ob das nicht schon schlimm genug wäre, trägt Aluminium zudem zu Neurodegeneration bei. Grund genug, sich genauer damit auseinanderzusetzen, besonders mit der Frage, worin es überhaupt enthalten ist.

Aluminium in Babynahrung

Kein Elternteil wird einfach so Aluminium an das eigene Kind verfüttern. Oder doch? Die Antwort auf diese Frage lautet allzu oft: Ja. Auch wenn es natürlich nicht wissentlich geschieht. Viele Eltern handeln nach bestem Wissen und Gewissen, oft auf Empfehlung des Arztes, doch ausgerechnet Milchpulver für Babys kann mit Aluminium verunreinigt sein.

Vor zu hoher Aluminiumbelastung in der Milchnahrung für Babys warnten britische Ärzte vor einigen Jahren bereits zum wiederholten Male.(70) Das Forscherteam hatte den Aluminiumgehalt in mehreren Milch- und Sojaprodukten für Babys gemessen. Dabei wurden bei jeder untersuchten Marke besorgniserregend hohe Aluminiumspiegel festgestellt, bis zu einer Konzentration von bis zu 700 Mikrogramm pro Liter. Die gemessenen Aluminiummengen sind bis zu 40 Mal höher, als jene in der Muttermilch und höher als der Wert, der in Leitungswasser erlaubt ist.

Am schlimmsten an diesen Ergebnissen ist aber die Tatsache, dass die höchste Konzentration von Aluminium in genau jenen Produkten gemessen wurde, die speziell für Frühgeborene entwickelt wurden. Produkte auf Sojabasis waren generell höher belastet als andere Milchpulver. Die Sojabohnenpflanze absorbiert Aluminium aus sauren Böden sehr schnell und auch während des Produktionsprozesses steigt der Aluminiumgehalt noch zusätzlich.

Die Ergebnisse von 2010 ließen ein rasches Handeln der Produzenten erwarten, denn gerade die Nahrung für Babys sollte schließlich so rein und sicher wie möglich sein. Trotzdem musste drei Jahre später die englische Tageszeitung *The Guardian* berichten, dass viele handelsübliche Milchpulver für Babys weiterhin viel zu hohe Aluminiumwerte aufwiesen.(71) Die Hersteller hatten innerhalb dieser drei Jahre nichts verändert. Außer der Werbung.

Zum Trost: Oral aufgenommenes Aluminium hat eine Resorptions-Quote von 1-10/1.000. Das heißt, über die Nahrung wird nur zu ca. 0,1-1 Prozent des enthaltenen Aluminiums resorbiert, der Rest relativ schnell wieder ausgeschieden. Da es aber im Körper gespeichert wird, sollten wir trotzdem versuchen, es so gut wie möglich zu vermeiden.

Sobald die Kinder größer werden, ist nicht mehr der Aluminiumgehalt im Milchpulver das Problem, sondern jener in anderen Nahrungsmitteln. Dann landen Aluminiumverbindungen in Form von künstlichen Farb- und Zusatzstoffen auf unserem Teller. Viele Fertigbackwaren, Süßigkeiten und auch Käse können Aluminium enthalten. Es lohnt sich, das Etikett genau zu lesen. So nett bunte Schokolinsen auf der Kindergeburtstagstorte aussehen, der farbige Überzug enthält Aluminium. Leider sind auch Schokolade und Kakao nicht vor diesem giftigen Stoff gefeit, denn durch den Herstellungsprozess werden die Kakaobohnen mit Aluminium kontaminiert. Es zahlt sich aus, auf Bio-Produkte zu achten und hochwertige Schokolade zu kaufen.

Auf diese acht E-Zusatzstoffe sollten Sie besonders achten, wenn Sie Aluminium vermeiden möchten:

Aluminium in Zusatzstoffen	
Lebensmittel-Farbstoff	**Trennmittel**
Aluminium (E173)	Natriumaluminiumsilikat (E554)
Stabilisatoren	Kaliumaluminiumsilikat (E555)
Aluminiumsulfat (E520)	Calciumaluminiumsilikat (E556)
Aluminiumnatriumsulfat (E521)	Calciumaluminat (E598)
Aluminiumammoniumsulfat (E523)	

Dass Aluminiumverbindungen in Deodorants enthalten sind, hat sich mittlerweile herumgesprochen und es werden zunehmend auch aluminiumfreie Varianten angeboten. Doch bei Produkten für Babys gibt es immer noch eine Menge Aluminium. So ist es beispielsweise in gewissen Sonnencremes oder – besonders ärgerlich – in Babypuder enthalten, unter anderem in jenem von *Nivea*. Es wird zwar groß „ohne Farb- und Konservierungsstoffe" auf das Etikett gedruckt, liest man sich aber die Inhaltsstoffe durch, findet man an prominenter Stelle Aluminiumstearat. Da es nicht wasserlöslich ist, ist es zwar ungefährlicher als die Salze, die Deos beigefügt werden. Aber es verstopft die Poren und kann zu Entzündungen und toxischen Hautreizungen führen, was man Babys Po durch die Verwendung des Puders eigentlich ersparen möchte.

Aluminium in Medikamenten gegen Sodbrennen und Magengeschwüre

Eine etwas absurd anmutende Angelegenheit ist die Behandlung von Magen-Darm-Beschwerden mit Aluminiumverbindungen. Insbesondere in Medikamenten gegen Sodbrennen, den sogenannten Antazida, ist häufig Aluminium enthalten. Menschen, die schon mit Verdauungsproblemen und Magenbeschwerden zu kämpfen haben, bekommen als Sahnehäubchen noch zusätzlich eine ordentliche Portion Aluminium verabreicht. Magensäureblocker werden auch bei Schwangeren eingesetzt, die aufgrund des wachsenden Bauches mit fortschreitender Schwangerschaft unter saurem Aufstoßen leiden. Das bleibt nicht ohne Folgen, vor allem für das Baby, das durch diese Medikamente eine Aluminiumdosis erhält, die es schon im Mutterleib sensibilisieren kann. Bei ungeimpften Babys kann somit die Aluminiumbelastung schon recht hoch sein, da bis zu 50 Prozent der Frauen auf genau solche Mittel zurückgreifen.(72) Versuche an Mäusen zeigen eindringlich, welche Konsequenzen für Mutter und Kind zu erwarten sind. Verabreicht man angehenden Mäusemüttern diese Medikamente, so werden einerseits die Mütter selbst allergisch und andererseits ist beim Nachwuchs ein „Th2-Shift" des Immunsystems zu beobachten, also ein Schwenk der Abwehr in Richtung Allergie. Auch beim Menschen konnte man das Auftreten einer Allergie nach der Einnahme aluminiumhaltiger Medikamenten belegen.(73)(74)

Man kann auf das Essen, das man während einer solchen Behandlung zu sich nimmt, ganz nebenbei allergisch werden. Im Prinzip ist es egal, welche Proteine man aufnimmt, in Verbindung mit Aluminium kann man dann genau darauf sensibilisiert werden. Auch auf Kaviar, wie eine Arbeit aus Wien zeigt.(75) [Die Autorin überlegt kurz, eine Praxis für reiche Russen in St. Moritz zu eröffnen, schreibt dann aber aufgrund von eingerosteten Russischkenntnissen doch das Buch weiter].

Abgesehen davon, dass aluminiumhaltige Magensäurehemmer eine Sensibilisierung hervorrufen können, ergibt sich beim Magen folgendes Problem: Ausreichende Magensäure ist die Voraussetzung für eine funktionierende Verdauung. Verminderte Magensäure, also ein zu basischer Magen, ist nicht von Vorteil, denn dadurch wird die Verdauung der Proteine beeinträchtigt. Proteine, die normalerweise vom Magen fein säuberlich aufgedröselt werden, können nicht mehr richtig aufgespalten werden und gelangen halbverdaut in den Dünndarm. Dort werden sie dann – aus Sicht des Körpers vollkommen zurecht – als Allergene eingestuft, denn so weit hätten sie es rein theoretisch ja nicht unverdaut schaffen dürfen. Und schon schrillen die körpereigenen Alarmglocken.

Nehmen wir einmal an, wir essen etwas mit hohem allergenen Potential, beispielsweise Fischstäbchen (also Dorsch). Befindet sich in unserem Magen genügend Magensäure, so werden die Fischeiweiße ganz wunderbar aufgespalten. Das macht vereinfacht gesagt das Pepsin in unserem Magen, es verdaut die Proteine, so als würde man bei einem kantigen, spitzen Stein die Flächen glätten. Ist allerdings zu wenig Säure da, dann können die Proteine nicht verdaut werden und die Oberfläche des Steins bleibt kratzig und rau. Ähnlich unangenehm gestaltet sich dann auch die weitere Reise des Steines in unserem Verdauungstrakt.

Ein unverdautes Protein führt zu einer viel höheren Histaminfreisetzung als eines, das ordentlich verdaut wurde. Forscher der Universität Wien haben die Unterschiede analysiert und kamen zu dem Schluss: Unverdaute Eiweiße bewirkten eine bis zu 10.000-fach (!) stärkere IgE-Aktivierung verglichen mit verdauten Proteinen. Durch die IgE-Bindung wird die Histaminausschüttung in Gang gebracht und die Allergiekaskade startet.[76] In Österreich werden jährlich fast sieben Millionen Packungen dieser Magensäureblocker verkauft, obwohl man durch deren Einnahme nicht nur allergisch werden, sondern eine schon bestehende Allergie um einiges verschlimmern kann. Die Einnahme dieser Mittel wird aber oft als harmlos und nebenwirkungsfrei dargestellt.

Aluminium in Impfungen

Aluminiumsalze sind Bestandteil vieler Impfstoffe und stellen bei geimpften Kindern oft die Hauptquelle des aufgenommenen Aluminiums dar. Aluminium wird in Impfungen als Adjuvans hinzugefügt, um die Reaktion des Immunsystems auf die abgeschwächten Erreger zu verstärken. Der Zusatz von Aluminium provoziert eine künstliche Entzündung. Ohne Adjuvantien in den Impfstoffen wäre die Antikörperproduktion zu gering, deren Nachweis ist aber für die Zulassung des Impfstoffs notwendig. Nur in Lebendimpfstoffen, wie zum Beispiel der MMR-Impfung (Lebendimpfstoff gegen Masern, Mumps und Röteln) wird kein Aluminium hinzugefügt, denn die hohe Toxizität des Aluminiums würde die in der Impfung enthaltenen Viren abtöten.

Totimpfstoffe vs. Lebendimpfstoffe

Totimpfstoffe enthalten entweder abgetötete Erreger (bzw. deren Bruchstücke) oder das präparierte Gift des Erregers, wie beispielsweise bei der Tetanus-Impfung. Meist werden Tot-Impfstoffe mit Adjuvantien (Wirkverstärkern) auf Aluminium-Basis ausgestattet, um die Immunantwort zu garantieren.
Lebendimpfstoffe hingegen werden anhand von abgeschwächten, lebenden Erregern hergestellt, die noch vermehrungsfähig sind (z.B. Masern, Mumps, Röteln, Windpocken). Diese Impfstoffe enthalten kein Aluminium (es würde die Erreger abtöten).

Erstaunlich ist, dass Aluminiumhydroxid als Adjuvans gar nicht eigens zugelassen worden ist. Es wurde einfach schon 1926 den Impfstoffen beigemengt. „Wir verwenden es ohnehin schon seit fast hundert Jahren" ist das Sicherheitszertifikat der Industrie, doch beruhigend ist das nicht. Im Gegenteil, es mehren sich Studien über die Gefährlichkeit dieser Substanz. Der Mechanismus des Aluminiumhilfsstoffs, der das Immunsystem stimuliert, kann den Körper so verwirren, dass Allergien oder Autoimmunerkrankungen die Folgen sind.
Die unerwünschten Effekte auf das Entzündungsgeschehen und die negativen Konsequenzen für das Immunsystem durch Alu haben es bereits zu einem eigenen Syndrom geschafft: Dem sogenannten *ASIA-Syndrom.*(77) *ASIA* steht hier für *„Autoimmune/inflammatory syndrome induced by adjuvants"*, dazu zählen zahlreiche Symptome, die mit einer Fehlfunktion des Immunsystems zusammenhängen.
Wie bereits beschrieben, werden Aluminium-Adjuvantien bei Labortieren dazu verwendet, um die Tiere auf bestimmte Stoffe allergisch zu machen. Verabreicht man ihnen ein Protein, gegen das sie allergisch werden sollen, zusammen mit Aluminium, bekommt man Tiere, die auf genau dieses Protein allergisch sind. Nun sind in Impfstoffen nicht

nur die Erreger (wie abgeschwächte Viren oder Bakterien) enthalten, gegen die der Körper in Aufruhr geraten soll, sondern auch – bedingt durch den Produktionsprozess – noch andere Substanzen. Bestimmte Proteine, beispielsweise Casein (Milchprotein), Soja, Hühnerei, Gelatine und Hefeproteine, kommen sowohl in unserer Nahrung als auch in Impfstoffen vor. Andere Bestandteile sind in Bezug auf Unverträglichkeiten ebenfalls alte Bekannte, auch wenn es sich nicht um Proteine handelt: Laktose (Milchzucker) oder Glutamat.

Natürlich kommen nicht alle genannten Stoffe zugleich in einer einzigen Impfung vor, doch oft werden an einem Impftermin mehrere Impfstoffe zusammen verabreicht. Und jedes Toxin kann in Verbindung mit einem anderen Stoff eine Sensibilisierung zufolge haben, auch ganz ohne Aluminium, wobei das in puncto Effizienz unübertroffen ist. Dazu gesellen sich noch andere Hilfsstoffe wie Polysorbat 80 und Sorbitol, die aus Nahrungsmitteln hergestellt werden und somit auch deren Proteine enthalten können. Meistens werden Palmöl, Mais, Weizen, Tapioka oder Sonnenblumenöl als Quellen herangezogen. Derzeit gibt es keine Vorgaben, wie viel Allergene in einem Impfstoff enthalten sein dürfen und etwaige Spezifikationen fehlen völlig.[78]

Es wurde auch nie überprüft, wie hoch die Dosis von Aluminiumverbindungen in Impfstoffen tatsächlich sein darf, ohne eine Gefahr für die Gesundheit darzustellen. Stattdessen häufen sich Studien, die auf die Neurotoxizität und die immunschädigenden Eigenschaften von Aluminium-Adjuvantien hinweisen. Viele Wissenschaftler und auch die französische Nationalversammlung rufen deshalb zur Entwicklung von aluminiumfreien Impfstoffen auf, doch bisher sahen sich die Pharmariesen nicht gezwungen, dieser Forderung nachzukommen. Ohne Aluminiumverbindungen würde das Immunsystem die in den Impfstoffen enthaltenen abgeschwächten bakteriellen Erreger relativ unspektakulär „entsorgen“, was für die notwendigen Zulassungsstudien natürlich unpraktisch wäre. Denn für die Zulassung eines Impfstoffs ist wie bereits erwähnt die Nachweisbarkeit von Antikörpern erforderlich, auch wenn die bloße Anwesenheit von Antikörpern keine Aussage zulässt, ob und in welcher Höhe tatsächlich ein Schutz vor Erkrankung gegeben ist.

Aluminiumhydroxid versetzt dem Immunsystem einen so heftigen Schock, dass es mit schrillenden Alarmglocken reagiert und die Antikörperproduktion panisch ankurbelt. Und mit derselben Substanz versucht man auch, das Immunsystem im Zuge einer Hyposensibilisierung zu beeinflussen, in der Hoffnung, dass es dann weniger auf bestimmte Allergene reagiert. Nach dem Motto: Löst man nur oft genug einen Alarm aus, glaubt dieses überreizte Immunsystem vielleicht irgendwann nicht mehr daran. Das Immunsystem wird also eher entmachtet als entlastet, ganz abgesehen von Folgeschäden die durch die Ablagerungen des Aluminiums im Gewebe oder sogar im Gehirn entstehen können. Auch wenn es von der Pharmaindustrie als unbedenklich eingestuft wird, ist es ganz und gar nicht harmlos.

Aufgrund der Giftigkeit von Aluminium hat die Europäische Behörde für Lebensmittelsicherheit (EFSA) eine tolerierbare orale Aufnahme von 1 mg pro Kilo Körpergewicht pro Woche festgesetzt. Früher war dieser *„tolerable weekly intake“* (TWI) sieben Mal höher, wurde aber wegen der ernüchternden Datenlage zu Aluminium reduziert. Bei den Impfungen ist es aber gar nicht so sehr die akute Toxizität, die besorgniserregend ist, denn würde man die in Impfstoffen enthaltene Menge an Aluminiumverbindungen schlucken, würde ziemlich wenig passieren. Es würde relativ anstandslos entsorgt werden. Es ist die Anstachelung des Immunsystems durch das Einspritzen des Aluminiums, welche unerwünschte und langfristige Folgen haben kann und uns Sorgen bereiten sollte, und zwar große.

Die von Aluminium ausgehende Gefahr für die Gesundheit ist aus wissenschaftlicher Sicht nicht unbekannt. Das *Institut Pasteur* hatte Aluminium zwischen 1974 und 1986 aus den Impfstoffen sogar völlig entfernt, weil Reaktionen bei Allergikern und eine Zunahme der Allergien in der geimpften Bevölkerung beobachtet wurden. Bei den Impfstoffen gegen Diphterie, Pertussis, Tetanus und Polio wurde ein anderes Adjuvans, nämlich Calciumphosphat, erfolgreich eingesetzt. Die lokalen Reaktionen waren, falls sie auftraten, sehr mild. Und vor allem: Während Aluminiumverbindungen den bei Allergien relevanten IgE-Wert im Blut erhöhen, geschieht das bei Calciumphosphat nicht.[(79)] Nach der Fusionierung der Firmen *Pasteur* und *Merieux* wurde aber wieder auf Aluminium zurückgegriffen.[(80)] Das ist bis heute so geblieben, auch wenn es schon damals kritische Stimmen gab. In der Zeitschrift *Vaccine* erschien bereits 1991 ein Artikel, in dem die Autoren die Entfernung von Aluminium aus Impfungen forderten und

Calciumphosphat als Alternative vorschlugen.[81] Die Suche nach besseren Adjuvantien wurde auch Mitte der 1990er Jahre in einem Handbuch zu Impfungen gefordert. Doch passiert ist dahingehend wenig, Aluminium ist weiterhin Wirkverstärker Nummer 1.[79]

Da die Industrie mit ihrer Strategie, Aluminium als ungefährlich zu erklären, bisher sehr gut gefahren ist, hat sie verständlicherweise keine Motivation, den Fahrstil zu ändern und auch noch zuzugeben, dass etwas falsch läuft. Zwar wird bereits nach neuen Adjuvantien geforscht, doch bleibt auch bei Impfungen der Zukunft, bei denen Nanopartikel und DNA-Impfstoffe zum Einsatz kommen sollen, immer noch die Frage offen, wie es um die Sicherheit und die langfristigen Folgen für die Gesundheit bestellt ist.

Derzeit scheint es aus Sicht der Verantwortlichen nicht erforderlich zu sein, etwas zu ändern und es gibt elegante Wege, die Nebenwirkungen von Aluminium in Zulassungsstudien zu kaschieren, sodass sie nicht auffallen. So kann man beispielsweise völlig legal die Kontrollgruppe, die ja ein wirkungsloses Placebo erhalten sollte, ebenfalls mit Aluminium traktieren. Normalerweise sollte eine Gruppe die zu testende Substanz erhalten und die Kontrollgruppe ein wirkungsloses Placebo, um danach Vergleiche anstellen zu können. Doch bei Impfstoffstudien ist das oft nicht der Fall: Eine Gruppe bekommt den Impfstoff inklusive Aluminiumhydroxid als Adjuvans, die andere als Placebo Kochsalzlösung, die aber ebenfalls mit Aluminiumhydroxid versetzt ist. Dabei sollte die Kontrollgruppe nur ein reines Placebo bekommen, damit ein Vergleich der erwünschten und unerwünschten Wirkungen möglich ist. Wenn beide Gruppen Aluminium erhalten, werden sowohl die Studiengruppe als auch die Kontrollgruppe mit Aluminiumhydroxid belastet. Das heißt in weiterer Folge: Etwaige Nebenwirkungen, die auf das Aluminiumhydroxid zurückzuführen sind, fallen dann natürlich statistisch nicht mehr auf.

Während viele Wissenschaftler schon seit Jahren vor einer zu hohen Exposition mit Aluminiumverbindungen warnen, wird seitens der Behörden dazu geschwiegen. In einer Studie des Österreichischen Gesundheitsministeriums über Aluminium aus dem Jahre 2014 wird auf über 150 Seiten über Quellen und Gefahren von Aluminium berichtet[82] Von Sonnencreme, Deos, Säuglingsnahrung über weniger bekannten Aluminiumquellen wie Türrahmen bis hin zu Antazida, alle

Expositionsquellen werden also genannt. Fast alle. Pikanterweise fällt kein einziges Wort über Impfungen als Quelle einer Aluminiumbelastung. Für den kritischen und dadurch etwas verdutzten Leser gibt es auf der letzten Seite eine kleine Erklärung: „Die vorliegende Studie versucht, einen Überblick über die verschiedenen Anwendungsbereiche und Expositionsquellen von Aluminium zu geben. Der Schwerpunkt liegt dabei auf den ‚körpernahen' Bereichen wie Kosmetika, Lebensmittel und Lebensmittelkontaktmaterialien." Injektionen mit Aluminiumverbindungen sind dem Ministerium anscheinend nicht „körpernah" genug.

Aluminium – bei Kindern unter zwei Jahren gefährlicher

Die Blut-Hirn-Schranke, jene Vorrichtung in unserem Körper, die Toxine vom Gehirn fernhält, wird bei Kindern erst mit 18-24 Monaten vollständig ausgebildet. Vor diesem Zeitpunkt können Toxine relativ ungehindert ins Gehirn wandern und dort Schäden verursachen.

Seitens der Industrie wird darauf hingewiesen, dass wir weitaus größere Mengen Aluminium über die Nahrung aufnehmen würden, als jene, die in Impfungen enthalten sind. Dabei wird vergessen zu erwähnen, dass oral eingenommenes Aluminium nur zu einem ganz geringen Teil (0,1-1 Prozent) aufgenommen wird. Der Großteil wird schnell wieder ausgeschieden. Das Aluminium aus Impfstoffen wird aber zu 100 Prozent resorbiert und irrt viel länger im Körper herum.(83)(84)

Vielleicht doch kein Zufall

„Er hat schon durchgeschlafen, nun wacht er jede Nacht um 2.00 Uhr auf und kann dann lange nicht mehr einschlafen," erzählt die Mutter von Tobias, elf Monate alt. „Er ist auch untertags viel quengeliger als früher, es drückt ihm der Bauch, weil er nun an Verstopfung leidet. Früher hatte er keine Verdauungsprobleme." Am Essen habe sie aber nichts geändert, die Ärztin vermutet eine Unverträglichkeit, deshalb die Idee mit der Kinesiologie.
Ich frage generell über den Ablauf der Geburt, das Essverhalten und den Schlaf des Kindes. „Er hat immer toll geschlafen, alle Mamas auf dem Spielplatz waren ganz neidisch!" Der Speiseplan hat sich nicht geändert, es gab auch sonst keinen besonderen Stress. Eigentlich keine großen Veränderungen. Die Mutter sagt schließlich: „Die Ärztin sagt, dass es Zufall ist, aber in der Nacht nach der der Sechsfachimpfung, da ist er brüllend aufgewacht und seitdem wacht er jede Nacht auf. Er schreit jetzt nicht, aber schlafen tut er auch nicht…" Tatsächlich zeigt sich energetisch eine erhöhte Toxinbelastung und wir besprechen, was man tun könnte, um die Toxine auszuleiten.
Im ersten Schritt geht es darum, die Verdauung wieder in Gang zu kriegen, damit die Gifte den Körper überhaupt verlassen können. Nach drei Wochen ist der Stuhlgang wieder regelmäßig, die Nächte aber noch unterschiedlicher Qualität. Eine nochmalige, noch tiefer gehende Entgiftungsrunde wird eingelegt. Nach sechs Wochen ist auch nachts wieder dauerhaft Ruhe eingekehrt.

Der verschwiegene Faktor Impfungen

Es scheint, als wären Impfungen in der Allergieforschung ein Tabuthema. Egal wonach bei Allergien geforscht wird, das Thema Impfstoffe wird elegant ausgeblendet und damit die Möglichkeit, dass die heutzutage häufig verabreichten Impfungen irgendetwas mit dem rapiden Anstieg von Allergien zu tun haben könnten. Die Wirkung von Spannteppichen wird als wichtig erachtet, ob in einem Haushalt eher gesaugt oder gewischt wird, ob man als Haustier eine Katze oder einen Kanarienvogel besitzt – das alles wird in der Forschung untersucht und ernst genommen. Aluminium in Impfstoffen aber still und heimlich unter den (zuvor wahrscheinlich gesaugten) Teppich gekehrt.

Wir wissen, dass Aluminium die Immunantwort des Körpers in Richtung Th2 verschiebt und dass es einen Anstieg der Eosinophile im Blut sowie der IgE-Parameter zufolge hat. Wir wissen aber auch, dass genetisch vorbelastete Personen ein höheres Risiko aufweisen, durch Aluminium eine Allergie zu entwickeln. Das sollte Anreiz genug sein, sich noch intensiver mit diesem Stoff auseinanderzusetzen, da genau jene Bereiche des Immunsystems durch Aluminium aktiviert werden, die im Allergiegeschehen relevant sind.

Auch wenn Aluminium-Adjuvantien bei der Entstehung von Allergien eine Vorreiterrolle spielen, so ist zu beachten, dass eine Injektion von Eiweißen das Immunsystem prinzipiell sensibilisieren kann. Das ist keine neue Erkenntnis, sondern seit über hundert Jahren bekannt. Bereits 1905 hatten zwei amerikanische Forscher, Rosenau und Anderson, in verschiedenen Tierversuchen gezeigt, dass es auch ohne die Zugabe von Gift wunderbar mit Milch, Serum, Ei oder Muskelextrakt funktioniert. Wie man Lebewesen erfolgreich eine Allergie verpassen und sogar zu einem anaphylaktischen Schock verhelfen kann, war schon damals klar.

Es ist vollkommen logisch, dass der Körper auf eine Injektion die Alarmglocken schrillen lässt und beim Zweitkontakt noch stärker reagiert. Evolutionsbiologisch gesehen stellt eine Injektion für den Körper ja eine Verletzung dar, wie sie von einem giftigen Insekt, Tier oder auch einem (Gift-)Pfeil kommen könnte. Da ist eine schnelle Reaktion überlebenswichtig, auch wenn ein anaphylaktischer Schock lebensgefährlich werden kann.

Abgesehen davon ist der Organismus nicht darauf programmiert, Nahrungsmittel über den Muskel oder über die Blutbahn aufzunehmen, sondern über den Verdauungstrakt. Dass das Immunsystem auf die injizierten Stoffe mit Panik reagiert, scheint nachvollziehbar, vor allem wenn es sich um Gifte handelt, die mit dabei sind. Ob es sich dabei um ein bakterielles Toxin oder ein chemisches Gift handelt, ist zwar nicht ganz egal, aber der darauffolgende Mechanismus ist ähnlich.
Neben den Viren oder Bakterien, gegen die geimpft wird, sind in Impfstoffen, wie bereits erwähnt, ja noch zusätzlich einige Allergene zu finden. Diese werden als Wirkverstärker und als Stabilisatoren beigefügt oder sind aufgrund des Produktionsprozesses nicht vermeidbar. Da nach einer Impfung ein Ansteigen des IgE-Werts im Blut häufig ist, wäre es keine schlechte Idee, sich die Allergene genauer anzusehen. Von Antibiotika, Gelatine, Hühnereiweiß, Kälberserum, Hefe bis hin zu Latex ist da so einiges dabei.[85]
Ein ordentlich durchgeführter Vergleich mit großen Personengruppen „Geimpft vs. Ungeimpft" scheint die Pharmaindustrie nicht zu interessieren, egal ob im Hinblick auf Allergien, das Auftreten von Krankheiten, gegen die geimpft wurde oder auch die Häufigkeit anderer Erkrankungen. Für solche Studien ist seltsamerweise kein Geld vorhanden. Die Pharmaindustrie versteckt sich hinter dem „Ethikargument", das behauptet, dass man Kindern die Impfungen nicht verwehren dürfe und dass aus diesem Grund eine solche Vergleichsstudie unethisch wäre. Die große Anzahl von ungeimpften Kindern, die es ohnehin gibt, wird dabei außer Acht gelassen. Impfstofftests, bei denen den Probanden statt eines tatsächlichen Placebos eine Lösung mit Aluminiumhydroxid gespritzt wird, sind aber anscheinend ethisch genug.
Wenn man will, findet man durchaus eine Menge ungeimpfter Kinder, auch im Vorzeige-Impfland USA. Damit ein Kind in den USA eine Schule besuchen kann, muss es auch geimpft sein, sonst wird ihm der Schulbesuch verwehrt. Ausnahmen wegen religiöser oder medizinischer Gründe werden selten gewährt. Ungeimpften bleibt meist nur noch die Möglichkeit des häuslichen Unterrichts, eine Option, die nicht selten in Anspruch genommen wird. Unter diesen sogenannten *homeschoolers* befinden viele ungeimpfte Kinder. Und genau diese Kinder wurden in einer im Frühjahr 2017 veröffentlichten Studie herangezogen.[86] Der Vergleich zwischen geimpften und ungeimpften

Kindern zwischen sechs und zwölf Jahren war somit möglich, wobei alle Kinder zuhause unterrichtet wurden.
Die Eltern der teilnehmenden Kinder erhielten umfangreiche Fragebögen zu akuten und chronischen Erkrankungen ihrer Sprösslinge und zum Impfstatus. Dieser wurde in „gänzlich ungeimpft" (261 Kinder), „teilweise geimpft" (208 Kinder) und „nach den öffentlichen Empfehlungen geimpft" (197 Kinder) unterteilt. Als Geimpfte galten in der Studie sowohl die teilweise, als auch die vollständig geimpften. Auch wenn es sich dabei nur um eine Pilotstudie handelt, ist es der zahlenmäßig größte Vergleich, der bis jetzt zu dem Thema publiziert worden ist. Es ist den Forschern hoch anzurechnen, dass sie sich an ein so umstrittenes Thema herangewagt haben.
Die Studie zeigte, dass das Immunsystem der geimpften Kinder generell anfälliger war. Zwar erkrankten die Geimpften erwartungsgemäß seltener an Windpocken (in den USA eine Pflichtimpfung) als die ungeimpften Kinder, doch Mittelohrentzündungen oder Lungenentzündungen kamen um ein Vielfaches häufiger vor. Bei der Allergiehäufigkeit zeigten sich auch große Unterschiede: 22,2 Prozent der Geimpften litten an Allergien, während nur 6,9 Prozent der Ungeimpften davon betroffen waren.

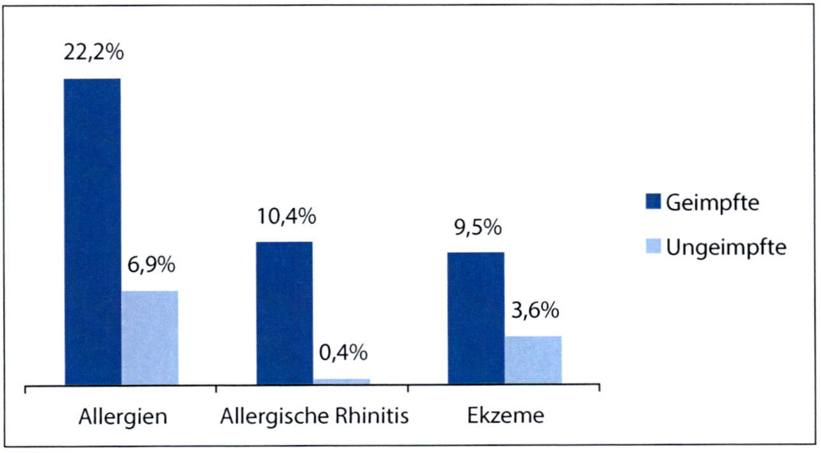

Vergleich zwischen geimpften und ungeimpften 6-12-Jährigen in den USA

Diese Studie wurde in keinem großen Journal publiziert, „eine lange Geschichte“, wie mir der Autor versicherte. Auch in der größten medizinischen Datenbank namens Pubmed ist sie nicht zu finden. Überraschend ist das nicht, wenn man die Branche ein wenig kennt.
Das Geld für diese Untersuchung kam natürlich nicht von der Pharmaindustrie, sondern von einer karitativen Einrichtung, dem *Children's Medical Safety Research Institute*. Dieses finanziert sich durch private Spenden und beschäftigt sich mit Themen wie Aluminium, Autoimmunerkrankungen, neurologischen Störungen und Impfungen. So macht man sich nun wirklich nicht beliebt. Im wissenschaftlichen Beirat sitzen namhafte Wissenschaftler, unter anderem Dr. Rita Colwell, Dr. Yehuda Schoenfeld oder Dr. Christopher Shaw.
Kritik an der Studie ließ nicht lange auf sich warten: Die Anzahl der untersuchten Kinder mit ein paar hundert sei doch relativ klein. Ein weiterer Kritikpunkt war, dass Eltern von geimpften Kindern häufiger den Arzt aufsuchen und ihre Sprösslinge deshalb öfter eine Diagnose erhalten und demnach mehr Erkrankungen festgestellt werden. Dies wirke sich dann ungünstig auf die Gesundheitsstatistik der Geimpften aus. Warum Eltern von geimpften Kindern mit ihrem Nachwuchs häufiger zum Arzt gehen, wurde aber nicht hinterfragt. Einfach nur aus Langeweile? Meistens geht man zum Arzt, weil etwas nicht stimmt, das Kind erkrankt oder Schmerzen hat und nicht, weil man den Arzt so nett findet. Die Tatsache, dass geimpfte Kinder häufiger eine Arztpraxis aufsuchen mussten, spricht eigentlich schon Bände. Und die untersuchten Kinder waren zwischen sechs bis zwölf Jahre alt, das heißt, die üblichen Arzttermine wegen der Impfungen waren längst vorbei. So interessant die Ergebnisse waren, so sehr passten sie nicht ins offizielle Bild.
Das Thema Impfen ist sehr unangenehm. Auch Studien mit Versuchstieren in diesem Bereich sind selten und wenn es sie gibt, werden sie nicht an die große Glocke gehängt. Aus gutem Grund, wie sich zeigt. Eine sehr interessante Studie aus dem Jahr 2016 mit dem klingenden Titel *„Programmed vaccination may increase the prevalence of asthma and allergic diseases“* (87) ist nicht einfach zu ergattern. Normalerweise sind wissenschaftliche Artikel in größeren Bibliotheken über medizinische Datenbanken kostenlos abrufbar. Das ist jedoch bei dieser Studie nicht der Fall, denn diese ist seltsamerweise auf diesem Weg

nicht einsehbar (auch nicht in Harvard). Man muss schon sehr wollen, wenn man sie lesen möchte und diesen Willen mit der Bezahlung von über 50 Dollar auch beweisen. Die Frage ist, wie viele Menschen das tun, wenn sie nicht gerade ein Buch über Allergien schreiben und der Ehemann seine Kreditkarte zuhause lässt.

Durch den Einkauf habe ich aber einiges erfahren. Erstens: Der Ehemann ist toll, weil er sich weder gewundert noch beschwert hat. Zweitens: Die Forscher wollten aufgrund der steigenden Anzahl an Allergikern, die seit der Einführung des verpflichtenden Impfprogramms in China beobachtet wurde, herausfinden, ob man diesen Allergieanstieg in Zusammenhang mit den Impfungen bringen könnte. Also wurden Mäuse in drei Gruppen unterteilt. Die erste Mäusegruppe bekam die verpflichtenden Impfungen inklusive Ovalbumin gespritzt, die zweite nur Ovalbumin, die dritte fungierte als Kontrollgruppe. Ovalbumin ist ein Eiweiß, das in der Allergieforschung verwendet wird, um allergische Reaktionen hervorzurufen. Die Impfdosis wurde an das Gewicht der Mäuse angepasst, der Zeitplan des offiziellen Impfkalenders auf ein durchschnittliches Mäuseleben umgerechnet. Nach Verabreichung der vielen Injektionen wurden die kleinen Nager mit einem Ovalbuminspray besprüht. Dann wurden die Lungenfunktion und das Blut aller Mäuse getestet und siehe da: Die geimpften Mäuse zeigten die stärksten allergischen Reaktionen. Bei einem speziellen Lungentest, der auch bei Asthmatikern zur Messung der Überempfindlichkeit zur Anwendung kommt, schnitten die geimpften Mäuse deutlich schlechter ab. Auch die immunologischen Marker im Blut, die beim Allergiegeschehen eine Rolle spielen, wiesen bei den geimpften Mäusen die ungünstigsten Werte auf. Die Anzahl der Versuchstiere war zwar relativ klein, das Ergebnis aber doch ziemlich eindeutig.

Doch auch beim Menschen ist dieser Zusammenhang längst dokumentiert, wie man am Beispiel Japans sehen kann. In den 1990er Jahren wurde dort ein massiver Anstieg von allergischen Reaktionen auf Gelatine beobachtet, bis hin zu lebensgefährlichen anaphylaktischen Schocks. Die Fälle häuften sich dermaßen, dass fieberhaft nach dem Faktor gesucht wurde, der in so kurzer Zeit eine so große Anzahl von Kindern auf Gelatine sensibilisiert hatte. Die Forscher konnten als Ursache schließlich die damalige DTaP-Impfung (Diphtherie, Tetanus, Pertussis azellulär) identifizieren. Diese enthielt nämlich Gelatine als

Stabilisator.[88][89] Die Lösung bestand darin, Gelatine vollkommen aus diesen Impfstoffen zu entfernen.[90] Japan verwendet übrigens Impfstoffe aus heimischer Produktion und ist für seine strengen Kontrollen bekannt.

Impfungen weiterhin aus der Allergieforschung auszuschließen ist jedenfalls nicht zulässig und keineswegs wissenschaftlich. Denn die meisten Impfungen fallen in die ersten zwölf Lebensmonate eines Kindes, eine für das Immunsystem extrem sensible Zeit. Natürlich sind auch andere Faktoren mit im Spiel, aber wenn wir uns wundern, was das Immunsystem im ersten Lebensjahr durcheinander bringen könnte und Impfungen dabei nicht berücksichtigen, ist das nicht korrekt.

Untersuchungen mit einem ausgereiften Studiendesign wären notwendig, und nicht solche, bei denen von vornherein ein objektiv gültiges Ergebnis ausgeschlossen ist. Dass es dafür keine Gelder gibt, ist ein untragbarer Zustand, vor allem wenn man bedenkt, welche Studien in anderen Bereichen durchgeführt werden (siehe Kasten). Wenn so etwas möglich ist, dann muss eine tatsächliche Aufklärung der Rolle, die Impfungen in Bezug auf Allergien spielen, auch möglich sein. Wir sind es unseren Kindern und künftigen Generationen schuldig.

Top-3 der bahnbrechenden Erkenntnisse durch Studien – für diese gab es Forschungsgelder...

3. Gemeinsame Mahlzeiten sind gut für die Psyche
Werner Sommer, Birgit Stürmer, Olga Shmuilovich, Manuel Martin-Loeches, Annekathrin Schacht: How about Lunch? Consequences of the Meal Context on Cognition and Emotion, PLOS, 31.07.2013)

2. Head-Banging vergrößert das Risiko von Nackenverletzungen
Patton D, McIntosh A: Head and neck injury risks in heavy metal: head bangers stuck between rock and hard bass, British Medical Journal, 17. Dezember 2008
Ist online gratis verfügbar, sehr lesenswert auch die Empfehlungen der Autoren, zum Beispiel „only bang to every second beat"

Und mein absoluter Favorit:

1. Das Tragen von Socken über den Schuhen verringert das Rutsch-Risiko auf Eis
Parkin L, Willams SM, Priest P: Preventing winter falls: a randomized controlled trial of novel intervention, New Zealand Medical Journal 2009, 122 (1298)

Von der Dreifach- bis zur Sechsfach-Impfung und das Besondere am Keuchhustenkeim

Die früher übliche Dreifach-Impfung DTP (Diphtherie-Tetanus-Pertussis) und heutzutage gebräuchliche Sechsfach-Impfung sind beim Allergiegeschehen aus zwei Gründen relevant: Erstens handelt es sich dabei um aluminiumhaltige Impfstoffe und wie wir schon gesehen haben, ist Aluminium in der Lage, Allergien hervorzurufen. Zweitens genügt allein die Pertussis-(=Keuchhusten)-Komponente aus, um eine Reihe von Nebenwirkungen auszulösen. Die berüchtigten Komplikationen der Pertussis-Vakzine führten dazu, dass Anfang der 1990er Jahre eine azelluläre Pertussis-Impfung entwickelt wurde (in Deutschland seit 1993 zugelassen). Azellulär bedeutet, dass die Bakterienwand des Keuchhustenkeims entfernt wurde, um eine bessere Verträglichkeit zu erzielen. Die Zahl der unmittelbaren schweren Impfschäden ist dadurch tatsächlich zurückgegangen.(91) Auch die Lokalreaktionen verliefen harmloser.

Die langfristigen Folgen einer Pertussis-Impfung sind damit aber nicht beseitigt. Das Pertussis-Bakterium ist deshalb so besonders, weil es zu den trickreichsten und instabilsten Keimen gehört und auch ein durchgemachter Keuchhusten keinen lebenslangen Schutz vor dem erneuten Auftreten der Erkrankung bietet. Last but not least: Es sensibilisiert den Körper auf Histamin, eine Substanz, die jedem Allergiker ein Begriff ist. Histamin spielt beim Allergiegeschehen eine tragende Rolle. Dieser sogenannte *histaminsensibilisierende Faktor* der Pertussis-Impfung ist seit Jahrzehnten bekannt. Es ist kein geheimes Expertenwissen einer kleinen Gruppe von Wissenschaftlern und die Fakten sind einfach zugänglich. Umso erstaunlicher, dass die Pertussis-Impfung von offizieller Seite von etwaigen Zusammenhängen mit dem gehäuften Auftreten von Allergien freigesprochen wird.

Obwohl heutzutage verlautbart wird, dass Impfungen nichts mit dem rasanten Anstieg von Allergien zu tun haben, zeigen Beobachtungsstudien bei Menschen aber genau diesen Zusammenhang. Eine US-amerikanische Studie kam zu dem Schluss, dass die DTP-Impfung und auch die Tetanus-Impfung das Allergierisiko bei Kindern und Jugendlichen steigern. Die in den 1990er Jahren an Kindern durchgeführte Studie zeigte, dass die geimpften Kinder doppelt so häufig an Asthma litten

als jene, die nicht geimpft wurden. Das Risiko, allergische Beschwerden der Atemwege zu entwickeln, war bei den Geimpften um 63 Prozent höher. Ob in der Dreifach-Variante DTP oder als Einzelimpfstoff (nur Tetanus), beide untersuchten Impfstoffe enthalten Aluminium.[(92)]
Eine kanadische Studie aus dem Jahre 2008 konnte nachweisen, dass ein Aufschub der DTP-Impfung das Asthma-Risiko bei Kindern senkt. Dabei wurde bei über 11.000 Kindern, die alle mindestens vier DTP-Impfungen erhielten, die Wahrscheinlichkeit einer asthmatischen Erkrankung eruiert. Je später diese Impfung verabreicht wurde, desto seltener kam es zu Asthma. Wurde die erste Impfung nur um zwei Monate nach hinten verschoben, fiel das Asthma-Risiko bereits um 50 Prozent. Der Aufschub des Impftermins um nur einen Monat hatte schon Bedeutung. Je mehr Monate es waren, die man bis zur Impfung verstreichen ließ, desto weniger gefährdet waren die Kinder.[(93)]
Ein späterer Impfzeitpunkt hat den Vorteil, dass das Kind mehr Kilos auf die Waage bringt, neurologisch und immunologisch länger Ruhe hat und abhängig vom Alter das Gehirn durch die Blut-Hirn-Schranke besser vor Toxinen geschützt ist.
Es gibt noch eine Reihe weiterer Forschungsergebnisse, die in die gleiche Kerbe schlagen. Neuseeländische Forscher konnten belegen, dass von jenen Kindern, die gegen Diphtherie-Tetanus-Pertussis geimpft waren, 23,1 Prozent an Asthma litten und über 30 Prozent wegen einer anderen allergischen Erkrankung einen Arzt aufsuchen mussten. Bei den nicht geimpften Kindern trat bis zum zehnten Lebensjahr weder Asthma noch eine Allergie auf.[(94)] Die Gruppe der ungeimpften Kinder war allerdings relativ klein, weshalb die allgemeine statistische Aussagekraft verringert ist. Obwohl die Hypothese biochemisch gesehen vollkommen nachvollziehbar ist, nimmt das solchen Studien den Wind aus den Segeln. Größer angelegte Studien würden um einiges mehr kosten, doch sind Impfungen ein Thema, das bei den Geldgebern von Studien nicht gerade Begeisterung hervorruft und gerne vermieden wird.
Das war allerdings nicht immer so. In dem keineswegs impfkritischen Buch *„Schutzimpfungen – Grundlagen und Praxis“* aus dem Jahre 1987, das als Ratgeber für Ärzte fungierte, gibt es einen eigenen Abschnitt, der sich mit Allergien befasst. Beispielsweise mit der *„aktivierenden Eigenschaft“* von Impfungen: „Beispiele für solche Zusammenhänge sind

das Aufflammen von Ekzemen nach der Keuchhustenimpfung. Asthma und spastische Bronchitis werden zudem verstärkt. Der Keuchhustenimpfstoff, bestehend aus abgetöteten Bakterien, löst bei Allergikern in höherem Umfang Überempfindlichkeitsreaktionen aus. Ihm kommt eine Adjuvans-Wirkung zu; d.h. die Wirksamkeit anderer Allergene und Antigene wird verstärkt. Unmittelbar nach der Impfung wird aber auch Histamin freigesetzt, und dieses ist bekanntlich eine Mediatorsubstanz der allergischen Reaktion.“ [95] In dem Buch wird nicht nur der Keuchhusten angeführt: „Dem Diphtherie-Impfstoff wird auch eine Provokationswirkung auf latente (augenblicklich nicht manifeste) Allergien (z.B. Asthma) und Entzündungsherde zugesprochen.“
Noch früher, bereits 1973, konstatierte Dr. Wolfgang Ehrengut in der Zeitschrift *Therapie der Gegenwart:* „Hinsichtlich der Pertussis-Impfung, welche die meisten Nebenreaktionen auslöst, sollte man bei Allergikern unserer Meinung nach...sehr zurückhaltend sein.“[96] Als Leiter der Impfanstalt in Hamburg und späterer Gutachter zu Impfschäden kannte er sich mit der Thematik aus.
Was damals offiziell auch in anderen Fachbüchern gedruckt wurde, darf heute kaum gedacht, geschweige denn ausgesprochen werden. Selbstverständlich hat sich seitdem in der Impfstoffherstellung einiges getan, doch auch die neuere, azelluläre Pertussis-Impfung hat es weiterhin in sich. Forschungen deuten zwar auf eine noch geringere Wirksamkeit der Impfung hin (verglichen mit dem früheren Ganzkeim-Impfstoff), dafür aber auf Faktoren, die bei Allergien relevant sind: Einerseits ruft der azelluläre Pertussis-Impfstoff eine Verschiebung des Immunsystems Richtung Th2 (die „Allergie-Schiene“) hervor, andererseits eine Erhöhung der IgE-Parameter im Blut.[97][98] Diese Erhöhung war beim Ganzkeim-Impfstoff noch nicht so stark ausgeprägt, durch das Entfernen der Bakterienwand tritt die Erhöhung des IgE im Blut aber noch stärker in Erscheinung.
In den meisten Fällen wird die Pertussis-Impfung nicht alleine verabreicht, früher war der Dreifach-Impfstoff DTP üblich, heute wird meist mit dem Sechsfach-Impfstoff immunisiert (in unseren Breiten *Infanrix hexa* oder *Hexyon*). Zu Diphtherie, Pertussis (azellulär) und Tetanus kommen somit noch Polio, Hepatitis B und Haemophilus Influenzae dazu.

Traditionsgemäß wurde vor der Einführung nicht untersucht, welche zusätzlichen Auswirkungen diese Kombination auf das Allergiegeschehen hat.
Immer wieder wird versichert, dass die neuen Impfstoffe sicherer und moderner sind. Aufgrund vieler kritischer Stimmen wird beispielsweise Quecksilber (Thiomersal) als Konservierungsmittel nicht mehr eingesetzt (durch den Produktionsprozess ist es in Spuren trotzdem enthalten, muss aber erst bei Überschreitung bestimmter Mengen deklariert werden). Stattdessen verwendet man zur Konservierung seit einiger Zeit Phenoxyethanol. Will man Fische einschläfern oder Kosmetika konservieren, dann setzt man auf genau diese Substanz. Die Datenbanken für Kosmetikaproduzenten geben an, dass in Tierversuchen durch den Einsatz von Phenoxyethanol Allergien, Ausschläge, Nervenerkrankungen, Probleme des Immunsystems, Organschädigungen sowie Genschäden beobachtet wurden. Es steht im Verdacht, krebsauslösend zu sein und darf weder ins Grundwasser gelangen, noch in den Hausmüll entsorgt werden. Wirklich beruhigend ist das nicht.
Die genannten Toxine kommen in Impfungen zwar nur in verschwindend geringen Mengen vor und sind rein toxikologisch betrachtet kein großes Problem. Die Frage ist aber, inwiefern diese Substanzen das Immunsystem auch dort aktivieren, wo es vielleicht nicht gewünscht und auch nicht steuerbar ist.
Natürlich gibt es auch ungeimpfte Kinder, die an Allergien leiden und geimpfte, die keine Probleme mit Allergien haben. Den Zusammenhang zwischen Impfungen und Allergien jedoch allgemein so sorglos und scheinheilig zu negieren, ist eine Verschleierungstaktik. Das hält namhafte Institute aber nicht davon ab, Zahlen so zu präsentieren, dass jegliche Zusammenhänge als unbedeutend abgetan werden können.

Es darf nur ein Ergebnis geben

Während man mit Erfolgsstorys zu neuen Präparaten überhäuft wird, sind Studien zur Erforschung der Zusammenhänge zwischen Impfungen und allergischen Erkrankungen selten und wenn es sie gibt, dann werden sie ignoriert. Oder man gibt eine andere Studie in Auftrag, die dann herausposaunt: „Impfungen haben keinen Einfluss auf das Allergierisiko".[(99)] Zwar musste man am Ende dieser Untersuchung zugeben, dass sie von der Pharmaindustrie finanziert worden ist, aber in die Zeitschrift *Allergy* hatte man es damit trotzdem geschafft.
Man könnte annehmen, dass bei dieser Studie ungeimpfte mit geimpften Kindern verglichen wurden, was doch das Naheliegendste wäre, wollte man den Einfluss von Impfstoffen ernsthaft untersuchen. Aber weit gefehlt, die Probanden waren mehr als 2000 Kinder im Alter von ein bis zwei Jahren, die bereits längst an atopischen Ekzemen litten. Alle waren geimpft, wobei sie den Großteil der Impfungen außerhalb des Studienzeitraums, also im ersten Lebensjahr bekommen hatten. Im Durchschnitt hatten die Kinder 20 Impfstoffdosen erhalten, wenn man die Kombinationsimpfungen in einzelne Dosen aufteilt (in Impfungen gerechnet waren es um die acht Impfungen). Im zweiten Lebensjahr dieser Kinder wurden die Impfpässe kontrolliert, die Haut auf die Schwere der Ekzeme untersucht und der IgE-Wert im Blut gemessen. Es stellte sich heraus, dass die Kinder, die noch mehr Impfungen erhalten hatten, keine schlimmeren Hautprobleme aufwiesen, als jene, die etwas weniger geimpft wurden. Es gäbe also keinen kumulativen Effekt, so die Forscher, und ganz allgemein wurde verlautbart, dass Impfungen keinen Einfluss auf das Auftreten von Ekzemen hätten.
Dass man, wenn es um das Allergierisiko geht, nicht alle Impfungen in einen Topf schmeißen kann, wurde irgendwie vergessen. Als Versuchspersonen hat man ausschließlich Kinder ausgewählt, die schon längst an Ekzemen litten, um *danach* zu ermitteln, dass es kaum einen Unterschied macht, ob man 13-15 oder 18-20 Impfstoffdosen erhalten hat. Das heißt nichts anderes als: Hat man schon (vielleicht sogar durch Impfungen verursachte) Ekzeme oder Überempfindlichkeiten, werden diese durch die eine oder andere zusätzliche Impfung nicht unbedingt schlimmer. Beruhigend!

Ehre wem Ehre gebührt, Studiendesign und Schlussfolgerung sind äußerst phantasievoll. Die Autoren gingen sogar so weit, zu behaupten, dass Impfungen die Schwere der Ekzeme möglicherweise sogar verringern würden. Es hätte sich gezeigt, dass die Kinder, die mehr Impfungen erhalten hatten, geringere Hautprobleme aufwiesen. Diese wissenschaftlich gesehen nicht korrekten Schlüsse werden dann aus der Zusammenfassung herausgepickt und in einschlägigen Zeitschriften und Portalen verbreitet. Schon kann man schreiben, dass eine Studie bewiesen hat, dass Impfungen nichts mit dem Allergierisiko zu tun haben. Dass aber Eltern bei schwereren Krankheitsverläufen ihrer Kinder viel vorsichtiger mit weiteren Impfungen waren und möglicherweise genau deswegen weniger geimpft wurde, scheint irrelevant.

Dieser Logik folgend könnte man so vorgehen: Man schlägt sich – nach dem Lesen einer solchen Studie nicht so unrealistisch – den Kopf acht Mal gegen die Wand und zieht sich dabei wenig überraschend eine Beule zu. Dann untersucht man, ob weitere Schläge einen signifikanten Effekt auf das Aussehen der Beule haben. Das Resultat: Eigentlich ist es egal, ob man zwei, drei Mal öfter oder seltener den Kopf gegen den Beton knallt, die Beule bleibt in etwa gleich. Daraufhin veröffentlichen wir in der Zeitschrift *„Beulen von heute"* einen Artikel, dass es keinen Zusammenhang zwischen dem Schlagen des Kopfes gegen eine Wand und Beulen am Kopf gibt. Beim Beulen-Beispiel ist es so offensichtlich, was da schiefläuft, dass es gleich auffällt. Bei den als seriös gehandelten Studien ist es allerdings nicht auf den ersten Blick erkennbar, dass die Resultate in eine bestimmte Richtung zurechtgebogen werden.

Wenn bei einer derartigen Studie nur ein Ergebnis gewünscht ist und dieses von vornherein feststeht, dann endet das in kreativen Schlussfolgerungen und statistischer Akrobatik. Diese Studie ist kein Einzelfall, sie zeigt aber deutlich, wie bei derartigen Untersuchungen vorgegangen wird.

Die Rolle der Impfungen bei der Entstehung von Allergien wurde nicht immer so heruntergespielt, im Gegenteil, wie wir später sehen werden. Erst in jüngster Zeit lautet die Devise, dass diese nichts mit der Zunahme der Allergien zu tun haben.

Die oberste Regel dürfte heute lauten: Impfungen dürfen nicht kritisiert werden. Jeder, der auch nur einzelne Bestandteile von Impfun-

gen ablehnt oder sogar deren generelle Wirksamkeit kritisch hinterfragt, wird schnell aus der Forschungscommunity verbannt.
Die Diskussion wird im Keim erstickt, da sich bis auf wenige Ausnahmen kein Wissenschaftler die Finger daran verbrennen will. Und diejenigen, die es wagen, Impfungen öffentlich zu kritisieren, wollten anscheinend sowieso bald kündigen oder sind bereits pensioniert. Denn effizienter als mit Impfkritik kann man wissenschaftliche Karrieren kaum abkürzen. Dabei genügt es schon, wenn man den Impfkalender kritisiert oder vorschlägt, statt der Mehrfachimpfstoffe lieber zu Einzelimpfstoffen zurückzukehren.
Kritischen und/oder naturheilkundlich arbeitenden Ärzten und Therapeuten wird in diesem Zusammenhang oft vorgeworfen, nicht wissenschaftlich zu arbeiten. Dabei wäre es die oberste Maxime der Wissenschaft, unvoreingenommen und ehrlich Daten zu sammeln und auszuwerten. Und nicht im Vorhinein umstrittene Faktoren wie Impfungen auszuschließen, nur weil sie unbequem sind.
Auch bei den Forschungen über den Allergie-Schutz-Effekt bei Kindern, die auf dem Bauernhof oder in Großfamilien aufwachsen, spielt das eine größere Rolle, als zugegeben wird. Sowohl dem Leben auf dem Land, als auch dem Umstand, viele Geschwister zu haben, wird ja ein Allergie-Schutzeffekt zugesprochen. Leider wurde in diesen Studien der aktuelle Impfstatus nicht erfasst (zumindest nicht publiziert). Dennoch zeigt sich beim Faktor Familiengröße immer wieder: Je zahlreicher der Nachwuchs, desto weniger lassen die Eltern ihre Kinder impfen. Je größer die Familie, desto leerer der Impfpass, wobei die Erstgeborenen die meisten Impfungen erhalten. Danach nimmt die Anzahl der Impfungen mit jedem weiteren Kind ab oder sie werden deutlich später verabreicht.[100] Diese Entwicklung ist in ländlichen Gebieten noch stärker als in der Stadt zu beobachten.[101][102]
Ist das wirklich nur Zufall? Vergessen die Eltern bei jedem weiteren Kind vor lauter Alltagsstress auf die Impfungen oder spielen die Erfahrungen mit Nebenwirkungen von Impfungen, die sie inzwischen gemacht haben, hinein? Dieser Punkt wurde in den Untersuchungen nicht erörtert, die Zahlen sind aber rund um den Globus ähnlich: Mit steigender Familiengröße fällt die Zahl der Impfungen. Man muss sich schon sehr anstrengen, um die Augen angesichts solcher Zusammenhänge zu verschließen.

Besonders Impfbefürworter sollten sich dieser Diskussion stellen, nicht nur, was den Zusammenhang mit Allergien betrifft, sondern auch in Bezug auf allen anderen möglichen Folgen.
In afrikanischen Ländern wäre das ein besonders wichtiger Punkt. Einige Forscher, denen die eigene Karriere anscheinend nicht so wichtig ist, haben Einwände gegen die Impfpolitik in ärmeren Entwicklungsländern geäußert. Denn die Kinder sind dann vielleicht gegen jene Krankheiten geschützt, gegen die geimpft wurde, aber ihr Immunsystem wird durch die Impfungen aber geschwächt und sie werden anfälliger für andere Krankheiten. Bei einem geschwächten Immunsystem kann ein im Grunde harmloser Keim sehr gefährlich werden und zum Tod führen. Eine Untersuchung in Guinea-Bissau hat eine höhere Sterblichkeit von geimpften Babys im Vergleich mit ungeimpften Babys gezeigt.[103]
Der dänische Forscher Peter Aaby befasst sich mit den Langzeitfolgen von Impfungen auf das Immunsystem und hat auch die Sterblichkeitsraten untersucht. Damit hat er sich nicht nur einen Namen, sondern auch sehr unbeliebt gemacht, denn seine Untersuchungen zeigen, dass die Impfkampagnen in Entwicklungsländern die Kinder dort nicht gesünder machen. Im Gegenteil, sie werden anfälliger für Krankheiten und die Sterblichkeit steigt.[104] Die Kinder sterben dann nicht an Diphtherie, Pertussis oder Masern, gegen die sie geimpft wurden, sondern an anderen Infektionen. Die Frage ist, mit welcher Dosis Zynismus man ausgestattet sein muss, um das als Impferfolg zu feiern. Man hat sich so stark auf Prävention durch Impfungen konzentriert, dass andere Faktoren wie sauberes Wasser, Hygiene und ausgewogene Ernährung in den Hintergrund geraten sind. Es ist aber leider auch so, dass man mit dem Bau von Brunnen nicht viel Geld verdienen kann. Das Hauptinteresse besteht darin, Kinder einfach mal zu impfen, ohne sich großartig den Kopf darüber zu zerbrechen, was die langfristigen Folgen sind und ob durch die Impfprogramme überhaupt das erhoffte Ziel erreicht wird, nämlich die Gesundheit zu verbessern.
Da die meisten Studien von der Pharmaindustrie selbst finanziert werden und die Entwicklung neuer Impfstoffe sehr viel kostet, ist es aus deren Sicht verständlich, die bereits genannten Zusammenhänge zu ignorieren.

Studien zu Allergien und Impfungen oder wie man Zusammenhänge verdeckt

Bei Studien zu Impfungen und Allergien stößt man immer wieder auf folgende Probleme, die objektive Schlussfolgerungen erschweren:

1) Vergleiche zwischen ungeimpften und geimpften Probanden fehlen. Oft sind die Versuchspersonen mit verschiedenen Impfungen (und Impfstoffen) geimpft oder die Studien beginnen erst lange Zeit nachdem diese verabreicht wurden, was das Erkennen von Zusammenhängen unmöglich macht.

2) Verallgemeinerungen stehen an der Tagesordnung. Bei geimpften Kindern, die keine Allergien zeigen, wird schnell der Schluss gezogen, dass Impfungen nichts mit Allergien zu tun haben.

3) Bei der Auswahl der Probanden kommt es vor, dass **alle** sowieso schon eine Allergie haben, was keine Rückschlüsse über deren Entstehung zulässt.

4) Als „ungeimpfte" Kinder werden Kinder angesehen, die nur die eine, zu untersuchende Impfung nicht erhalten haben, alle anderen Impfungen aber schon. In der Zusammenfassung wird das oft nicht erwähnt, sie werden generell als „Ungeimpfte" bezeichnet. Bei mit den nicht / weniger geimpften Kindern wird nicht angegeben, warum sie nicht geimpft wurden (konnten die Impfungen aufgrund des schlechten Gesundheitszustandes nicht gegeben werden, wird der Spieß oft umgedreht, als wären ungeimpfte Kinder generell kränker)

5) Im Nachhinein werden Versuchspersonen aus der Untersuchung ausgeschlossen, vor allem bei unerfreulichen Ergebnissen.

6) Finanzierungen durch die Pharmaindustrie werden nicht immer angegeben. Manchmal laufen die Gelder zuerst über eine Stiftung, weil das viel besser klingt und den Verdacht etwaiger Manipulationen abwendet.

Der schon erwähnte azelluläre Pertussis-Impfstoff, der nachweislich geringere Nebenwirkungen zufolge hatte, hätte in den USA schon viel früher auf den Markt kommen können, als es tatsächlich geschehen ist. Die qualitativ hochwertigere Impfung war aber mit deutlich höheren Herstellungskosten verbunden, weshalb man ihre Einführung einfach hinauszögerte. Und lieber Entschädigungszahlungen an Impfgeschädigte zahlte.(91)

Angesichts solcher Hintergründe ist es nicht verwunderlich, dass man sich um Allergiker keine großen Sorgen macht. Aus rein wirtschaftlicher Sicht ist es naheliegend, sich nach neuen Medikamenten gegen Allergien auf die Suche zu machen, statt die bisherigen Impfstoffe, die Cashcows der Unternehmen, aus dem Rennen zu nehmen. Während bei vielen Produktgruppen der Umsatz schwindet, schießt er bei Impfstoffen in die Höhe. Allein in Deutschland beliefen sich die Impfstoffumsätze der Gesetzlichen Krankenversicherung (GKV) im Jahr 2015 auf über eine Milliarde Euro (2006 waren es „nur" 799 Millionen Euro).(105) Kein Wunder, dass die Industrie angesichts solcher Umsatzzahlen keinen Handlungsbedarf sieht.

Das Interesse an der Impfstoffherstellung war nicht immer so groß wie heute. Wie so vieles kam der Trend aus den USA, wo aber noch in den 1980er Jahren das Interesse an Impfungen eher mittelmäßig war. Es war kein so wichtiges Thema wie heute, die Impfquoten waren bei 50-60 Prozent angesiedelt. Erst Ronald Reagan weckte das Interesse der Pharmariesen an der Impfstoffproduktion. Durch die Unterzeichnung des *Vaccine Injury Act* im Jahre 1986 wurde festgelegt, dass die Hersteller für etwaige Impfschäden oder unerwünschte Nebenwirkungen nicht haftbar gemacht werden können. Und so wurde das Impfgeschäft für die Firmen wieder interessant, wie man auch an der seitdem stetig steigenden Anzahl der empfohlenen Impfungen sehen kann.

In den Jahren zuvor hatten die Hersteller sogar gedroht, sich von der Impfstoffproduktion zurückzuziehen, nicht zuletzt aufgrund hoher Entschädigungszahlungen, die insbesondere für Impfschäden nach der DTP-Impfung zu leisten waren. Der *Vaccine Injury Act* wurde vom US-Präsidenten als Rettung des Impfprogramms gesehen, doch in Wirklichkeit war es der Startschuss für ein ausgeweitetes Impfschema und die Entwicklung vieler neuer Impfstoffe. Waren vor 30 Jahren im US-Impfplan noch insgesamt 24 Impfstoffdosen vorgeschrieben, sind es heute über 70. Die USA sind momentan das Land, das seine Bürger zu den meisten Impfungen verpflichtet. Wer nicht geimpft ist, wird vom Kindergarten, vom Schulbesuch sowie von Versicherungsleistungen ausgeschlossen. Im „Land der Freiheit“ geht es diesbezüglich strenger zu als in der DDR-Diktatur, wie wir im nächsten Kapitel erfahren werden.

Warum steigen die Umsätze für Impfstoffe?

Die Gründe der steigenden Umsätze für Impfstoffe sind sehr gut überlegte Marketingkampagnen, aber auch eine gewöhnungsbedürftige Preisgestaltung der pharmazeutischen Unternehmen. Innerhalb von fünf Jahren hat sich der Preis für den saisonalen Grippeimpfstoff verdoppelt: 2005 kosteten zehn Ampullen 80-90 Euro, 2010 bereits 180-200 Euro.[106] Sogar innerhalb der Europäischen Union gibt es zwischen den einzelnen Ländern erhebliche Preisunterschiede. So kostet der Masern-Mumps-Röteln-Impfstoff in Deutschland 60 Prozent mehr als in Frankreich.

Weniger Allergien im Osten

Eine für die Allergieforschung spannende Begebenheit ergab sich nicht im Labor, sondern fast schon nebenbei aufgrund von politischen Ereignissen. Der Fall der Berliner Mauer ebnete nicht nur den Weg für die Wiedervereinigung Deutschlands, sondern eröffnete zugleich der Medizin ein neues Forschungsgebiet. Die Allergiehäufigkeit in der DDR-Bevölkerung war bislang aufgrund fehlender Untersuchungen unklar. Die Möglichkeit, im Labor eine Bestimmung der Allergen-Antikörper durchzuführen, war in der DDR nur in einigen Spezialzentren möglich, Allergenextrakte waren Mangelware. Um diese Wissenslücken zum Thema Allergiehäufigkeit zu schließen, wurden nach der Wiedervereinigung einige Studien erstellt.

Die Münchner Kinderärztin und Allergiespezialistin Erika von Mutius war beim Ost-West-Vergleich federführend und brachte damit einiges an Bewegung in die Allergieforschung. Zum großen Erstaunen der Forscherteams stellte sich nämlich heraus, dass es in der DDR viel weniger Allergiker gab als in Westdeutschland. Aufgrund der hohen Umweltverschmutzung im Osten hatte man genau das Gegenteil vermutet, vor allem was die Zahl der allergischen Atemwegserkrankungen betrifft. Verglichen mit dem Westen gab es im Osten aber nur halb so viel Allergiebereitschaft. Westdeutsche Kinder litten doppelt so häufig an allergischem Asthma oder Heuschnupfen. Allerdings waren Bronchitis und Ekzeme in der DDR zum Teil häufiger vorzufinden. Die Umweltverschmutzung hatte also durchaus negative Folgen, nur eben nicht in Bezug auf das Auftreten von Allergien.[(107)]

Die Allergikerquote im Osten war nicht nur bei Kindern niedriger. Erwachsene aus der ehemaligen DDR waren auch nach der Wiedervereinigung weniger allergisch auf Pollen, Hausstaub oder Tierhaare als ihre westlichen Nachbarn.[(108)]

Man begann sich ganz schön den Kopf darüber zu zerbrechen. Warum waren die DDR-Bürger von Allergien bisher weitgehend verschont geblieben? Wie kann ein Volk mit gleichem genetischen Hintergrund so eklatant unterschiedliche Allergiestatistiken aufweisen? Vor allem wenn man berücksichtigt, dass die DDR zu den größten Umweltsündern der Welt zählte, der Einsatz von Pestiziden nicht gerade sparsam erfolgte und das Leben nicht unbedingt stressfrei war, insbesondere dann, wenn man nicht ins sozialistische Bild passte. Existenzängste musste man keine haben, hatte doch jeder DDR-Bürger ein gesetzlich festgeschriebenes Recht auf einen Arbeitsplatz. Den Beruf konnte man sich aber nicht immer selbst aussuchen, geschweige denn offen Kritik an der Parteiführung üben oder einfach in ein westliches Land auf Urlaub fahren. Berüchtigte Kinder- und Jugendheime zur Umerziehung, Verfolgung von Andersdenkenden und Spitzelwesen sind keine Gegebenheiten, die man mit einem unbeschwerten Leben assoziiert. Hinzu kam ein ungesunder Lebensstil, der mit zu wenig Bewegung, dafür mit relativ hohem Alkohol- und Tabakkonsum einherging. Versuche der Parteispitze, die Bevölkerung zu mehr Sport zu bewegen, scheiterten kläglich. Fernsehen war die beliebteste Freizeitbeschäftigung, jedenfalls seit den 1980er Jahren.

So beeindruckend die niedrigen Allergiker-Zahlen waren, so rätselhaft waren sie auch. Dass das Leben auf dem Bauernhof verglichen mit dem Stadtleben vor Allergien schützt, mag ja keine große Überraschung sein. Doch die niedrigen Allergieraten der DDR waren in der Welt der Wissenschaft eine Sensation. Und ein Rätsel. Nach dem Mauerfall holte der Osten innerhalb kürzester Zeit die westdeutsche Allergiestatistik ein und es waren zwischen Ost und West kaum mehr Unterschiede nachzuweisen. Auch dafür konnten die Forscher keine eindeutige Erklärung finden.

Als mögliche Allergiehemmer wurden ganz im Sinne der Hygiene-Hypothese die zahlreichen Kinderkrippen in der DDR in Betracht gezogen. Während die BRD-Mütter ihre Kinder meist erst ab dem dritten Lebensjahr in Kindergärten unterbrachten, wurden die Kinder in der DDR viel früher in staatlicher Obhut betreut. In den Augen der Parteifunktionäre des Ostens sollten Frauen so früh wie möglich nach der Entbindung wieder arbeiten gehen und das Kinderbetreuungsnetz wurde stark ausgebaut. Bereits in den 1960er Jahren gab es für Eltern in der DDR die Möglichkeit, das Kind untertags in einer Krippe betreuen zu lassen und das theoretisch schon ab der sechsten Lebenswoche. In den 1980er Jahren gab es ein bezahltes Babyjahr, das heißt, ab diesem Zeitpunkt landete man als Kind meist nach Vollendung des 12. Lebensmonats in einer Krippe. Der frühe Kontakt mit Gleichaltrigen schien ein gutes Training für das Immunsystem zu sein, so die Studie.(107) Dem Immunsystem konnte so nicht langweilig werden, es

brauchte also keine Allergie als Beschäftigung ausbilden. Doch war das wirklich der ausschlaggebende Punkt oder gab es noch weitere Einflüsse?
Ein Forscherteam um Ursula Krämer hat in einem Ost-West-Allergievergleich über 23 Faktoren, die Einfluss auf Allergien haben könnten, festgelegt.(109) Spannteppiche, Daunendecken, etwaiger Wurmbefall, Feuchtigkeit in der Wohnung, rauchende Mutter, Frühgeburt, Wohnen an einer befahrenen Straße oder die Art des Haustieres (unterteilt in Nagetiere, Katzen, Hunde und Vögel) beispielsweise. Man wollte es anscheinend ganz genau wissen. Bei der langen Liste wurde interessanterweise die Ernährungsweise als Faktor ignoriert, nur der Body-Mass-Index (BMI) wurde gemessen. Die Anwesenheit eines Kanarienvogels wurde damals anscheinend als relevanter erachtet, als der tägliche Speiseplan. Der Einfluss von Impfungen wurde völlig außer Acht gelassen.
Am auffallendsten bei solchen Untersuchungen ist manchmal das, was nicht gemacht wird. Die genannten Erklärungsversuche haben sehr wohl ihre Berechtigung, doch es ist schon merkwürdig, dass andere Bereiche, in denen große Unterschiede zwischen Ost und West bestanden haben, ausgelassen wurden. Es handelt sich dabei vor allem um solche Faktoren, die die größten Nahrungsmittelkonzerne und die Pharmaindustrie betreffen. Denn nach näherer Betrachtung zeigen sich Zusammenhänge, mit deren Aufzählung man sich bei einem Pharmariesen nicht unbedingt viele Freunde macht.
So wurden zum Beispiel die Unterschiede im Lebensmittelkonsum oder im Medikamentenverbrauch sowie das unterschiedliche Impfwesen nicht ernsthaft in Betracht gezogen. Dabei haben gerade diese Faktoren einen großen Einfluss auf unseren Darm und damit auf unser Immunsystem. Natürlich hat sich seitdem in der Forschung vieles geändert. Erika von Mutius erklärte später in einem Interview, dass sie heute nach weiteren Gesichtspunkten suchen würde, doch damals war man viel zu sehr auf die Luftverschmutzung fixiert.(110)
Was das Rätsel um den Einfluss der Krippen angeht, es löste sich wie so manches mit der Zeit von alleine. Norwegische Forscher haben über zehn Jahre lang mehr als 2.500 Kinder beobachtet und Daten gesammelt. Es stellte sich heraus, dass das vermehrte Auftreten von Infektionen in der frühen Kindheit keineswegs vor Allergien oder Asthma

schützt. Im Gegenteil, das Risiko später an Asthma zu leiden, war sogar größer.[111]
Seit 2013 gibt es in Deutschland für Kinder ab dem vollendeten ersten Lebensjahr einen Rechtsanspruch auf einen geförderten Betreuungsplatz. So verpönt das DDR-Betreuungsmodell kurz nach der Wende war, mittlerweile sind 85 Prozent der deutschen Kinder unter drei Jahren untertags in einer solchen Einrichtung und kommen dadurch viel in Kontakt mit anderen Kindern. Doch die Allergieraten bleiben davon völlig unbeeindruckt.

Impfungen in der DDR

Wenn es um mögliche Einflüsse von Impfungen auf die Allergiehäufigkeit geht, landet die Diskussion schnell in der DDR: Dort wären alle Kinder durchgeimpft gewesen und trotzdem hätte es weniger Allergien gegeben. So oft diese Aussage auch wiederholt wird, kaum jemand hat sich die Mühe gemacht, sie auch ernsthaft zu überprüfen. Das wird im folgenden Abschnitt nachgeholt.
Die Ausführungen sind recht umfangreich, was daran liegt, dass das Thema Impfungen meist gemieden wird und deshalb Nachholbedarf besteht. Keineswegs sollen Impfungen als alleiniger Risikofaktor in Bezug auf Allergien hingestellt werden. Schließlich gibt es genug ungeimpfte Kinder, die an Allergien leiden. Doch Impfungen ganz aus der Diskussion zu streichen ist aus wissenschaftlicher Sicht einfach nicht korrekt.
Dass es einen Zusammenhang zwischen Impfungen und Häufigkeit von Allergien geben könnte, wurde von diversen Forschungsteams der Ost-West-Studien schnell verworfen.[109] Dies wurde damit begründet, dass eine Studie gezeigt hätte, dass Impfungen nur geringe *allergieprotektive* Effekte hätten, wenn überhaupt. Sie würden höchstens ein wenig vor Allergien schützen, wären aber ansonsten irrelevant. Liest man solche Aussagen, könnte man erwarten, dass die Wissenschaftler die Auswirkungen von Impfungen genau untersucht hätten und die Analyse nichts ergeben hat. Sieht man sich aber die zitierte Untersuchung an, ist es verwunderlich, wie man zu dieser Schlussfolgerung gekommen ist: Damals wurde in der bayrischen Stadt Augsburg

bei über 1.600 Kindern untersucht, ob zwei Impfungen, nämlich die BCG- sowie die Pertussis-Impfung, eine Auswirkung auf das Allergievorkommen hätten.[112]
Bei diesem Studiendesign gibt es einige Faktoren mit Manipulationspotential, um es nett auszudrücken. Erstens wurden nur diese zwei oben genannten Impfungen in Betracht gezogen. Welche anderen Impfungen die untersuchten Kinder erhalten hatten, wurde nicht berücksichtigt. Zweitens war die Pertussis-Impfung damals im Westen und Osten wegen der vielen Nebenwirkungen für Allergiker ein No-Go (in der BRD gab es für diese Impfung keine allgemeine Impfempfehlung). Gab es in der Familie bereits allergische Erkrankungen, war man mit dieser Impfung vorsichtig. Die Pertussis-Impfung bekamen nur völlig gesunde Kinder, die keine Allergiesymptome aufwiesen. Für die Erstellung der Statistik konnte man also die zwei Variablen „Allergie" und „Pertussis-Impfung" so verwenden, dass man stolz zu folgender Schlussfolgerung kam: „Kinder mit Pertussis-Impfung haben weniger Allergien!"
Sehr lustig. Das ist in etwa so, als ob man in einer Bar den Einfluss von Bierkonsum auf das Trunkenheitslevel untersuchen möchte und einer Gruppe, die schon vollkommen betrunken ist, nichts mehr zu trinken gibt. Einer anderen Gruppe, die nüchtern ist, kredenzt man ein bis zwei Gläser Bier. Und kommt dann nach einer eingehenden Analyse zu folgendem Schluss: „Statistisch gesehen sind die, die Bier getrunken haben, viel nüchterner. Bier macht demnach nicht betrunken."
Ein Vergleich wäre nur dann zulässig, wenn man vorher völlig gesunde und ungeimpfte Probanden in zwei Gruppen aufteilen würde. Eine Gruppe erhält die Impfung, die andere nicht und *dann* vergleicht man die Zahlen. Aus unerklärlichen Gründen wollen die Pharmariesen aber eine solche groß angelegte Studie nicht finanzieren...
Von der oben genannten Studie bleibt ein wackliges Argument übrig. Anscheinend war es aber ausreichend, um Jahre später in der Allergie-Studie generell zu behaupten, dass Impfungen keine Auswirkungen auf das Allergiegeschehen haben.[109] Nicht schlecht, was für krasse Verallgemeinerungen in der angeblich so korrekt arbeitenden Wissenschaft möglich sind. Die Autoren geben in dem Artikel zwar zu, dass es einige Studien gibt, die auf ein gesteigertes Allergierisiko durch Impfungen hinweisen und ein fünffach höheres Risiko einer Allergie

nach einer Pertussis-Impfung gezeigt haben. Trotzdem kommen sie aber aufgrund ihrer Datenlage zu dem Schluss, dass eine Pertussis-Impfung nicht unbedingt vor Allergien schützt, aber auch keinesfalls welche begünstigt. Andere Impfungen wurden einfach vergessen.

Die Forscher der angesprochenen Studie sind keineswegs in schlechter Gesellschaft, sie haben nur das Pech, in diesem Buch genannt zu werden. Es gibt unzählige Studien, in denen der Faktor Impfungen nicht ernsthaft berücksichtigt wird. Dabei ist die genauere Analyse des Impfwesens im Ost-West-Allergie-Vergleich sehr wichtig, wie die folgenden Abschnitte zeigen. Natürlich ist es schade, dass Impfungen damals völlig ignoriert wurden, denn ein tatsächlicher Vergleich zwischen Impfstatus, Impfkalender und Impfstoffen zwischen den Kindern der BRD und der DDR wäre noch aussagekräftiger. Sieht man sich dreißig Jahre später die Unterschiede an, gibt es Erstaunliches zu entdecken.

Seit 1965 bestand in der DDR Impfpflicht, diese galt für Impfungen gegen Pocken, Polio, Tuberkulose (BCG) sowie für die Dreifach-Impfung gegen Diphtherie-Pertussis-Tetanus (DPT). Erfolgreiche Impfpolitik wurde in der DDR als Teil des Wettbewerbs mit dem Westen gesehen und diesen Wettbewerb wollte man gewinnen. Das Impfwesen sollte als Aushängeschild der blühenden Gesundheit der DDR-Bevölkerung dienen, es ging in der Gesundheitspolitik allerdings mehr um Politik als um Gesundheit. Das Impfprogramm zielte daher nicht nur auf die Vorsorge ab, es war eine Waffe im Kampf gegen den Westen, wie der Zeithistoriker Dr. Malte Thießen schreibt.[(113)] Hohe Impfquoten wurden einerseits als Maßnahme gegen Infektionskrankheiten gesehen, andererseits auch als ein politisches Symbol. Sie sollten die Zustimmung der Bevölkerung zum Sozialismus und zur staatlichen Führung zeigen. Auch gegenüber dem Westen wollte man sich mit sozialistischer Prophylaxe hervortun. Unter dem Motto „Sozialismus ist die beste Prophylaxe“ wurde viel darangesetzt, auch im Impfwesen zu glänzen.

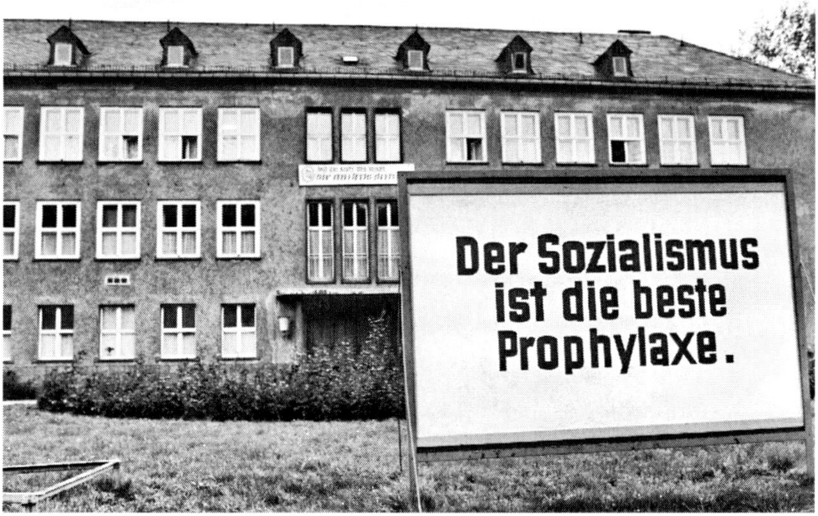

DDR-Propagandaplakat. Was Allergien betrifft, sollte es Recht behalten. © Harald Schmitt

Wie so oft wird es erst richtig spannend, wenn man etwas an der Oberfläche kratzt. Oder tief Luft holt, um in staubigen Akten des Archivguts der DDR zu blättern, die heute im Bundesarchiv Berlin aufliegen. Die für Impfungen relevanten Akten des Ministeriums für Gesundheitswesen und der untergeordneten Institute sind zum Großteil zugänglich, nur die Akten, die persönliche Informationen zu Impfschäden oder Todesfällen enthalten, unterliegen noch einer Schutzfrist. Sofern man nicht an einer ausgeprägten Stauballergie leidet, steht einer Reise in die Gesundheitspolitik der DDR nichts im Wege.

Strenge Kontrollen

Ein erfolgreiches Impfwesen war in der DDR von Beginn an ein schwieriges Unterfangen, denn das Land stand nach dem Bau der Berliner Mauer ohne Impfstoffe da. Sie hätten um teure Devisen eingekauft werden können, doch das wäre nicht nur mit enormen Kosten, sondern auch mit einer Abhängigkeit vom Westen einhergegangen. Daher beschloss man, die Impfstoffe gemäß den WHO-Richtlinien selbst herzustellen. In der Allergiediskussion über die Unterschiede zwischen

Ost und West wird dieser wichtige Punkt, dass in der DDR andere Impfstoffe als im Westen zum Einsatz kamen, meist verschwiegen.
Bei der Durchsicht der Akten zur DPT-Impfung stößt man immer wieder auf eine Unterschrift: „*Rustenbach.*" Es war nicht einfach, die Person, die hinter dieser Unterschrift steht, zu finden, aber es ist gelungen. Siglinde Rustenbach war als Diplombiologin ab 1962 im *Staatlichen Institut für Impfstoffe und Nährmedien (SIFIN)* beschäftigt und dort bis zum Zusammenbruch der DDR für die Produktion der bakteriellen Impfstoffe verantwortlich. Der DPT-Impfstoff für das gesamte DDR-Gebiet wurde im *SIFIN* hergestellt, anfangs eine besondere Herausforderung. „Wir haben bei null angefangen", wie mir Frau Rustenbach erzählte. Ein schönes Arbeitsleben sei es gewesen, „mit Sinn und Zweck." Eigentlich eine Befürworterin der damaligen Impfpflicht, gibt sie zu, dass sie heute Zweifel hat, sich impfen zu lassen. Der Grund dafür? Aufgrund ihres Erfahrungsschatzes wisse sie, was passieren könne und die Überprüfung der heutigen Impfstoffe wäre nicht so genau wie damals in der DDR. Auch wenn es an vielem gefehlt habe und man manchmal improvisieren musste, in puncto Sicherheit wurde nicht gespart: „Über Geld haben wir uns da nie unterhalten." Doch heute gehe es ja vor allem um den Profit.
Jede Charge des DPT-Impfstoffs wurde damals mehrfach auf Toxizität überprüft: Zuerst die einzelnen Komponenten, dann das fertige Gemisch in der Produktionsstätte *SIFIN* und danach in der *Technischen Kontrollorganisation (TKO)*. Die *TKO* war direkt dem Staat unterstellt und vom *SIFIN* unabhängig. Verliefen die Überprüfungen in der *TKO* positiv, wurde die Charge vom Staatlichen Prüfinstitut in Berlin-Pankow weiteren Tests unterzogen und erst als auch diese zufriedenstellend waren, konnte sie freigegeben werden.[(114)]
Tatsächlich finden sich in den Akten viele Vermerke zur Überprüfung der Toxizität. Diese Tests wurden bei jeder Charge mittels Tierversuchen durchgeführt, an Mäusen, Meerschweinchen und Kaninchen. Na gut, bis auf eine Ausnahme, als im Akt vermerkt wurde, dass Kaninchen gerade nicht zur Verfügung standen und die Ergebnisse zur Verträglichkeit bei dieser Tierart nachgereicht werden müssten[(115)] (wo die Kaninchen waren, ist leider nicht mehr feststellbar). Der Fokus der DDR-Behörden auf allerhöchste Sicherheit und unabhängige Prüfungen ist jedenfalls bemerkenswert, trotz des enormen Aufwands und

der dadurch entstandenen Kosten. Nicht freigegebene Chargen wurden vernichtet, was zeitweise dazu führte, dass der Impfstoff nicht rechtzeitig geliefert werden konnte.
Natürlich wird auch heute jede Impfstoffcharge geprüft (siehe Kasten). Man geht aber davon aus, dass durch das moderne Qualitätsmanagement ein eigener Test auf Toxizität nicht mehr erforderlich ist. In den letzten Jahren kam es aber doch vor, dass Chargen im Nachhinein wieder aus dem Verkehr gezogen werden mussten. Diese Rückrufe wurden medial nicht an die große Glocke gehängt, auch wenn es sich dabei um keine Nischenimpfung, sondern beispielsweise um den massenhaft eingesetzten Sechsfach-Impfstoff *Infanrix Hexa* des Herstellers *GlaxoSmithKline* handelte.[(116)] Einige Chargen wurden beispielsweise 2012 zurückgerufen. Der offizielle Grund: „Mögliche mikrobielle Verunreinigungen". Aufgrund dieser scheinbar hypothetischen Möglichkeit einer Kontamination wurden Apotheken aufgefordert, die Auslieferung umgehend zu stoppen und die betroffenen Chargen zurückzuschicken. Der Haken dabei: Der Rückruf erfolgte erst Monate nach der Freigabe, viele Impfstoffdosen waren schon längst verabreicht worden. Der Hersteller wies darauf hin, dass die routinemäßigen Tests in Ordnung gewesen seien und alle Freigabekriterien erfüllt worden wären. Warum man nach dieser langen Zeit festgestellt hat, dass mit diesem Impfstoff etwas nicht in Ordnung ist, wurde leider nicht verraten. Man erklärte, dass Verunreinigungen in den Produktionsräumlichkeiten entdeckt worden waren.
Klarerweise bieten die Rückrufe, die heutzutage nach erfolgreichen Freigaben auftreten, nicht genug Brisanz für die Allergiethematik. Doch wie wir sehen werden, kommt in den nächsten Abschnitten der Stein ordentlich ins Rollen.

Gesündere Ost-Impfstoffe?

Während im Westen die Impfstoffe der Pharmakonzerne verwendet wurden, hat man sich in der DDR auf sich selbst, beziehungsweise auf die sozialistischen Verbündeten verlassen.
Die Grundlage der Impfstoffherstellung in der DDR bildeten die Erreger, die international Verwendung fanden, beziehungsweise sogenann-

te Referenzstämme, die von der WHO zur Verfügung gestellt wurden. Die Produktion von Impfstoffen ist ein hochkomplexer Prozess, bei dem die einzelnen Schritte Auswirkungen auf das Endergebnis haben können. Wird nur an einem Zahnrädchen dieses komplizierten Mechanismus gedreht, hat das mitunter weitreichende Konsequenzen. Außer unterschiedlichen Nährböden und den abgeschwächten Erregern werden dabei viele andere Stoffe verwendet, angefangen von Aluminiumverbindungen, Formaldehyd, bis hin zu Quecksilber und anderen potentiell schädlichen Substanzen.

Wie werden heutzutage in der EU die Chargen von Impfstoffen überprüft?

Bevor eine Impfstoffcharge freigegeben wird, muss sie von einem staatlichen Arzneimittelkontrolllabor (OMCL, Official Medicines Control Laboratory) eines EU/EWR-Mitgliedlandes geprüft worden sein. In Österreich ist dafür das behördliche Arzneimittelkontrolllabor, in Deutschland das Paul-Ehrlich-Institut zuständig. Bei jeder Produktcharge werden die Chargenherstellungs- und Prüfprotokolle kontrolliert, die der Produzent vorweist. Zusätzlich werden die eingereichten Prüfmuster den vorgeschriebenen Analysen unterzogen:

1. **Identität des Impf-Antigens** (richtiges Impf-Antigen vorhanden?)
2. **Wirksamkeit** (quantitative Bestimmung des Impfantigens, Keimzahl, ob bei Tieren der Antikörper-Titer ausreichend steigt)
3. **Sicherheit** (Bestimmung des Endotoxingehalts, Pyrogenitätstest)
4. **Konsistenter Herstellungsprozess** (visuelle Prüfung, pH-Wert, Aluminiumgehalt, Proteingehalt usw.)

Besonders interessant bezüglich der Allergiethematik sind die hinzugefügten Aluminiumhilfsstoffe, die das Immunsystem aktivieren und die Antikörperproduktion ankurbeln. Und gerade dabei zeigt sich bei genauerem Hinsehen ein wichtiger Unterschied zwischen Ost- und Westdeutschland.

Andere Aluminiumverbindungen, andere Folgen?

Aluminiumverbindungen wurden sowohl dem Zweifach-Impfstoff DT (Diphtherie-Tetanus), als auch dem Dreifach-Impfstoff DPT (Diphtherie-Pertussis-Tetanus) als Adjuvans zugesetzt. In dem für die Ost-West-Vergleichsstudien relevanten Zeitraum verwendete man in der DDR vor allem Aluminiumphosphat (später teilweise eine Mischung von 90 Prozent Aluminiumphosphat und maximal 10 Prozent Aluminiumhydroxid, wie aus internen Akten hervorgeht, wobei im Arzneimittelverzeichnis immer nur Aluminiumphosphat angegeben wurde).[117] Im Westen bestand laut Arzneimittelverzeichnis der Wirkverstärker-Mix aus 0,75 mg Aluminiumhydroxid und 0,75 mg Aluminiumphosphat pro 0,5 ml Dosis.

Auch wenn sie ähnlich heißen, macht es einen großen Unterschied, ob wir es mit Aluminiumhydroxid oder Aluminiumphosphat zu tun haben. Gesund ist keines von beiden. Aluminiumphosphat wird allerdings vom Körper leichter ausgeschieden beziehungsweise gar nicht erst so stark aufgenommen und als weniger giftig eingestuft, zumindest wenn es oral aufgenommen wird.[118] Bei einer Injektion laufen natürlich andere Mechanismen ab. Traktiert man zwei Gruppen von armen Versuchskaninchen mit der gleichen Menge Aluminium, aber die eine Gruppe mit Aluminiumphosphat und die andere Gruppe mit Aluminiumhydroxid, passiert Folgendes: Innerhalb von 28 Tagen scheiden jene Kaninchen, denen Aluminiumphosphat injiziert wurde, im Vergleich zu jenen, die Aluminiumhydroxid gespritzt bekommen haben, dreimal so viel Aluminium aus.[119]

Die jeweils unterschiedliche Wirkung von Aluminiumphosphat und Aluminiumhydroxid ist noch wenig erforscht, auch wenn beide schon seit langer Zeit eingesetzt werden. Im Jahre 2016 publizierte der federführende Aluminiumforscher Christopher Exley eine Studie zu diesem Thema und es zeigte sich, dass sich die beiden Aluminiumverbindungen tatsächlich jeweils vollkommen anders verhalten.

Aluminiumphosphat scheint auf den ersten Blick heftigere Reaktionen auszulösen. Die lokalen Rötungen bei der Einstichstelle und auch Lymphknotenschwellungen sind stärker. Das heute weitaus beliebtere Aluminiumhydroxid löst nach einer Injektion keine so starken, sichtbaren Reaktionen aus. Es ist aber anscheinend schwerer zu eliminieren und verbleibt länger im Körper. Somit hat es auch länger Zeit, Schäden anzurichten. Die akuten Nebenwirkungen fallen milder aus, die Schwellungen an der Einstichstelle sind geringer, alles scheint in bester Ordnung zu sein. Doch das ist kein Grund zur Freude, denn Aluminiumhydroxid kann tiefer in den Körper eindringen, dort immunologische Prozesse stören und neurotoxisch wirken.[120] Zellen des Immunsystems nehmen es an der Einstichstelle auf und können es tief ins Innere des Körpers transportieren.

Da Aluminiumverbindungen trotz ihres jahrzehntelangen Einsatzes noch ungenügend erforscht sind, sind die Unterschiede der jeweiligen Präparate hinsichtlich ihrer Wirkung auf das Allergiegeschehen noch nicht ermittelt worden. Man weiß es einfach nicht genau. Fest steht aber, dass Aluminiumphosphat und Aluminiumhydroxid unterschiedliche Wirkmechanismen haben, was beim Allergiethema eine große Rolle spielen könnte. Dass Aluminiumhydroxid ein stärkeres Adjuvans als Aluminiumphosphat ist, scheint in der Impfstoffproduktion bereits seit 1955 bekannt zu sein.[121] Versuche mit Mäusen bestätigen, dass Aluminiumhydroxid bei der Diphtherie-Tetanus-Impfung eine stärkere Antikörperproduktion zufolge hat und zwar auch bei geringerer Dosis.[79]

Erika von Mutius hat in ihren Forschungen gezeigt, dass das Immunsystem von ost- und westdeutschen Kindern unterschiedlich arbeitete: Bei Kindern, die im Westen aufgewachsen waren, konnte im Unterschied zu ihren Altersgenossen aus dem Osten eine Verschiebung des Immunsystems in Richtung Th2 beobachtet werden. Dieser „Th2-Shift" ist bei allergischen Erkrankungen typisch. Die unterschiedlichen Adjuvantien könnten dabei eine größere Rolle gespielt haben, als bisher angenommen wurde.

In der DDR war man sich der Problematik von Aluminium-Adjuvantien durchaus bewusst. Bei einer Diskussion über neue Grippeimpfstoffe wurde 1984 gegen einen aluminiumhaltigen Impfstoff entschieden, mit der Begründung, dass eine wiederholte Impfung „zu einer großen Zahl nicht abzubauender Aluminiumdepots bei den Impflingen führen würde."[122] Wobei wir hier von einem biochemischen Eisberg sprechen, bei dem der Großteil verborgen ist. Bei genauerer Analyse der einzelnen Schritte, die bei der Produktion anders abgelaufen sind, gäbe es mit ziemlicher Sicherheit noch mehr zu entdecken. Schon ein unterschiedlicher pH-Wert bei der Vermischung der Aluminiumverbindung mit den Erregern kann eine andere Auswirkung auf die Adsorption haben, ebenso die Temperatur und die Partikelgröße. Je stärker die Antigene an die Aluminiumverbindung gebunden werden, desto stärker ist die darauf-

folgende spätere Immunreaktion. Auch das Aluminiumhydroxid selbst kann qualitativ unterschiedlich sein.
In der Impfstoffproduktion kann das Ganze mehr als die Summe seiner Teile sein – oder aber auch weniger. Werden drei verschiedene Antigene, wie beispielsweise Diphtherie-, Tetanus- und Pertussis-Bakterien zusammen vermischt, beeinflussen sich diese auch gegenseitig. Der Pertussis-Teil verändert die Wirkung der anderen, auf Englisch nennt man das *„antigen competition“*. Diese „Konkurrenz der Antigene“ war schon in den 1960er Jahren bekannt. Versuche an Mäusen hatten ergeben, dass der Keuchhustenanteil als Adjuvans fungiert und die Wirkung der anderen zwei Komponenten verstärkt. Jüngere Untersuchungen beim Menschen haben allerdings gezeigt, dass der Keuchhustenanteil auch in der Lage ist, die Antikörperreaktion auf den Diphtherie- und Tetanus-Anteil abzuschwächen.(123)
Somit kann das Mischungsverhältnis entscheidend sein. Unterschiedliche Impfstoffe gegen dieselben Krankheiten können deshalb auch unterschiedliche Nebenwirkungen haben, das hat man aber bei der Ost-West-Allergiediskussion aber vergessen, zu erwähnen. Was die Mehrfachimpfungen betrifft, so betrachtete man in der DDR eine Kombination von drei Impfungen übrigens als Höchstgrenze. Bei einem Vierfach-Impfstoff könne man die Impfreaktionen nicht mehr zuordnen und das Immunsystem wäre noch nicht ausgereift genug.

Aus dem DDR-Impfalltag

„Die Impf-Ärzte waren sehr vorsichtig, haben nachgefragt und untersucht. Bei einem Impfschaden wurde ja der Arzt zur Verantwortung gezogen, die wollten sichergehen, dass sie keine Frage ausgelassen haben“, erzählt Frau Rustenbach von der Impfpraxis in der DDR. Tatsächlich stechen die vorsichtigere Impfpraxis und die damaligen umfassenden Gegenanzeigen ins Auge, vergleicht man sie mit der heutigen Impfpraxis.
Unter anderem wurden bei bestimmten Impfungen Kinder mit bestehenden Allergien nicht geimpft. Generell war man bei der Verabreichung von Impfungen in der DDR sehr umsichtig, es gab dafür speziell ausgebildete Impfärzte und -schwestern. Im *„Vademekum*

für Impfärzte" wird die Verpflichtung der Impfärzte besonders hervorgehoben, die Kontraindikationen genau zu beachten und auch zu erfragen, ob der Impfling selbst oder Blutsverwandte an Allergien leiden. Die Liste der Gegenanzeigen war ausführlich und wurde erst 1990 gekürzt, um ein westliches Niveau zu erreichen. Allein wenn man sich die Fragebögen ansieht, die vor der Impfung an die Erziehungsberechtigten verteilt wurden, wird deutlich, wie genau man es nahm. Hier am Beispiel der DT/DPT-Impfung die Fragen des zweiseitigen Bogens (am Beispiel des Kreises Jüterbog).

Schutzimpfung gegen Diphtherie (Keuchhusten) Tetanus – Fragebogen in der DDR

1. War der Impfling in den letzten 14 Tagen erkrankt? Woran?
2. Bestanden in den letzten 3 Monaten beim Impfling eine ansteckende Gelbsucht oder Ziegenpeter?
3. Bestanden in den letzten 4 Wochen beim Impfling Masern, Keuchhusten, Scharlach, Virusgrippe, Windpocken oder Röteln?
4. Bestehen oder bestanden in den letzten 3 Wochen in der Familie des Impflings ansteckende Erkrankungen? Welche?
5. Befindet sich der Impfling in der Erholungsphase nach einer schweren Erkrankung in den letzten 3 Monaten? Art der Erkrankung:
6. Leidet der Impfling an einer akuten Tuberkulose?
7. Liegen schwerwiegende Herz-, Leber- und Nierenerkrankungen beim Impfling vor? Welche?
8. Leidet der Impfling unter „laufenden Ohren"?
9. Bestehen beim Impfling eitrige Hauterkrankungen oder andere eitrige Erkrankungen?
10. Bestehen oder bestanden beim Impfling epileptische Krampfanfälle oder Fieberkrämpfe? Wann traten die Anfälle letztmalig auf?

10. (Forts.) Wurde eine elektrische Hirnstromkurve (EEG) abgeleitet? Befindet sich der Impfling deswegen noch in Behandlung beim Kinder- oder Nervenarzt? Anschrift des Arztes: / Medikamente:

11. Litt der Impfling in den letzten 12 Monaten an einer Hirnhautentzündung oder an einer anderen Erkrankung des Gehirns? Wurde in der Zwischenzeit eine elektrische Hirnstromkurve (EEG) abgeleitet? Sind Gesundheitsstörungen nach durchgemachter Hirnhautentzündung zurückgeblieben? Welche:
    Befindet sich der Impfling deswegen noch in ärztlicher Behandlung? Anschrift des Arztes:

12. Traten während der Entbindung des Impflings Komplikationen auf? Ist ein frühkindlicher Hirnschaden bekannt? Ist in der Vergangenheit eine Schädelhirnverletzung mit Bewusstlosigkeit beim Impfling aufgetreten?

13. Bestehen beim Impfling Krankheitszustände auf allergischer Grundlage? (Überempfindlichkeit gegen Impfstoffe, Nahrungsmittel, Heuschnupfen, Nesselfieber etc.?)

14. Bestehen beim Impfling noch anderweitige, nicht erwähnte Erkrankungen?

15. Wurde der Impfling in den letzten 2 Monaten gegen Tuberkulose geimpft?

Fragebogen vor Diphtherie-(Pertussis)-Tetanus-Impfung, BArch DQ 1/13129 Bd.2 Impfberatungsstellen der Bezirke u. Schutzimpfungen im Kindes- und Jugendalter

Bei perinatalen Belastungen wurde nicht mit dem DPT-Impfstoff geimpft, die Masernimpfung je nach Diagnose verschoben oder gestrichen. Das heißt, Frühgeborene oder Babys mit geringem Geburtsgewicht waren von diesen Impfungen befreit, was auf dem Impfschein ohne Angabe einer Diagnose vermerkt wurde. Das ging teilweise so weit, dass per Kaiserschnitt geborene Kinder von der Pertussis-Impfung zurückgestellt wurden. „Eine weitgehende Befreiung von Risikokindern bei der Pertussis-Impfung ist angezeigt", konstatierte ein Artikel in einer Fachzeitschrift. In unklaren Fällen sollte man bis zum dritten Lebensjahr warten und dann entscheiden.(124)

Lag eine allergische Erkrankung vor, wurde entweder gar nicht, verzögert oder nach genauer fachärztlicher Anamnese geimpft. Im Arzneimittelverzeichnis waren bei vielen Impfstoffen alle allergischen Erkrankungen als Kontraindikation angeführt. Schaut man sich die einzelnen Impfstoffe und die Gegenanzeigen genau an, stellt sich heraus, dass gerade Tot-Impfstoffe (mit der Aluminium-Komponente als Wirkverstärker und Quecksilber als Konservierungsstoff) für Allergiker gestrichen wurden.

Die allergisch-toxische Wirkung dieser Metalle sowie die weitaus bessere Verträglichkeit der Impfstoffe ohne Aluminiumverbindungen waren bekannt.

Impfstoff	Aluminium enthalten?	Wurden Allergiker geimpft?
BCG-Impfung	nein	ja
DPT (Dreifach-Impfung)	ja	nein, Allergiker waren ausgenommen
DT (Zweifach-Impfung)	ja	nein, Allergiker waren ausgenommen
Tetanus-Impfung	ja	ja, Allergiker sollten geimpft werden, aber statt 0,5 ml auf einmal, schrittweise und aufgeteilt (0,1 ml dann 0,2 ml sowie noch einmal 0,2 ml)
Tetanus-Fluid-Impfung	nein	ja, für Auffrischungen sollte der Fluid-Impfstoff (auch bei Nicht-Allergikern) aufgrund der besseren Verträglichkeit verwendet werden, enthielt kein Aluminium
Poliomyelitis-Impfung	nein	ja
Masern	nein	ja
Pocken-Impfung	nein	teilweise – Personen mit Ekzemen, Juckreiz, Dermatosen waren von der Impfung ausgenommen. Die Pocken-Impfung war jene Impfung mit der längsten Liste der Gegenanzeigen, generell galt „Im Zweifelsfalle sollte nicht geimpft werden."

Verpflichtende Impfungen in der DDR und die Kontraindikation „Allergie"

Ob jemand Allergiker ist oder nicht, ist in der heutigen Impfpraxis weitgehend irrelevant. Ausnahme ist eine Überempfindlichkeit gegen eine im Impfstoff verwendete Substanz, wie zum Beispiel Formaldehyd oder andere Produktionsrückstände (zum Beispiel von Antibiotika). Nur bei einer schweren Hühnereiweißallergie sollten beispielsweise die Impfungen gegen Gelbfieber, FSME oder Grippe nicht gegeben werden, Gelatineallergiker sollten bei Masernimpfungen vorsichtig sein.

Generell fällt bei der Lektüre der damaligen Empfehlungen und Publikationen der DDR ein weitaus kritischerer Umgang mit Impfungen auf. Die Sinnhaftigkeit der Impfungen wird zwar in keinem offiziellen Dokument angezweifelt, sie wurden als nützlich angesehen.

Es wird aber sehr wohl hervorgehoben, dass mit Impfschäden zu rechnen sei und wie mit diesen umgegangen werden sollte (diese wurden als notwendiges Übel in Kauf genommen). Impfschäden wurden nicht beschönigt oder unter den Teppich gekehrt, es wurden vielmehr relativ emotionslos Maßnahmen erörtert, wie bei diesen vorzugehen sei und wie man die Impfungen verträglicher machen könnte.

Im *„Vademekum für Impfärzte“* ist nachzulesen, welche Komplikationen auftreten können und wie mit Schadensfällen umzugehen sei.[(125)] Das wurde mit einer Genauigkeit festgelegt, die aus heutiger Sicht erstaunlich ist: Von der Meldung des Schadensfalls bis hin zu genauen Angaben, was im Falle eines Todesfalls nach einer Impfung bei einer Obduktion zu untersuchen und herauszuschneiden ist (mit exakten Gramm- und Zentimeterangaben). Die Festlegung und Abwicklung der Schadenersatzzahlungen werden ebenfalls minutiös erörtert. Man war bei Entschädigungszahlungen generell viel kulanter und schneller als heute.

Wie korrekt dies im Einzelfall abgewickelt wurde, ist aufgrund der Tatsache, dass diese Akten noch Schutzfristen unterliegen und nicht eingesehen werden können, schwer überprüfbar. Doch der andere Umgang mit Impfungen und die nicht auf finanziellen Gewinn ausgerichteten Maßnahmen stehen in großem Kontrast zur weitgehend unkritischen und von den Interessen der Pharmaindustrie gefärbten Impfpolitik des Westens.

Dass Impfungen unerwünschte Auswirkungen auf das Gehirn haben können, wurde unter den Experten des Gesundheitsministeriums damals offen diskutiert. Dabei wurden die „zerebral wirkenden Impfun-

gen“ wie Pocken, Keuchhusten und Masern besonders kritisch betrachtet. So wurde bei Kindern mit Krampfneigung, neuronalen Schädigungen oder Epilepsie von der Pertussis-Impfung abgeraten.
Auch die allergisch-toxischen Nebenwirkungen der Pertussis-Impfung wurden erörtert.[126] Was die Masernimpfung betrifft, so finden sich in den Akten literarische Leckerbissen wie: „Bezüglich der Masernimpfung gibt es keine Zweifel an ihrer Nützlichkeit, aber gewisse Unklarheiten über ihre Unschädlichkeit.“ Im Allgemeinen war man auf die Masernimpfung sehr stolz, da laut Meldungen nur in wenigen Ländern wie der Sowjetunion, Finnland, Ungarn oder den USA ein gleich großer Rückgang der Erkrankung zu verzeichnen war.[127] Auch wenn man zugeben musste, dass jene Personen, die doch an Masern erkrankten, in den meisten Fällen gegen Masern geimpft waren („75 Prozent der Masernerkrankungen betrafen geimpfte Personen“).[128] Solche Masernausbrüche waren natürlich peinlich, stellten sie doch das Impfprogramm in Frage und versetzten somit das Ministerium für Gesundheit in Panik. Die Sorge galt aber vor allem dem Image, nicht so sehr den Erkrankten.
Impfungen wurden keineswegs als die Lösung aller Kinderkrankheiten angesehen, so wie es heute propagiert wird. So schließt ein Bericht mit dem Satz: „Es ist sicher berechtigt, hervorzuheben, dass auch die Impfmaßnahmen als Prophylaxe ihre Grenzen haben. Um das leidige Problem der respiratorischen Infektionen prophylaktisch in den Griff zu bekommen, müssen wahrscheinlich ganz andere Wege gesucht und begangen werden.“[126]

Durchimpfungsraten der DDR oder: Planung ist nicht gleich Realität

Die gebetsmühlenartig wiederholte Aussage, *„dass in der DDR alle durchgeimpft“* waren, bekommt tiefe Risse, wenn man sich ein wenig ins Thema vertieft. Bei dieser Behauptung ist man wohl der DDR-Propaganda auf den Leim gegangen und hat die Hintergründe nicht genauer überprüft. Vielleicht deshalb, weil die Aussage gut in die heutige Meinungsmache passt. Offiziell wurde seitens der DDR ein Bild gezeichnet, das nicht nur die eigene Bevölkerung, sondern den Rest der Welt beeindrucken sollte.
In den statistischen Jahrbüchern der DDR sind allerdings nur Zahlen über die BCG-Impfung (Tuberkulose) zu finden, die bei Neugeborenen vorgenommen wurde. Da gibt es tatsächlich eine Steigerung der Impfquote von 56,5 Prozent der Säuglinge im Jahr 1955 bis hin zu 99,6 Prozent im Jahr 1982. Trotz der angebrachten Vorsicht beim Umgang mit den Zahlen, erscheint die hohe Impfquote bei der BCG-Impfung realistisch, da sie nach den Entbindungen in Krankenhäusern zur Standardprozedur gehörte. Über die anderen Impfungen geben die *Statistischen Jahrbücher* keinerlei Auskunft. Das ist insofern verwunderlich, da diese Statistiken als (grafisch etwas eintönige) Werbeprospekte der DDR fungierten und alle möglichen Erfolge publiziert wurden, auch wenn manche mit ein wenig Fantasie ausgeschmückt waren. Diese Statistiken sind ausschließlich in den internen Akten der zuständigen Behörden sind Statistiken zu finden und stets mit dem Vermerk versehen: *„Nur für den Dienstgebrauch.“*

Das Besondere an DDR Statistiken

Statistiken aus der DDR sind mit Vorsicht zu genießen, weil man die Zahlen oft beschönigt und an die geplanten Ziele angepasst hat.[129] Offizielle Statistiken wurden als Propagandainstrument und als Waffe „bei der Erfüllung der Pläne" gesehen. Diese Erkenntnis stammt von Arno Londa, dem Leiter der Zentralverwaltung für Statistik der DDR. Groß war deshalb auch die Überraschung der westlichen Politiker nach der Wiedervereinigung, als klar wurde, dass es um die Wirtschaft des Ostens weitaus schlechter bestellt war, als in den Jahrbüchern und Statistiken angegeben worden war.

Generell bewegen sich die dem Ministerium mitgeteilten Zahlen in den 1980ern zwischen 90 und 100 Prozent Durchimpfungsgrad für die Gesamt-DDR. Das Problem dabei: Es ist unklar, wie viel (oder wie wenig) die gemeldeten Zahlen mit der Realität gemeinsam haben. Einerseits wurden zwar zufriedenstellende Zahlen mitgeteilt, andererseits bröckelt die Zahlenfassade, wenn man andere Akten durchliest, was der folgende Abschnitt zeigen wird.

In einem sehr amüsanten Aktenordner mit der Aufschrift *„Informationen für die Presse“* wird 1989 von der Übererfüllung des Impfplans geschwärmt: 98 Prozent Durchimpfungsrate sei bei der DPT-Impfung erreicht worden, bei den Masernimpfungen bei den unter Zweijährigen sollen es ebenfalls 98 Prozent gewesen sein. Gleich unter „Zahlen und Fakten“ erfährt man, dass etwa sieben Millionen Schutzimpfungen jährlich durchgeführt wurden. Diese Zahl beinhaltete nicht nur die Grundimmunisierung, sondern auch freiwillige Impfungen gegen Grippe oder FSME.[130] Blöderweise findet man nur einen Ordner weiter, im internen *„Rundschreiben für Impfwesen“*, ganz andere Informationen. Dort wird ein Jahresbericht, aufbauend auf den gemeldeten Zahlen der Hygieneinstitute (deren Glaubwürdigkeit auch schwankend war), präsentiert, in dem die Summe der durchgeführten Impfungen für 1989 nur mit fünfeinhalb Millionen angegeben wird.[131] Ein ganz kleiner 1,5-Millionen-Unterschied, bezeichnend für den damaligen Umgang mit Statistiken.

Während man in der Presse stolz eine 98 Prozent Masern-Durchimpfungsquote angab und in den Presseinformationen „Staatliches Impfprogramm wird lückenlos verwirklicht“ verlautbarte, zeigten die internen Dokumente ein bescheideneres Bild. Bei einer Besprechung der *Beratergruppe für Impffragen* musste eingeräumt werden, dass der geforderte Durchimpfungsgrad nicht erreicht worden war, im ersten Lebensjahr waren nur 10 Prozent der Kinder gegen Masern geimpft, im 2. Lebensjahr befand man sich immer noch unter 80 Prozent. Und das war nur die erste Masernimpfung, die geforderte zweite Masernimpfung war im 3. Lebensjahr bei über der Hälfte der Kinder nicht vorhanden.[132]

Gerike gibt eine Analyse über die Impfung gegen Masern in den Jahren 1986 - 1988. Danach wird der geforderte Durchimmunisierungsgrad von 97% nicht erreicht; er liegt für die 1. Impfung bei Kindern bis zum 1. Lebensjahr unter 10%, im 1.-2. Lebensjahr unter 80% und bei Kindern im 2.-3. Lebensjahr bei 90 bis 93%. Die 2. Impfung gegen Masern erhalten im 2.-3. Lebensjahr weniger als 50% der Kinder und im 3.-4. Lebensjahr 50 bis 80%. Diese Zahlen sind nach Angaben von Frau Gerike (Referenzlaboratorium für Masern und Mumps) seit 1984/85 nahezu unverändert geblieben.

Beratergruppe für Impffragen, Protokoll 13. Dezember 1989, BArch DQ 1/13129, Band 2

Je genauer man sich mit den Statistiken beschäftigt, desto verwirrender wird es. Voller Stolz berichtete 1989 der Bezirk Schwerin bei diversen Jahrgängen und unterschiedlichen Impfungen durch die Bank von einer Durchimpfungsquote von 100,0 Prozent (es steht tatsächlich so in den Akten, mit der Null hinter dem Komma).(133) Während Berlin je nach Jahrgang mit schwankenden Zahlen von 70 bis 100 Prozent von sich hören ließ, war Schwerin das Symbol für den sozialistischen Impferfolg schlechthin und erreichte Jahrgang für Jahrgang die Hundert-Prozent-Marke. Ob man dreimal die DPT-Impfung oder zweimal die DT-Impfung erhalten hatte, war nicht so wichtig, die beiden Prozentsätze wurden einfach zusammengezählt und galten als erfüllte Grundimmunisierung. Manchmal addierte man ein paar Prozentpunkte dazu, ohne dass dieser Zuwachs begründet wurde.

Was auch immer von „oben“ geplant war, das wurde auch berichtet. Wenn die Impfbeteiligung sank, stimmten die Zahlen trotzdem. Sie entsprachen zwar nicht den Tatsachen, aber den Planvorgaben.(134)

Sogar das impffreundliche Robert-Koch-Institut stellte im Zusammenhang mit Keuchhusten im Osten fest, dass die Impfungen in den damals üblichen Impfausweisen möglicherweise nicht korrekt eingetragen wurden. Denn der Bluttest auf Pertussis-Antikörper ergab, dass bis zu 25 Prozent der Kindergartenkinder nicht gegen Pertussis geimpft waren. Begünstigt durch eine niedrige Erkrankungsquote nahm man es anscheinend nicht so genau.(135)

Den gemeldeten Zahlen über den Durchimpfungsgrad traute man übrigens im Gesundheitsministerium selbst nicht ganz. Deshalb wurden von diesem eigene Untersuchungen zur Überprüfung in Auftrag gegeben. Da musste man vermelden, dass die Masernimpfquote im 2. Lebensjahr mit durchschnittlich 81,5 Prozent „noch immer nicht befriedigend“

war und es große Immunitätslücken gab. Von den veröffentlichten 98 Prozent war man jedenfalls noch etwas entfernt.[136]
Die tatsächlichen Impfraten von damals herauszufinden ist wohl unmöglich. Abgesehen von der Beschönigung der Quoten, passen die gemeldeten Zahlen der einzelnen Stadtbezirke mit denen der Hygieneinspektionen manchmal überhaupt nicht zusammen. Das war derart auffällig, dass es sogar in den internen Dokumenten angesprochen wurde. Die Differenz versuchte man damals damit zu erklären, „dass keine aktuellen Bezugszahlen vom Amt für Statistik zur Verfügung standen", „Verzüge und Zuzüge eine große Rolle spielten" und „viele Kinder in stadtbezirksfremden Einrichtungen" untergebracht waren.[137]
Noch verwirrender als die Zahlen selbst, sind nur noch die Argumente, die das Zahlen-Chaos erklären sollten. Anscheinend zog man in den 1980er Jahren in der DDR sehr oft um, vergaß aber manchmal, das Kind mitzunehmen.
Das Ministerium wusste jedenfalls, dass es nicht immer so gut lief, wie berichtet wurde. Um die unbefriedigenden Impfquoten in der DDR zu erhöhen, wurde 1988 vorgeschlagen, im Folgejahr die strengen Impfrichtlinien zu lockern. Die Logik war einfach: Würde man die Gegenanzeigen nicht mehr so genau nehmen, könnten viel mehr Menschen geimpft werden und die Durchimpfungsrate würde steigen. Die Liste der medizinischen Gründe, von Impfungen abzusehen, sollte gekürzt werden.[138] Zur Lockerung der Kontraindikationen kam es dann durch den Fall der Berliner Mauer und die Wiedervereinigung Deutschlands sowieso. Die Zusammenlegung des Gesundheitswesens bescherte den damaligen DDR-Gebieten westliche Impfvorgaben und allergische Erkrankungen stellten kein Impfhindernis mehr dar.

Pflicht...auf dem Papier zumindest

Weil die Impfmaßnahmen einen hohen politischen Stellenwert hatten, mussten sie einfach funktionieren, zumindest nach außen hin. In einem Kontroll- und Vorsorgestaat wie der DDR würde man vermuten, dass die Erfüllung der Impfpflicht rigoros verfolgt wurde, doch interessanterweise wurden Personen, die Impfungen von sich aus ablehnten, weder erfasst, noch zur Impfung genötigt. Man wurde zwar angeschrieben, wann die nächste Impfung fällig war und es wurde in den Schreiben auch mit Strafgeld gedroht. Doch was passierte, wenn man die Impfungen einfach verweigerte? Der oberste Impf-Arzt Ost-Berlins, Dr. Wolfgang Kiehl, auf die Frage, wie Verstöße gegen die Impfpflicht bestraft wurden: „Gar nicht. Es wurde gar nicht versucht, 'Verweigerer' zu erfassen."[(139)]

Dem stimmt auch Dr. Malte Thießen zu: „Die hohe Zahl an Impfbefreiungen und sehr seltenen Bestrafungen von Impfverweigerern deuten darauf hin, dass das Ministerium...quasi prophylaktisch auf Sanktionen verzichtete, um den Schein systematischer Immunisierungen zu wahren."[(113)] Seine Rechercheergebnisse lassen das Impfprogramm der DDR nicht gerade in glanzvollem Licht erscheinen. Nicht geimpfte Personen wurden beispielsweise nicht zentral dokumentiert. Ärzte hatten zwar die Anweisung erhalten, in ihren Berichten die Maßnahmen gegen Impfverweigerer zu beschreiben, doch diese Spalte blieb fast durchgehend leer, was sogar im Gesundheitsministerium für Zweifel an der Pflicht sorgte. Man machte sich Gedanken darüber, ob die Diphtherie-Impfung weiterhin als Pflichtimpfung gelten sollte, da die „bekannte Impfmüdigkeit der Bevölkerung trotz der Strafandrohung anhalte."

Schon seit Mitte der 1950er Jahre gab es die Anweisung des Ministeriums, dass der Impfstatus der Kinder in Krippen und Kindergärten bei der Aufnahme überprüft werden sollte. Doch das hatte nicht den gewünschten Effekt, denn die Eltern hatten mit keinen Sanktionen zu rechnen. Wenn überhaupt, dann wurde eine Geldstrafe von 20 Mark auferlegt, aber das kam extrem selten vor.

Viele Ärzte hatten auch Sorge vor möglichen Impfschäden und deren Konsequenzen. Während man bei einem Impfschaden als Arzt im schlimmsten Fall eine Strafe bekommen konnte, brachte das Ignorieren der Impfplicht „bestenfalls Schelte". Pragmatisch wie man war, ließ man daher das Impfen manchmal sein. Erschienen Personen nicht zur Impfung, wurden sie nicht als Impfverweigerer, sondern als „nicht angetroffen" geführt, denn sonst hatte man als Impfarzt mehr bürokratischen Aufwand. „Ärzte entschieden sich also oft dafür, impfskeptische Eltern einfach nicht angetroffen zu haben."[(113)] An eine konsequente Erfüllung der Impfpflicht war demnach nicht zu denken, so erfüllte 1970 bei der DPT-Auffrischungsimpfung kein einziger

Bezirk die geforderte Quote von 80 Prozent. Der im Leistungsvergleich erstplatzierte Bezirk Gera meldete Quoten zwischen 31-55 Prozent, die Schlusslichter Rostock und Frankfurt 7-33 Prozent.(113)

Beim Durchlesen mancher Akten des Bundesarchivs merkt man tatsächlich eine gewisse Unlust der Zuständigen, überhaupt noch so zu tun, als ob alles in Ordnung wäre. Die Zusammenarbeit mit der „Abteilung Volksbildung", der die Kindereinrichtungen untergeordnet waren, wurde für den Bezirk Leipzig lapidar als „schlecht" bezeichnet.(140)

Die Berliner versuchten 1989 das Nichterfüllen der Vorgaben so zu erklären: „Als Ursache für die nicht plangerechte Durchimmunisierung der Bevölkerung kommen neben einer unzureichenden Öffentlichkeitsarbeit in Presse und Fernsehen auch eine geringe Impfbereitschaft der Bürger in Betracht."(141) Die Berliner Argumente für das Scheitern der Impfpläne sind quer durch die Berichterstattung die interessantesten. So konnte 1981 der Masern-Impfplan bei Kleinkindern nicht ganz erreicht werden, „da der Zeitpunkt des Impfbeginns mit den größten Anpassungsschwierigkeiten bei Krippenaufnahme zusammenfällt." Unbesetzte Planstellen oder Personalwechsel tauchen ebenfalls als Gründe für das Scheitern auf.

Das Berliner Beispiel kann man durchaus als symptomatisch ansehen, denn die angeführten Probleme waren keineswegs Einzelfälle. Doch dass sogar in Berlin vieles nicht funktionierte ist deshalb bemerkenswert, weil die Hauptstadt generell am wenigsten an der Mangelwirtschaft der DDR zu leiden hatte. Es könnte sein, dass die Umgehung des Staates in großen Städten vielleicht noch einfacher war.

In einem anderen Dokument über die Masernimpfung werden Impflücken bedauert, die aufgrund von „großzügigen Kontraindikationsstellungen" und „falschen Angaben der Eltern über durchgemachte Masern" entstanden sind.(142) Eine durchgemachte Erkrankung hatte eine Befreiung von der Impfung zur Folge, sie musste aber nur angegeben und nicht bewiesen werden.

Auch in medizinischen Zeitschriften wurde bemängelt, dass viele Bürger trotz mehrfacher Aufforderung nicht zu den Impfterminen erschienen, zum Beispiel bei der anberaumten Tetanus-Grundimmunisierung. Nachlässigkeit und „Angst vor der Spritze" wurden als Gründe angegeben und man zerbrach sich den Kopf, was man dagegen unternehmen könnte, kam aber zu der ernüchternden Schlussfolgerung: „Diejenigen, die sich bis heute gedrückt haben, werden auch zukünftig den Aufforderungen zur Impfung nur schwer Folge leisten."[(143)] Die Impfprophylaxe scheiterte vor allem an „Bürgern, die der vielen Impfungen überdrüssig waren, personellen Engpässen und Impfstoffmangel", wie Jenny Linek in ihrem Buch über die Unterschiede zwischen Propaganda und Praxis im DDR-Alltag schreibt.[(144)]

Ein Land in Lieferschwierigkeiten

In den 1980er Jahren ging es nicht nur mit der Wirtschaft der DDR bergab, auch das Gesundheitswesen war bereits marode. Die schlechte wirtschaftliche Lage ging auch am Impfwesen nicht vorbei. Die benötigten Impfstoffe konnten nicht immer zeitgerecht geliefert werden und es gab erhebliche Verzögerungen. Diese chronischen Mangelzustände gehörten in der DDR zum Alltag und brachten auch das Impfprogramm ins Wanken.

Sogar die DDR-Geheimpolizei Stasi war damit beschäftigt, Mängel in der Gesundheitsversorgung zu erfassen und hatte damit alle Hände voll zu tun. Im Bezirk Dresden konnten beispielsweise 1985 tausende Rezepte nicht eingelöst, in Leipzig konnte 1988 ein Viertel der bestellten Medikamente nicht geliefert werden, im selben Jahr waren im Bezirk Neubrandenburg Gummihandschuhe „nur in abartigen Größen" vorhanden. In vielen Gebieten fehlten Ärzte, unter anderem auch durch die Flucht vieler Mediziner in den Westen. Die Stasi-Akten verdeutlichen, dass die Staatsführung sehr wohl von den gravierenden Missständen wusste.[(145)] Viel wurde allerdings nicht dagegen getan, wobei es durchaus interessante Lösungsansätze gab. Der Gewerkschaftschef wollte beispielsweise dem Mangel an OP-Handschuhen mit dem Vorschlag beikommen, diese nach Gebrauch wiederzuverwenden. Mit dieser Idee kam er allerdings nicht weit.

Obwohl man sich bemühte, genug Impfstoffe zu produzieren, schlitterte man dennoch häufig in Engpässe. Das war zum einen dadurch bedingt, dass die Qualitätsprüfungen sehr streng waren und Impfstoffe vernichtet wurden, wenn sie den rigorosen staatlichen Tests nicht standhielten.

Zum anderen lag es an den heute etwas absurd erscheinenden Problemen mit der Verpackung. So waren während der gesamten 1980er Jahre Vorwürfe ostdeutscher Impfärzte zu hören, dass die übliche Portionierung von Impfstoffen im Impfalltag unpraktisch wäre und ein Großteil des ungenutzten Impfstoffs verfalle (die Impfstoffe waren nicht in Einzeldosen verpackt, sondern wurden in größeren Behältern abgefüllt, aus denen dann die individuelle Dosis entnommen wurde). Noch dazu nahm die Gummiqualität in den Achtzigern sukzessive ab, was Auswirkungen auf die Verschlüsse der Impfstofffläschchen hatte. Es häuften sich Verunreinigungen und die Impfstoffe konnten nicht verwendet werden. Diese Vergeudung führte wiederum dazu, dass die Impfstoffherstellung den Gesamtbedarf nicht decken konnte und „Patienten in einigen Bezirken ungeimpft nach Hause geschickt werden müssten."(134) Manches Mal fehlten die Impfstoffe, ein anderes Mal mangelte es an Impfpistolen, Injektionsspritzen und Kanülen.(146)
Gerade in den 1980er Jahren war der Impfstoffmangel am größten. Mit der Tetanus-Komponente gab es die gravierendsten Schwierigkeiten, dabei war diese für die Produktion des DPT-Impfstoffs essentiell. Das benötigte Tetasorbat wurde seit 1977 im *VEB Sächsischen Serumwerk* produziert, aber anscheinend nahm man es dort mit der Produktion nicht so genau. Im *SIFIN* hatte man wiederum mit Verunreinigungen zu kämpfen.
Die Hygieneinstitute wurden angesichts dieser Zustände angehalten, das Prinzip der äußersten Sparsamkeit walten zu lassen. Bei der Tetanus-Impfung wurde aus Einsparungsgründen beschlossen, die Dosis herabzusetzen, teilweise waren die Impfungen nur für den akuten Verletzungsfall vorhanden. Der Sparkurs ging sogar so weit, dass geprüft wurde, ob man die vorhandenen Impfstoffchargen vielleicht verdünnen könnte.(147)(148) Nach Weisung des Ministers wurde beschlossen, einen kleinen Teil der Säuglinge nur mit der Tetanus-Impfung (statt der Dreifach- oder Zweifach-Impfung) zu impfen.(149) Ein Bericht aus dem Jahr 1986 zeigt unverblümt die Probleme auf: „Von den im Zeitraum 1981-1985 produzierten 19 Tetasorbaten entsprachen formal nur 3 Tetasorbate den Qualitätsparametern." Seitenweise geht es mit der Aufschlüsselung der Probleme weiter, seit 1982 stünde die Diskussion über die Frage der ungenügenden Schutzwirkung der Impfstoffe im Mittelpunkt, doch unzureichende Kapazitä-

ten würden eine wissenschaftliche Bearbeitung und Verbesserung verhindern. Die einzelnen Produktionsschritte würden sehr „variabel und empirisch gehandhabt." Das bezog sich auch die Herstellung und Adsorption des Aluminiumphosphats, bei der es grobe Abweichungen von den Vorschriften gab. So wurde bei der DT-Impfung die Diphtherie- und Tetanuskomponente gleichzeitig an das Aluminiumphosphat adsorbiert, was einzeln hätte erfolgen sollen. Auch die Adsorptionszeiten wurden nicht eingehalten.(150)

Die Probleme ließen sich nicht mehr beschönigen, sodass sich der Leiter des *SIFIN* gezwungen sah, den damaligen Gesundheitsminister Dr. Ludwig Mecklinger von den Schwierigkeiten in Kenntnis zu setzen: „Da bis jetzt kein Tetanustoxoid zur Verfügung steht, sehen wir uns außerstande, die Versorgung mit DPT-Impfstoff für das Jahr 1987 zu gewährleisten."(151)

Der Haupthygieniker, der Leiter des *Zentralen Hygieneinstituts*, bekam von seinen Mitarbeitern nicht gerade aufmunternde Post: „Die Situation spitzt sich insofern zu, dass es in der Stadt Halle schon zu Eingaben durch Eltern kam, weil ihre Kinder die Pflichtschutzimpfung nicht erhalten können." Eingaben waren nichts Anderes als Beschwerdebriefe an öffentliche Einrichtungen, die aber in der DDR einen hohen Stellenwert hatten. Die Kreishygieneinspektionen gaben an, dass die Durchimpfungsgrade nicht erfüllt werden konnten.(152) Trotz aller Anstrengungen kam man auch in den folgenden Monaten und Jahren nicht vom Fleck.

Die Leiterin des Bereichs Schutzimpfungen kam 1989 in einem Schreiben an das Ministerium „nochmals auf das leidige Problem der Versorgung mit DT-Impfstoff" zu sprechen. Man sei mit den geplanten Impfungen in Verzug, Impfrückstände bis in das Jahr 1978 wären schon gemeldet worden. Das warf die Frage auf, ob man nicht doch Impfstoffe importieren könne, denn: „Ich weiß wirklich nicht mehr, wie ich bei den zahlreichen Anfragen, die mich fast täglich erreichen, reagieren soll."(153)

Importe waren nicht nur teuer, sondern auch wegen des Imageverlusts problematisch. Wenn überhaupt, dann fragte man am ehesten bei anderen sozialistischen Verbündeten nach, was aber nicht immer zum gewünschten Ergebnis führte. Die Situation erreichte eine solche Brisanz, dass die Missstände an die Öffentlichkeit gelangten. Man ver-

suchte immer noch ein gutes Bild nach außen abzugeben, aber einigen Verantwortlichen reichte es endgültig und sie hielten sich mit ihrer Meinung nicht mehr zurück.
Das Ministerium ließ zwar noch 1989 Lobeshymnen zu der Impfstrategie in der DDR veröffentlichen, doch bei der Lektüre platzte wohl so manch einem der Kragen. Das zeigt ein Zeitungsartikel mit dem treffenden Titel: „Die Realität sieht anders aus."[(154)] Verfasst von einer Epidemiologin, lässt er kein gutes Haar am damaligen Impfwesen: „Ihren Artikel über die Impfstrategie bis zum Jahr 2000 habe ich mit großem Interesse gelesen, konnte darin aber nichts Neues, eher den alten selbstgefälligen Tenor der vergangenen Jahre feststellen." Aus ihrer Erfahrung sprechend, die sie bei ihrer jahrelangen Tätigkeit in der Hygieneinspektion im Impfwesen gemacht hat, schildert sie erhebliche Impflücken und stellt fest: „Bei der Arbeit in diesem Fachgebiet werde ich täglich mit dem Problem der Impfstoffbereitstellung konfrontiert." Ziemlich deutlich fragt sie: „Warum wird unsere Bevölkerung in der jetzigen Situation noch in eine Erwartungshaltung versetzt, der wir nicht gerecht werden können?" Der letzte Absatz ihres Artikels ist beachtenswert, weiß man doch, wie sehr darauf geachtet wurde, keine negativen Berichte nach außen dringen zu lassen: „Ich habe den Eindruck, dass der Rat für Medizinische Wissenschaft die Probleme in unserem Land nicht erkennt bzw. ignoriert. Inwieweit Falschmeldungen über die Erfüllung der Volkswirtschaftspläne – Teil Impfwesen – dazu beigetragen haben, kann ich nicht einschätzen, halte es aber für möglich, dass dadurch eine effektive Planung des Impfstoffbedarfs in Frage gestellt wurde. Es ist höchste Zeit, Schluss zu machen mit der Kosmetik der Statistik und der Schönfärberei auf allen Ebenen unserer Wirtschaft, wenn die DDR als eigenständiger Staat weiterbestehen soll." Das hat auf jeden Fall gesessen.
Das Chaos rund um die Impfstoffbereitstellung hatte zufolge, dass oft erst verspätet geimpft werden konnte und Impflücken entstanden. Das ist insofern relevant, weil ein versäumter Impftermin nicht nachgeholt werden musste. Für die „Nachzügler-Impfungen" bestand keine gesetzliche Verpflichtung.[(155)]
Wie wir gesehen haben, hat ein späterer Impfzeitpunkt einige Vorteile, denn lässt man dem Immunsystem etwas mehr Zeit, schützt das vor Allergien. Interessant ist, dass gerade in den Jahren, die für die Ost-

West-Vergleichsstudien von Bedeutung sind, viel Sand im Getriebe des DDR-Impfwesens war. Es wird wohl kaum ein Schulkind gegeben haben, dass überhaupt keine Impfungen erhalten hat. Schließlich wurde bei der Teilnahme an einem Ferienlager der Impfpass verlangt und in den Schulen geimpft. Aber gerade zu dieser Zeit ist nur wenig nach Plan und nach Impfkalender gelaufen.
Die immer wieder aufgestellte Behauptung, dass Impfungen nichts mit dem Allergieanstieg zu tun hätten, weil in der DDR sehr viel geimpft wurde, kann somit dreifach widerlegt werden: Erstens, weil in der DDR andere Impfstoffe zum Einsatz kamen als damals in der BRD und auch heute. Zweitens wegen der strengeren Kontraindikationen und der vorsichtigen Impfpraxis. Und last but not least aufgrund der Probleme der Impfstoffbereitstellung und den aufgezeigten Widersprüchen bei den offiziellen Impfstatistiken.

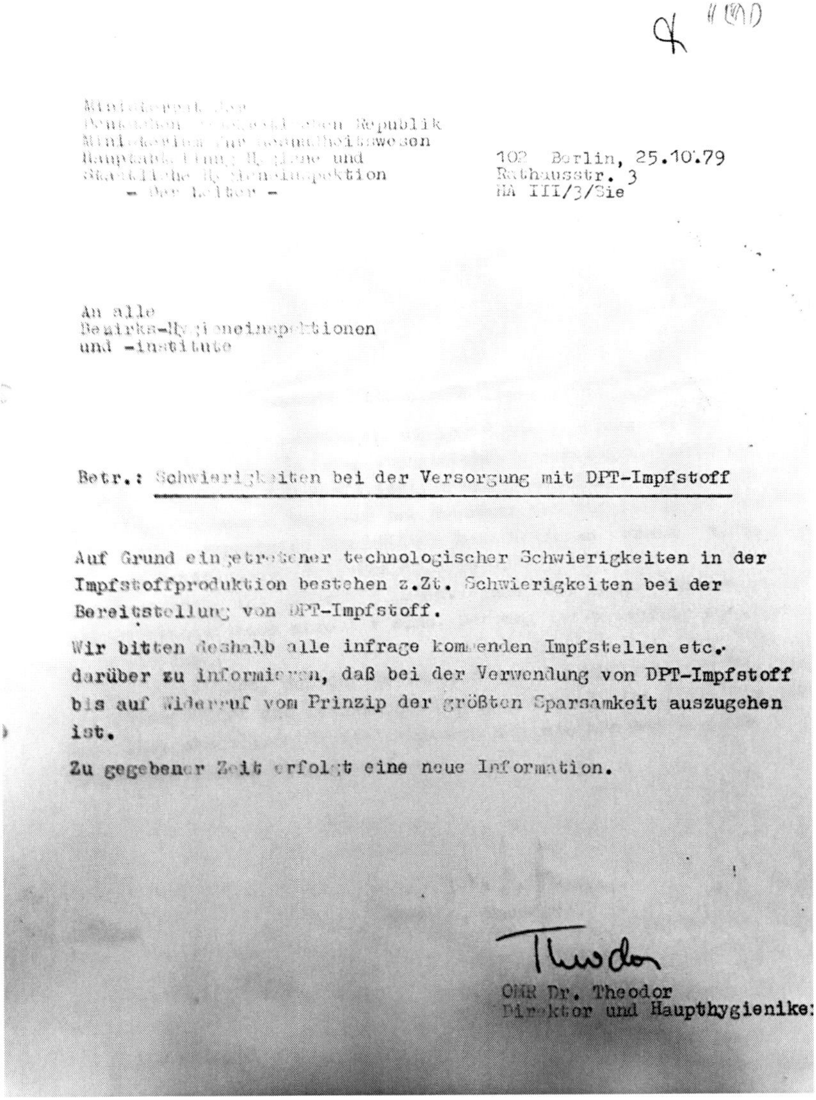

Ministerrat der
Deutschen Demokratischen Republik
Ministerium für Gesundheitswesen
Hauptabteilung Hygiene und
Staatliche Hygieneinspektion
- Der Leiter -

102 Berlin, 25.10.79
Rathausstr. 3
HA III/3/Sie

An alle
Bezirks-Hygieneinspektionen
und -institute

Betr.: Schwierigkeiten bei der Versorgung mit DPT-Impfstoff

Auf Grund eingetretener technologischer Schwierigkeiten in der Impfstoffproduktion bestehen z.Zt. Schwierigkeiten bei der Bereitstellung von DPT-Impfstoff.

Wir bitten deshalb alle infrage kommenden Impfstellen etc. darüber zu informieren, daß bei der Verwendung von DPT-Impfstoff bis auf Widerruf vom Prinzip der größten Sparsamkeit auszugehen ist.

Zu gegebener Zeit erfolgt eine neue Information.

Theodor

OMR Dr. Theodor
Direktor und Haupthygieniker

Ende der 1970er wurde es bereits knapp mit dem DPT-Impfstoff… (BArch DQ 1/12290)

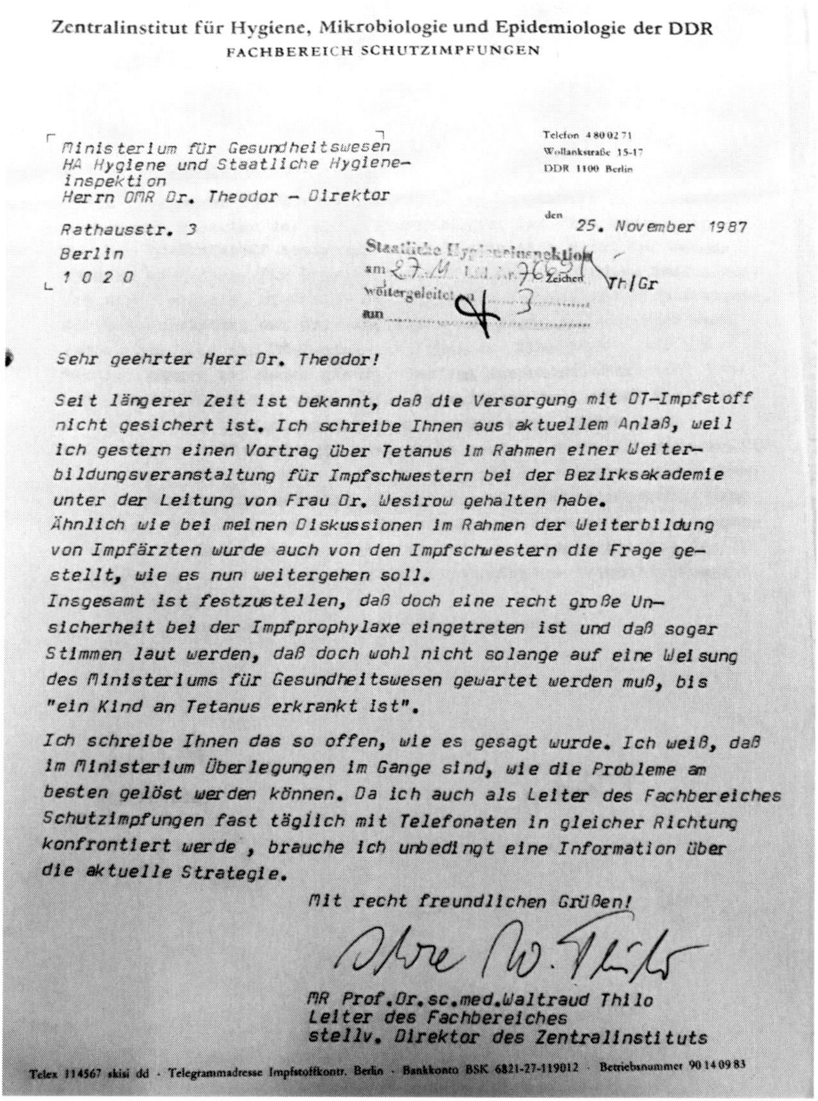

Zentralinstitut für Hygiene, Mikrobiologie und Epidemiologie der DDR
FACHBEREICH SCHUTZIMPFUNGEN

Ministerium für Gesundheitswesen
HA Hygiene und Staatliche Hygiene-
inspektion
Herrn OMR Dr. Theodor - Direktor

Rathausstr. 3

Berlin

1 0 2 0

Telefon 4 80 02 71
Wollankstraße 15-17
DDR 1100 Berlin

den 25. November 1987

Staatliche Hygieneinspektion
am 27.11.
weitergeleitet an

Zeichen Th/Gr

Sehr geehrter Herr Dr. Theodor!

Seit längerer Zeit ist bekannt, daß die Versorgung mit DT-Impfstoff nicht gesichert ist. Ich schreibe Ihnen aus aktuellem Anlaß, weil ich gestern einen Vortrag über Tetanus im Rahmen einer Weiterbildungsveranstaltung für Impfschwestern bei der Bezirksakademie unter der Leitung von Frau Dr. Wesirow gehalten habe.
Ähnlich wie bei meinen Diskussionen im Rahmen der Weiterbildung von Impfärzten wurde auch von den Impfschwestern die Frage gestellt, wie es nun weitergehen soll.
Insgesamt ist festzustellen, daß doch eine recht große Unsicherheit bei der Impfprophylaxe eingetreten ist und daß sogar Stimmen laut werden, daß doch wohl nicht solange auf eine Weisung des Ministeriums für Gesundheitswesen gewartet werden muß, bis "ein Kind an Tetanus erkrankt ist".

Ich schreibe Ihnen das so offen, wie es gesagt wurde. Ich weiß, daß im Ministerium Überlegungen im Gange sind, wie die Probleme am besten gelöst werden können. Da ich auch als Leiter des Fachbereiches Schutzimpfungen fast täglich mit Telefonaten in gleicher Richtung konfrontiert werde , brauche ich unbedingt eine Information über die aktuelle Strategie.

Mit recht freundlichen Grüßen!

Ihre W. Thilo

MR Prof.Dr.sc.med.Waltraud Thilo
Leiter des Fachbereiches
stellv. Direktor des Zentralinstituts

Telex 114567 skisi dd · Telegrammadresse Impfstoffkontr. Berlin · Bankkonto BSK 6821-27-119012 · Betriebsnummer 90 14 09 83

...und die Versorgungsschwierigkeiten hielten in den 1980er Jahren an. (BArch DQ 1/13134, Bd. 1)

Zentralinstitut für Hygiene, Mikrobiologie und Epidemiologie der DDR
FACHBEREICH SCHUTZIMPFUNGEN

Ministerium für Gesundheitswesen
HA III
Herrn MR Dr.med. Petzold
– persönlich –
Rathausstr. 3
Berlin
1020

Telefon 4 80 02 71
Wollankstraße 15-17
DDR 1100 Berlin

Staatliche Hygieneinspektion
am 11.9.89 Lfd. Nr. 5584/
weitergeleitet an 3
am

... September 1989

Zeichen Th/We

Sehr geehrter Herr Petzold!

Im Hinblick auf die gemeinsame Vorbereitung der Beratung im Fachgebiet Impfwesen am 22. September 1989 möchte ich nochmals auf das leidige Problem der Versorgung mit DT-Impfstoff zu sprechen kommen.

Soeben erfahre ich z. B. aus dem Bezirk Erfurt, daß dort die letzte Impfstoffcharge im März dieses Jahres zur Verfügung gestellt worden ist und daß es jetzt schon Impfrückstände bis zum Jahr 1978 gibt. Bei der Gelegenheit wurde mir mitgeteilt, daß PKW zu den Impfstellen geschickt werden, die z. T. nur 10 – 12 Ampullen dorthin bringen. Könnten Sie denn nicht versuchen zu klären, ob es wirklich nicht möglich ist, diese Misere vorübergehend mit einem Import zu überwinden? Ich weiß wirklich nicht mehr, wie ich bei den zahlreichen Anfragen, die mich fast täglich erreichen, reagieren soll. Es wäre doch nur gut zu erreichen, daß wir am 22. September 1989 eine definitive Antwort geben können.

Ein weiteres Problem, das immer wieder auftaucht, ist die Auslieferung des Masernimpfstoffes, z. T. nur in Ampullen mit 10 Impfdosen. Das führt zu sehr großen Impfstoffverlusten, wenn nur 1 oder 2 Kinder zur Impfung anstehen.

Mit recht freundlichen Grüßen

MR Prof.Dr.sc.med. Waltraud Thilo

Brief von Dr. Waltraud Thilo, der Leiterin des Bereichs Schutzimpfungen des Zentralinstituts für Hygiene an den Ministerialrat Petzold (BArch DQ 1/13134, Bd. 1)

Antibiotika-Skepsis und bakterienfreundlicher Verzicht

Auch beim Einsatz von Medikamenten zeigen sich im deutschen Ost-West-Vergleich deutliche Unterschiede. Werbung für Medikamente war im Osten verboten, Profit für die Herstellerfirmen uninteressant, da es vorrangig um Planerfüllung und nicht um Gewinne (oder Verluste) der Herstellerfirmen ging. Finanzielle Einnahmen durch den Verkauf von Medikamenten waren unwichtig, schließlich unterstanden die pharmazeutischen Betriebe dem Staat und waren nicht auf Gewinn angewiesen. Die Zahl der zugelassenen Medikamente belief sich in der DDR auf ungefähr 2.000. Verglichen mit den 80.000 verfügbaren Arzneimitteln im Westen eine sehr kleine Zahl. Das lag vor allem daran, dass es für jedes Präparat und jeden Wirkstoff jeweils nur einen Hersteller gab und dass man nur das tatsächlich Notwendige produzieren wollte. Konnte ein Hersteller nicht liefern, stellten viele Apotheken die Präparate kurzerhand selbst her.

Auch wenn der Staat dafür zu sorgen hatte, das Grundrecht jedes Bürgers auf Gesundheit zu schützen, galt in der Gesundheitspolitik des Ostens der Grundsatz: Krankheiten waren selbst verursacht, für die eigene Gesundheit war man selbst verantwortlich.(144) Dieses Modell hatte in der DDR-Diktatur aber keine philosophischen Gründe, sondern vor allem wirtschaftliche. Die steigenden Kosten des Gesundheitssystems ließen die Idee der Prophylaxe immer wichtiger werden. Es ging um die Erhaltung der Arbeitskraft, was offen zugegeben wurde. Die Bürger sollten Eigenverantwortung für ihre Gesundheit übernehmen und generell nicht krank werden, denn dies belastete die Staatskasse. Ärzte wurden angehalten, mindestens die Hälfte ihrer Arbeitszeit in Maßnahmen zur Vorbeugung von Krankheiten zu investieren, was aufgrund des eklatanten Ärztemangels praktisch kaum durchführbar war. So sehr man die Gesundheitserziehung forcierte, der Aufwand schlug sich nicht maßgeblich in einem gesünderen Lebensstil der Bevölkerung nieder. Die Tendenz zu sättigender, deftiger Ernährung und einem lockeren Umgang mit Alkohol blieb ungebrochen. Trotzdem bleibt der generelle Fokus der politischen Maßnahmen in Richtung Gesundheitserhaltung beachtenswert.

Sparsamkeit zeigte sich nicht nur in der Anzahl der Medikamente, sondern auch in deren Verschreibungshäufigkeit: Antibiotika, die für den Darm verheerende Auswirkungen haben, wurden in der DDR seltener verordnet als im Westen. In einem Artikel des Magazins Stern wurde dies mit der unterschiedlichen Verbrauchsmentalität und einem hohen bürokratischen Aufwand für die DDR-Ärzte bei der Verschreibung erklärt. Da die Antibiotika teilweise aus Westdeutschland bezogen werden mussten, hätten die Ärzte eben zu sparen gelernt.(156) Doch bei genauerer Betrachtung erweisen sich diese Erklärungsversuche als unzutreffend: Den Einsatz von Antibiotika sahen die DDR-Ärzte einfach viel kritischer als ihre westdeutschen Kollegen, deshalb wurden sie von diesen auch seltener verschrieben.(157) Trotz der Mangelwirtschaft gab es damals bei der Verordnung von Antibiotika keine bürokratischen Hürden, denn die Standardantibiotika wurden in der DDR hergestellt und standen jedem Arzt zur Verfügung (nur der Import von Antibiotika musste extra genehmigt werden). Der umsichtige Umgang war keineswegs Zufall, sondern vom Staat gewollt. Bereits 1974 wurde bei einer Besprechung mit dem Gesundheitsminister das Problem der steigenden Anzahl von Antibiotikaresistenzen erörtert. Im Bericht hieß es, dass eine „gesamtstaatliche Regelung der Antibiotikaanwendung dringend erforderlich" wäre.(158)

Es wurde eigens eine Arbeitsgruppe damit beauftragt, strenge Richtlinien zur Verschreibung von Antibiotika zu erarbeiten. Der hohe Stellenwert, der diesem Projekt eingeräumt wurde, zeigt sich dadurch, dass der Gesundheitsminister selbst den Vorsitz dieser Arbeitsgruppe innehatte. Es wurde genau festgelegt, unter welchen Umständen Antibiotika empfehlenswert waren und wann davon abzusehen war. Diese strikten Vorgaben wurden unter Ankündigung von Kontrollen für verbindlich erklärt. Heute werden hingegen immer noch Antibiotika verschrieben, obwohl sie in vielen Fällen nicht angezeigt sind. Viele Atemwegserkrankungen sind auf Viren zurückzuführen, gegen die Antibiotika ohnehin nicht wirken und nicht immer wird der Krankheitserreger überprüft. Das wäre aufwendig, ein Antibiotikarezept ist im Gegensatz dazu schnell ausgestellt.

Die damals in der DDR erarbeiteten Anweisungen wurden auch nach der Wiedervereinigung Deutschlands von den meisten Ärzten als sinnvoll erachtet, auch ohne Staatsregulierung von außen. Denn interessanterweise blieben die regionalen Unterschiede des Antibiotikaverbrauchs auch nach der Wende bestehen, wenn auch nicht im gleichen Ausmaß: 2008, 2010 und 2012 wurden in den westlichen Bundesländern weiterhin deutlich mehr Antibiotika verschrieben als im Osten.[159]

Just jene Präparate, welche in Bezug auf Darmflora, Allergien und Unverträglichkeiten besonders relevant sind, wurden und werden im Osten Deutschlands viel seltener eingesetzt. In den seit jeher westlichen Staaten hat man sich an einen hohen Antibiotikaeinsatz längst gewöhnt. Heute bekommen 60-80 Prozent der Kinder, die wegen Hals- oder Ohrenschmerzen zum Arzt kommen, ein Antibiotikum verschrieben. Auch wenn die Zahl der Infekte mit kompliziertem Verlauf klein ist, stellt man lieber ein Antibiotikarezept zu viel als zu wenig aus. Im Jahre 2010 wurden in den USA 258 Millionen Antibiotikabehandlungen angeordnet, die meisten davon bei Kindern unter zwei Jahren, also genau in der sensibelsten Phase der Entwicklung des Immunsystems.[160] Statistiken der *CDC (Centers for Disease Control)* zufolge, erhält ein US-Amerikaner bis zum Alter von 20 Jahren im Durchschnitt 17 Antibiotikatherapien.[161]

Ost-Kost oder die Vor- und Nachteile der Mangelwirtschaft

Im Sommer 2017 schrieb die *Berliner Zeitung*: „Lebensmittelexperten sind sich sicher: Von der Ernährung in der DDR können wir uns eine Scheibe abschneiden.“[162]

Der Grund für diese Schlussfolgerung ist schnell erklärt: Bessere Kontrollen, gesündere Rohstoffe. Der befragte Experte stellt im Artikel trocken fest, dass heute nur der Umsatz zähle und Vorschriften vernachlässigt werden würden. Gesunder Ernährung hätte die DDR-Führung jedoch große Bedeutung zugemessen.

Zwar liebäugelte man mit den glänzenden Waren aus dem Westen, aber in Wirklichkeit waren DDR-Produkte natürlicher und frei von unnötigen Zusatzstoffen. Auch wenn sie nicht so beliebt waren und die Werbung im Westen vielversprechender und bunter. Das Essen war zwar uncool, aber anscheinend verträglicher, zumindest im Hinblick auf Allergien und Unverträglichkeiten. Wie jeder andere Lebensbereich in der DDR, wurde auch die Ernährung „von oben“ gesteuert.

Als leichte Kost würde man aus heutiger Sicht das durchschnittliche Tagesmenü im Osten allerdings kaum bezeichnen.
Der Verbrauch von Butter und Fleisch war hoch, voller Stolz wurde berichtet, dass die DDR im Pro-Kopf-Verbrauch dieser Lebensmittel zeitweise zusammen mit den USA an der Weltspitze stand. Waren es in den 1950er Jahren schon 45 kg Fleisch pro Person und Jahr, so stieg die Zahl 1985 auf satte 100 kg. Getoppt wurde das nur durch die 150 kg Kartoffeln pro DDR-Bürger jährlich. Der Speiseplan eines typischen DDR-Haushalts war meist recht simpel, wurst-/fleischlastig, mit der Kartoffel in allen möglichen Formen als Standardbeilage. Immerhin musste man sich nicht über Eiweißmangel beklagen, denn die DDR gehörte damals zu den größten Fischfangländern der Welt. Propagiert wurde das Motto: „Jede Woche zweimal Fisch – hält gesund, macht schlank und frisch", jedenfalls in den Bundesländern, die in Küstennähe lagen oder rund um die Hauptstadt Berlin. Wegen Transportproblemen gelangte der Fisch jedoch oft nicht bis in den Süden, aber in den 1980er Jahren war der Fischgenuss auch im Norden fast zu Ende. Denn die staatliche Politik hatte den Fischfang dermaßen ruiniert, dass man in Ermangelung von Hering und Dorsch auf Tintenfisch umstellen wollte. Den wollte nur blöderweise keiner essen. Ein gutes Beispiel für die vielen Absurditäten der Nahrungsmittelversorgung der DDR.
In der Planwirtschaft gab es einmal zu wenig, ein anderes Mal zu viel von bestimmten Nahrungsmitteln. Funktionäre versuchten mit Werbeslogans die gerade vorhandenen Waren anzupreisen oder bei Knappheit Ersatzprodukte anzubieten, die aber eher auf Ablehnung und Hohn stießen. Als gerade zu viele Eier produziert wurden, wurde der Spruch „Nimm ein Ei mehr!" kreiert, der dann in Zeiten des Eiermangels wieder gestrichen wurde. In diesem Fall wurde wiederum empfohlen, nur wenige Eier zu essen, da sie einen zu hohen Cholesteringehalt hätten und ungesund wären. Kein Wunder also, dass die Bevölkerung mit Skepsis reagierte.
Immer wieder kam es zu Versorgungsschwierigkeiten, auf die sogar der DDR-Fernsehkoch, Kurt Drummer, Rücksicht nehmen musste. Über 25 Jahre lang kochte er Woche für Woche in der Sendung „Der Fernsehkoch empfiehlt" vor, was man auf den DDR-Mittagstisch zaubern könnte. Natürlich immer mit Rücksprache mit den staatlichen Stellen, je nachdem, was es gerade zu kaufen gab.

Auch wenn (oder gerade weil) manches knapp war, entwickelten die Menschen neue Rezeptideen. Es entstand eine eigene Esskultur, die noch heute ihre Anhänger hat. Etwas eintönig, ziemlich deftig und trotzdem einfallsreich. Ein ungeklärtes Rätsel der damaligen Kulinarik ist eine gewisse Vorliebe für gewöhnungsbedürftige Bezeichnungen einiger Gerichte. *„Affenfett"*, *„Tote Oma"* (auch bekannt als *„Verkehrsunfall"*), *„Beamtenstippe"* oder *„Bunte Katze"* klingen für Außenstehende nicht unbedingt appetitanregend, für Fans der damaligen Küche handelt es sich aber um wahre Klassiker.(163) Gezwungenermaßen waren die Gerichte regional, saisonal und relativ einfach. Die Auswahl war beschränkt, aber die Grundversorgung vergleichsweise billig. Es musste niemand hungern, man konnte sich allerdings nicht immer aussuchen, was man essen wollte. Gekauft wurde das, was gerade verfügbar war.

20 Prozent der Männer und 40 Prozent der Frauen waren übergewichtig. Wenn man schon nicht ausreisen konnte und in vielen Bereichen eingeschränkt war, so wollte man sich zumindest am Mittagstisch nichts verbieten lassen. Auch der Alkoholkonsum war zu hoch und das keineswegs nur nach Feierabend. Deike Eulenstein beschreibt die Esskultur des Ostens sehr treffend: „Im Allgemeinen war das Ernährungsverhalten der DDR-Bürger durch eine hohe soziale Wertschätzung von Fleisch, Butter, fettem Käse und Schokolade geprägt."(164) Die DDR war also keineswegs ein Mekka für Gesundheitsapostel. Durch Verwendung natürlicher, regionaler Zutaten, wenn auch nicht unbedingt beabsichtigt, war die Ost-Kost aber viel leichter zu verdauen.

Frisches Produkt oder Fertigprodukt

In der DDR waren nur 10 künstliche Farbstoffe sowie 13 Zusatzstoffe allgemein zugelassen, wobei in der Liste beispielsweise Johannisbrotkernmehl, Agar-Agar und Guarkernmehl vorkommen, die man heute in Bio-Produkten findet.(165) Für die Produktion bestimmter Lebensmittel konnten auch andere Zusatzstoffe verwendet werden, wie beispielsweise Joghurt- und Schimmelpilzkulturen für Milchprodukte, Glutamat für Konserven oder Schwefeldioxid für Zuchtchampignons. Allerdings immer erst nach vorheriger Prüfung durch das

Ministerium für Gesundheit. Auch diese für spezielle Nahrungsmittel zugelassenen Zusatzstoffe klingen aus heutiger Sicht nicht besorgniserregend. Und: Es galt das Verursacherprinzip, das heißt der Hersteller musste nicht nur den Einsatz begründen, sondern auch die gesundheitliche Unbedenklichkeit der Zusatzstoffe beweisen. Auch Aromastoffe wurden knapp bemessen und in der Rechtsvorschrift wurde festgelegt, möglichst natürliche Aromastoffe zu verwenden. Künstliche Aromen gab es auch, 15 an der Zahl, um genau zu sein. Ein DDR-Lebensmittelchemiker konnte wahrscheinlich alle Substanzen auswendig aufzählen. Wer das heute bewerkstelligen möchte, könnte bei einer Talentshow mitmachen, denn man müsste sich 316 Zusatzstoffe und etwa 2.800 Aromastoffe merken.

Auch in der Lebensmittelproduktion griff man damals meist zu natürlichen Rohstoffen (wenn auch gezwungenermaßen und nicht unbedingt aus Gesundheitsbewusstsein). Die Produkte waren zwar natürlicher, aber manchmal aufgrund des ständigen Mangels etwas gewöhnungsbedürftig. Schokolade beispielsweise war ein besonders rares Produkt. Die berüchtigte DDR-Schokolade *„Schlager-Süßtafel“* glänzte mit Ersatzinhaltstoffen und kreativen Zutaten, denn wegen des Rohstoffmangels war der Kakaoanteil auf maximal sechs Prozent beschränkt. Kakao war teuer und schwer zu bekommen. So setzte man stattdessen kurzerhand gelbe Erbsen ein, was erwartungsgemäß einen ungewohnten Geschmack hervorrief.(166) Andererseits war die *Nutella*-Version in der DDR unter dem Namen *Nudossi* hochwertiger als das westliche Pendant. Der Haselnussanteil der DDR-Variante betrug 36 Prozent, während *Nutella* nur 13 Prozent aufweisen konnte. In der DDR waren Haselnüsse eben leichter zu bekommen als künstliche Aromastoffe.

Konservierungsstoffe wurden nur in geringem Umfang eingesetzt, auch Milch wurde beispielsweise nur frisch verkauft und war daher nur kurze Zeit haltbar. Da diese Frischmilch nur kurz bei ungefähr 70° C pasteurisiert und dann abgekühlt wurde, enthielt sie noch genügend Milchsäurebakterien und wurde, wenn man sie stehen ließ, nach kurzer Zeit tatsächlich sauer. Mit der heutigen, ultrahocherhitzten „Milch“ ist das nicht vergleichbar.

Nach heutigen Maßstäben war der Einsatz von Aroma- und Zusatzstoffen sehr gering. Das lag natürlich meist am Mangel und nicht an der Lie-

be zu natürlicher Kost. Wenn etwas einfach zu bekommen war, wurde es auch gerne eingesetzt. Das zeigt die Ost-Variante von *Maggi*, die *Bino*-Speisewürze. *Bino* wurde voller Stolz mit folgendem Vermerk angepriesen: „Mit Glutamat und Fett". Da weiß man zumindest, was man hat.
Das Mittagessen nahm man, je nach Alter, im Kindergarten, in der Schule oder im Betrieb ein. Diese Großküchen waren keine Gourmet-Restaurants, aber es wurde dort noch wirklich gekocht. Natürlich wurden in solchen Großküchen vorverarbeitete Waren wie geschälte Kartoffeln oder Karotten angeliefert und dann weiterverarbeitet, doch um die Mahlzeiten zuzubereiten, benötigte man noch Töpfe und Kocherfahrung und nicht nur eine Mikrowelle. Apropos Mikrowelle, diese galt laut DDR-Experten als kein geeignetes Verfahren zur Erhitzung von Essen, weil „abweichende Veränderungen in Lebensmitteln festzustellen" waren.(167)
Tiefkühlkost, vorgefertigte Speisen und „Instantsuppen" wurden selten gegessen. Die Nachfrage wäre da gewesen, nur konnte sie nicht erfüllt werden. Der Bedarf an Tütensuppen konnte nur zu zehn Prozent gedeckt werden, bei Fertiggerichten schwankte der Prozentsatz um die 20.(168) Zum einen fehlten die Rohstoffe, zum anderen waren die benötigten Maschinen für die Herstellung nicht vorhanden. Hinzu kam noch der Umstand, dass die Verpackungs- und Glasindustrie der DDR völlig unabhängig zur Nachfrage produzierte. Die Verpackungen waren also nicht nur bei den Impfstoffen ein Problem, sondern auch bei Nahrungsmitteln. Auch wenn man die Instantspeisen hätte produzieren können, es wäre schlicht und einfach nicht möglich gewesen, sie zu verpacken. Fertigprodukte befanden sich durchaus auf der imaginären Wunschliste der Haushalte, aber sie wurden nur selten gekauft, weil es sie einfach nicht allzu oft gab.
Eine Leipziger Studie für die Parteispitze bemängelte 1987 genau diese Tatsachen mit den Worten: „Das Angebot konsumreifer Erzeugnisse ist besonders gering, bei tischfertigen Sterilkonserven sind 1-2 Artikel von 45 produzierten im Angebot; tiefgefrorene Fertiggerichte werden nur zeitweise angeboten."(169)
Auf diesem Gebiet hinkte die Nahrungsmittelindustrie den internationalen Entwicklungen nach, es musste wohl oder übel gekocht werden. Das hatte zwar einen größeren Arbeitsaufwand, aber auch eine gesündere Ernährung zur Folge.

Von der Landwirtschaft zum geförderten Kleingarten

Die staatliche Landwirtschaft war sehr ineffizient, die Bauern von der staatlichen Planung nicht begeistert, was sich in den Erträgen niederschlug. Um die Ausbeute zu verbessern, wurde mit Pflanzenschutzmitteln nicht gespart. Die verbrauchten Mengen waren enorm, zumindest dabei hatte man den Westen mengenmäßig überholt. Auf den Äckern im Westen wurden aber teilweise andere Substanzen als im Osten verwendet. Bis heute ist in der Muttermilch von Frauen aus Westeuropa eine höhere PCB-Konzentration zu finden als bei Müttern aus der ehemaligen DDR und Osteuropa, was aber kein besonders großer Grund zur Freude ist, denn stattdessen finden sich umgekehrt Spuren anderer Pestizide.(170) Immerhin: Das Versprühen der Mittel war streng reglementiert und wurde regelmäßig auf Wirksamkeit und Ernterückstände überprüft. Einige Stoffe wurden deshalb auch wieder aus dem Verkehr gezogen.(171)
Welche Pestizide allergiefördernder als andere sind, müsste Gegenstand zukünftiger Forschungen werden. Die Datenlage ist derzeit noch dürftig, da nur wenige Pestizide mit Allergien in Verbindung gebracht werden – von offizieller Seite natürlich oft gar keine. Man kam aber ohne Glyphosat aus, das gerade auf die so wichtige Darmflora einen sehr ungünstigen Einfluss hat. Glyphosat war zwar zugelassen, musste aber um teure Devisen importiert werden und hatte deswegen wenig Bedeutung. Der Bedarf an Glyphosat wurde in den 1980ern für die Gesamt-DDR auf 150 Tonnen pro Jahr prognostiziert. Für heutige Verhältnisse ist das keine große Menge, verglichen mit fast 6.000 Tonnen Glyphosat-Verbrauch pro Jahr in Deutschland.(172) Die Prognose hatte jedoch nichts mit realen Einkäufen zu tun. Denn erst 1989 wurde ein Konzept für Großversuche mit Glyphosat erstellt, bei dem die Firma *Monsanto* nicht nur das entsprechende Produkt *Roundup* liefern, sondern auch entsprechende Maschinen zu Verfügung stellen sollte. Und eine Videokamera sowie einen Videorekorder dazu, um die Versuche aufzuzeichnen.(173) Der Preis von 20 Dollar pro Liter war den Funktionären aber damals zu hoch, sodass über eine Eigenproduktion nachgedacht wurde. Anscheinend hatte man den Patentschutz vergessen. Durch den Zerfall der DDR musste die Versuchsreihe abgeblasen werden, es gibt daher auch keinen Videofilm.

Dass Aluminium mit Glyphosat zusammen eine synergistische Wirkung hat und dies mit Darmerkrankungen und neurologischen Störungen in Verbindung gebracht wird, ist jedenfalls erwähnenswert.[174] Interessanterweise hat eine fettreiche Ernährung einen gewissen Schutzfaktor vor den toxischen Effekten einiger Pestizide. Es kann durchaus sein, dass sich der Butterrekord gesundheitlich doch ausgezahlt hat.[167]

Die staatliche Landwirtschaft des Ostens war mit dem Einsatz von Chemikalien jedenfalls nicht zimperlich. Diese Tatsache, gepaart mit der hohen Luftbelastung und dem Umgang mit Abwässern, hinterließ generell einen verschmutzten, tristen Eindruck, verglichen mit dem sauberen Hochglanz-Image des Westens.

Erstaunlicherweise waren die festgelegten Grenzwerte von zulässigen Verunreinigungen von Nahrungsmitteln in der DDR viel strenger als im Westen. So wenig man vielleicht darauf achtete, was aus den Industrieöfen in die Luft geblasen wurde, beim Essen hörte der Spaß auf. Da war man ziemlich vorsichtig und genau, die Grenzwerte für Quecksilber & Co. in der Nahrung waren in der DDR niedriger angesetzt als in Westdeutschland.

Trotz des Einsatzes diverser Hilfsmittel war die Ernte nicht immer zufriedenstellend und oft konnte nicht geliefert werden. Das Pflanzenwachstum wollte sich den sozialistischen Planvorgaben der Parteifunktionäre einfach nicht anpassen. Gerade bei frischen Lebensmitteln gab es besonders oft Versorgungsschwierigkeiten. Nur Kartoffeln, Zwiebeln, Karotten, Kohl und Äpfel waren in ausreichenden Mengen vorhanden. Fruchtgemüse wie Tomaten bekam man nur selten zu kaufen, Obst wurde oft aus anderen kommunistischen Ländern wie Bulgarien oder Ungarn importiert. Vor allem Südfrüchte und Bananen waren extrem schwer zu bekommen. Angesichts der Versorgungsmängel wurde die DDR-Bevölkerung dazu angehalten, selbst Obst und Gemüse anzubauen. Ein Drittel der Gesamtmenge von Obst und Gemüse wurde so produziert. Jeder vierte Haushalt in der DDR hielt auch Nutztiere zum Nebenerwerb.

Wer einen eigenen Garten hatte, konnte sich ausreichend und vielfältig versorgen. Das Kleingärtnerwesen erfreute sich in der DDR großer Beliebtheit und wurde vom Staat gefördert. Die Mangelwirtschaft hatte somit einen gewissen Bio-Effekt: Der Kleingärtner verzichtete beim

Anbau seiner Pflanzen auf chemische Keulen und wusste so, was er aß. Die Geschäfte kauften Obst und Gemüse auch von Privatbauern aus der Umgebung. Das heute oft von Ernährungsberatern empfohlene regionale, saisonale Essen war damals Alltag in DDR-Haushalten. Angeliefert wurde es zudem nicht in Plastik verpackt, sondern frisch vom Feld und schmutzig von der Erde. Diese Naturbelassenheit wirkte sich folglich auch auf die mikrobielle Besiedelung der DDR-Bürger aus.

Die Milch macht's – nur welche?

Bereits Anfang der 1960er Jahre waren in der DDR die Wiegekarten, die in den Beratungsstellen für Mütter vorzulegen waren, mit der Aufschrift geschmückt: „Mutter, stille dein Kind!" Die Vorteile des Stillens wurden in drei Punkten erklärt, auf der Rückseite der Wiegekarte von der Zufütterung mit Milchpulver abgeraten und das nicht gerade zimperlich: „Kuhmilch enthält häufig Krankheitskeime. Sie muss deshalb abgekocht werden und dabei werden die Vitamine teilweise zerstört." Auch der Eisengehalt wäre geringer und die Gefahr der Überfütterung größer. Doch man wollte die Mütter nicht nur mit Argumenten überzeugen, sondern auch mit...Geld. Bis zu einer Stilldauer von sechs Monaten konnte man zehn Mark pro Monat erhalten, vorausgesetzt das Kind wurde mindestens zweimal am Tag gestillt (kontrolliert wurde die „Stillfähigkeit" von der Mütterberatungsstelle).
In der DDR befand sich das Stillen in einem Spannungsfeld: Einerseits waren Frauen in Augen der Partei Arbeitskräfte, andererseits war die mütterliche Brust in Zeiten der Mangelwirtschaft ein wertvolles Gut und konnte die Versorgung des Kindes mit Milch günstig und zuverlässig sicherstellen. Zumindest zuverlässiger als die von Lieferengpässen geplagte Nahrungsmittelindustrie. Pragmatisch wie man war, wurden den arbeitenden Frauen gesetzlich festgelegte Stillpausen während der Arbeitszeit gewährt. Bereits 1967 waren zwei Stillpausen à 45 Minuten pro Arbeitstag gestattet. So konnte der Spagat zwischen Berufstätigkeit und Stillen auf sozialistische Weise geschafft werden, dachten die Funktionäre.[(175)]

Hochmotiviert starteten die DDR-Mütter in den Siebzigern und Achtzigern also ins Stillen. Und tatsächlich war der Anteil der Frauen, die nach der Geburt auf der Wochenstation stillten, recht hoch und betrug je nach Ort beziehungsweise Untersuchung 80-90 Prozent. Verglichen mit „kapitalistischen Ländern“ schnitt man gut ab, denn in der BRD kam man auf knapp 60 Prozent, in den USA Anfang der 1970er Jahre nur auf fast 20 Prozent.(176) Doch auch wenn der Großteil der ostdeutschen Mütter kurz nach der Geburt noch stillte, so sanken diese Quoten mit jeder Woche immer weiter ab. Oft wurde der Versuch, das Baby auf natürliche Weise zu ernähren, schon in den ersten Wochen wieder aufgegeben. Während im Laufe der Zeit im Westen das Stillen immer populärer wurde, zog die DDR nicht wirklich mit. Die hohe Anfangsmotivation schien im DDR-Alltag bald einer Still-Resignation zu weichen, was angesichts der Mehrfachbelastung der meisten Mütter nicht weiter verwunderlich ist. Sie sollten berufstätige Arbeiterinnen, stillende Mütter und engagierte Hausfrauen in einem sein. Letzteres war aufgrund der dauernden Mangelwirtschaft ein alltäglicher Spießrutenlauf und wie so oft hatte die Wirklichkeit der DDR-Frauen mit den Vorstellungen der vorwiegend männlichen Parteifunktionäre nicht viel gemeinsam. Bei den gut gemeinten Stillpausen hatte man die oft langen Anfahrtswege zum Arbeitsplatz nicht bedacht und sie machten nur in jenen Betrieben Sinn, die den Müttern eine betriebseigene (oder zumindest sehr nahe gelegene) Krippe anbieten konnten.
Experten zerbrachen sich den Kopf darüber, wie man die Stillquoten erhöhen könnte. Es wurde über eine bessere „Stillpropaganda“, besser ausgebildete „Stillschwestern“ im Krankenhaus, ja sogar über eine Erhöhung des Stillgeldes nachgedacht. Auf die Idee, dass die Dreifachbelastung der Mütter etwas mit der niedrigen Stillquote zu tun haben könnte, kam man in der realitätsfernen Parteizentrale aber nicht. Und so blieben die Zahlen weiterhin niedrig. 1986 berichtete die *Zeitschrift für ärztliche Fortbildung*, dass die im Westen beobachtete Rückbesinnung auf das Stillen in der DDR nicht stattfand: Die Stillfrequenz betrug drei Monate nach der Geburt weniger als 15 Prozent, in einigen Gegenden sogar unter fünf Prozent.(177) Längeres Stillen war also eher die Ausnahme.
Die Flaschennahrung wurde, wie die Impfstoffe, in der DDR hergestellt und nicht importiert. Zwei Marken gab es zur Auswahl, *Milasan*

sowie *KiNa*. Aufgrund der Mangelwirtschaft hinkte man bei den Zusammensetzungen der Milchpulver dem wissenschaftlichen Stand und den internationalen Empfehlungen hinterher. Meist fehlte es an Laktose, die dann zur Hälfte mit Saccharose ersetzt werden musste, ein andermal gab es Probleme der Beschaffung von Sonnenblumenöl, das für die Produktion unerlässlich war. Man wusste, dass die Zusammensetzung der Milchpulver keineswegs ideal war und auch die Eltern waren sich dessen bewusst: Schlechte Löslichkeit, schwankende Qualität sowie Verunreinigungen, beispielsweise mit Würmern, waren für eine Imagepolitur nicht gerade geeignet.

Schon 1972 wurde aufgrund der genannten Probleme ein neues Produkt namens *Manasan* entwickelt, das in Tests deutlich besser abschnitt und von Kinderärzten sehnlichst erwartet wurde. Es wurde mit anderen, international üblichen Produkten verglichen und der große Vorteil von *Manasan*, nämlich das „Risiko von Kuhmilcheiweiß-Allergien zu reduzieren“ wurde durch „Tests an 15 Kinderkliniken der DDR bestätigt.“ In Cottbus wurde das neue Wunderpulver mit sehr zufriedenstellenden Ergebnissen für einen Zeitraum von zwei Jahren eingesetzt. Die Kinder, die dieses Milchpulver erhielten, waren gesünder. Das alleine war noch nicht ausschlaggebend, aber die daraus resultierenden Einsparungen an medizinischen Behandlungskosten fielen deutlich ins Gewicht. Man rechnete mit über sechs Millionen Mark Einsparungspotenzial pro Jahr durch die neue, gesündere Nahrung.(178) Dass die Gesundheit maßgeblich von der Ernährung abhängt, war den Verantwortlichen immerhin vollkommen klar. Die Erwartungen waren groß, doch der Produktionsbeginn wurde immer wieder verschoben. Über das Pilotstadium des Projekts kam man letztendlich nicht hinaus. Ein Bericht aus 1988 ließ keine Zweifel offen, dass aufgrund des eklatanten Mangels an Milchzucker „weder eine Optimierung der Säuglingsnahrungen (sic!) noch eine Produktion von *Manasan*“ möglich sei.(179)

Die Muttermilch kam in der DDR als Allergieschutzschild kaum zur Geltung, genauso wenig wie die Versorgung der Kinder mit einer adaptierten, qualitativ hochwertigen Anfangsnahrung. Doch die „gewöhnliche“ Milch, die ältere Kinder tranken, war viel natürlicher als das, was heute im Supermarkt unter demselben Namen verkauft wird. Bei der ausgelieferten Trinkmilch handelte es sich zwar um weitgehend industriell hergestellte Milch, doch ist das mit der konventionellen Milchproduktion heutzutage kaum vergleichbar. In der DDR hieß das damals, dass die Kühe weitgehend mit Grünfutter und getrocknetem Heu gefüttert wurden. Sogenannte „Futtermittel aus industrieller Verarbeitung" wurden zwar auch eingesetzt, doch deren erlaubte Menge war eingeschränkt (maximal 1,5 kg pro Tier und Tag). Die Trinkmilch wurde 40 Sekunden lang auf 72° Celsius erhitzt, dann sofort wieder abgekühlt. Diese Frischmilch war nur kurz haltbar, sie durfte nur am selben Tag verkauft werden, an dem sie angeliefert wurde. Nach zwei, drei Tagen war sie bereits sauer, deshalb musste sie entweder schnell verbraucht oder als Sauermilch verwendet werden. Diese Milch war noch weitgehend natürlich und kein ultrahocherhitztes milchähnliches Produkt, das wochenlang im Supermarkt steht und gar nicht sauer werden kann, weil die entsprechenden Bakterien längst fehlen. Aber es kommt noch besser. Man wusste, dass die Milch mit dem Verarbeitungs- und Erhitzungsgrad an Qualität verliert, deshalb galt Vorzugsmilch als die qualitativ hochwertigste. Dabei handelte es sich um nichts anderes als Rohmilch und um diese liefern zu dürfen, mussten strengste hygienische Standards sowohl im Stall, als auch bei der Fütterung und beim Melken eingehalten werden. Nicht jeder Milchbetrieb der DDR konnte diese strengen Qualitätsanforderungen erfüllen. Doch jene, die den strikten Anforderungen gewachsen waren, durften die Milch euterfrisch direkt aus dem Stall zum Verbraucher bringen. Nomen est omen, vorzugsweise wurde die Vorzugsmilch an Krankenhäuser, Kindergärten und Kinderheime geliefert.(180) Gerade den Schwächsten und Kleinsten kamen die Vorteile der Rohmilch zugute.

War's der DDR-Wurm?

Interessanterweise wurden bei einer der Untersuchungen im Ost-West-Vergleich bei bis zu 17 Prozent der DDR-Kinder Wurminfektionen festgestellt.(181) Wie wir gesehen haben, werden Parasiteninfektionen mit Allergien in Verbindung gebracht. Parasiten wird sowohl eine vor Allergien schützende, als auch allergie-fördernde Wirkung zugesprochen. Der Effekt hängt davon ab, um welche Parasitengattung es sich handelt und ob die Infektion akut oder chronisch ist.

Allerdings war es nicht der angeblich vor Allergien schützende Hakenwurm, der die DDR-Kinder befallen hat, sondern andere Würmer, denn auf DDR-Gebiet waren der Maden- und Bandwurm am weitesten verbreitet. Da man sich den Madenwurm (*Enterobius vermicularis*) auch in einer Sandkiste einfangen kann, wird er umgangssprachlich auch „Kinderwurm" genannt. Besonders häufig kommt dieser Parasit in öffentlichen Kindereinrichtungen vor, weshalb in der DDR vermutet wurde, dass 80-100 Prozent der Kinder irgendwann einmal eine Madenwurminfektion durchgemacht hatten.
Bei den Untersuchungen, in denen die häufigeren Wurminfektionen bei DDR-Kindern festgestellt wurden, ließ sich kein Zusammenhang zwischen Allergieneigung und Wurminfektion ermitteln, wie mir eine der Autorinnen, Dr. Hanna Oppermann, netterweise bestätigte. Deshalb wurde diese Frage in den Folgejahren auch nicht weiterverfolgt.
Der Wurm war es demnach nicht, der die ostdeutschen Kinder vor Allergien bewahrt hat. Im Gegenteil, durchgemachte Infektionen mit Madenwürmern deuten eher auf ein erhöhtes Risiko allergischer Rhinitis, Asthma oder atopischen Ekzemen hin. Bei einer akuten Infektion, also wenn man den Allergietest genau dann durchführt, während die Würmer zu Gast sind, fallen die Nahrungsmittelallergietests hingegen besser aus.[(182)] Das ist aber noch kein Grund zur Freude, denn wie wir bereits gesehen haben, können Parasiten die Allergietests gehörig durcheinander bringen.

Das Ende der DDR

Als es mit der DDR zu Ende war, stürzten sich die Ostdeutschen auf die westlichen Waren, die Produkte des Ostens galten als unterlegen, rückständig und altmodisch – so wie sich Ostdeutschland generell nach der Wende fühlte. Schon wenige Monate nach dem Mauerfall hatten sich die westdeutschen Handelsketten im Osten etabliert. Endlich konnte man alles kaufen und besonders beliebt waren erwartungsgemäß jene Waren, die davor nur selten oder gar nicht erhältlich waren, wie beispielsweise Produkte von *Maggi* oder *Nestlé*. Zunächst fand man auch Konservierungsstoffe toll. Denn in der DDR kamen viele Waren nicht mehr frisch beim Verbraucher an und wenn doch, dann verdarben sie schnell. Die langanhaltende Frische der Produkte aus dem Westen wurde aus diesem Grund anfangs sehr positiv bewertet. Auf die Idee, dass von den Zusatzstoffen eine Gesundheitsgefährdung ausgehen könnte, kam man in den ersten Jahren des Kaufrausches zunächst nicht. Fast Food boomte und es wurden generell weniger komplette Mahlzeiten verzehrt. Man aß nun auch seltener in Gemeinschaftseinrichtungen, da diese ohne Subventionen nicht mehr so günstig waren wie zu DDR-Zeiten. Wirtschaftlich rentabel sind diese Einrichtungen ohnehin nie gewesen, aber sie hatten in DDR-Zeiten eine gekochte, warme Mittagsmahlzeit garantiert.

Doch schon bald betrachtete man die DDR rückblickend nicht mehr so negativ, denn der zunächst so schillernd glänzende Westen hatte sich in vielen Fällen als Enttäuschung entpuppt. Viele Hoffnungen wurden nicht erfüllt und bei den Ostdeutschen trat Ernüchterung über das früher idealisierte Bild des Westens ein. Man freute sich zwar einerseits über das größere Angebot, vor allem beim Obst- und Gemüsesortiment.(183) Aber man vermisste auch die allgemeine Gleichheit, die geringen sozialen Unterschiede und die Versorgung mit Wohnungen, die es zu DDR-Zeiten gegeben hatte. Nicht nur die Schul- und Berufsausbildung in der DDR empfand man als besser, sondern auch das Gesundheitswesen.(164) Eine bemerkenswerte Benotung der Zustände, wenn man den Mangel bedenkt, der in der DDR geherrscht hatte.

Bei der Frage, was nun schlechter ist als vorher, fällt vor allem eines auf: Die meisten Befragten befürchten eine Gesundheitsgefährdung durch die Ernährung. Auf den Spitzenplätzen der als negativ empfundenen Veränderungen finden sich folgende Punkte: Konservierungsstoffe, Überangebot, zu viele Fertigprodukte, zu viele synthetische Zusatzstoffe, zu viel Verpackung, Verfälschung von Lebensmitteln, Angst vor Gesundheitsgefährdung sowie Manipulation durch Werbung. Bedauert wurde auch der Wegfall der Gemeinschaftsverpflegung und der (frischen) Schulmilch.

Während früher der Großteil der Bevölkerung Obst und Gemüse selbst eingekocht oder konserviert hatte, waren es bei Gemüse nach der Wende nur noch 15 Prozent.(183) Auch der Rumtopf und Likör wurden nicht mehr so häufig selbst hergestellt, was die Allergiequote aber wohl kaum beeinflusst hat.

In den Akten des Zentralen Gutachterausschusses für Sera und Impfstoffe ist auch deutlich zu erkennen, wann es mit der DDR zu Ende ging. Zu DDR-Zeiten zogen sich bestimmte Entscheidungen oft über mehrere Sitzungen hinweg, seitenweise wurden Positionen erörtert und Beschlüsse erwogen. Langwierige Beratungen über das Für und Wider von bestimmten Präparaten waren nun Geschichte. Stattdessen gab es jetzt lange Listen von Neuzulassungen westlicher Medikamente, die kommentarlos akzeptiert wurden.

Das DDR-Fazit

Betrachtet man die Geschichte der DDR, kann man als Negativ-Faktoren im Allergiegeschehen Folgendes festhalten:

- Bezüglich der Stillfreudigkeit hinkte die DDR den westlichen Nachbarn deutlich hinterher
- Die Umweltverschmutzung sowohl in der Luft als auch in Flüssen nahm zeitweise erschreckende Ausmaße an

Auf der positiven Seite finden sich allerdings mehr Faktoren:

- Antibiotika wurden seltener eingesetzt als im Westen
- Das Essen war vielleicht langweilig, aber natürlicher und regionaler
- Fertigprodukte wurden kaum verwendet
- Trotz des hohen Verbrauchs an Pflanzenschutzmitteln wurde gerade das besonders gesundheitsschädliche Glyphosat nicht verwendet
- Die Anzahl der künstlichen Zusatzstoffe im Essen war gering
- Rohmilch wurde oft und gerne getrunken
- Impfungen wurden oft verspätet vorgenommen und es kamen andere Impfstoffe zum Einsatz

Allergieforschung in der DDR

Auch wenn sie nicht so häufig auftraten, waren Allergien auch in der DDR ein Forschungsthema. Der Umgang der DDR-Ärzte mit Allergien ist auch beachtenswert, vor allem im Vergleich zur heutigen Linie.

In der Fachzeitschrift „Das Deutsche Gesundheitswesen" wurden bereits 1960 neben den medikamentösen Behandlungen auch Therapien wie Klimatherapie und aufgrund ihrer entzündungshemmenden Wirkung eine Umstellung auf basische Ernährung und sogar Rohkost erörtert.[(184)]

Nachfolgend einige Zitate des führenden Allergie-Experten der DDR, Dr. Diether Findeisen, dem Mitbegründer der Gesellschaft für Allergie und Asthmaforschung.

1962 (!) forderte er in einem Interview mit der Tageszeitung „Neues Deutschland", dass natürlichen und regulativen Heilmethoden viel mehr Beachtung geschenkt werden müsste. Denn die Kosten „für die noch sehr verbreitete, sehr einseitige Behandlung mit Asthmapillen, -pulvern und -tabletten" wären sehr hoch, und vor allem: „Damit werden die Ursachen des Leidens nicht beseitigt."[(185)]

Ein paar Jahre später schrieb der anerkannte Allergologe in seinem Werk „Allergie": „Wir wissen heute sehr gut, dass bei allergisch reagierenden Kindern fast immer psychische Faktoren eine Rolle spielen." Dieser Umstand schließe von vornherein, „eine stereotype, für jeden im gleichen Maße heilsame Einzelmethode aus."

„Zu den größten Fehlern in der Erziehung gehört es, in Gegenwart eines Kindes über seine Krankheit zu sprechen."

„Wenn auch die Kortikosteroide fraglos die wertvollste Bereicherung des Arzneimittelschatzes in der Behandlung der allergischen Krankheiten in den letzten 20 Jahren bedeuten, muss vor einer unüberlegten Anwendung und Verordnung gewarnt werden."

Noch mehr Ost-West Vergleiche – auf nach Karelien

Das Propagandaplakat mit dem Sozialismus als beste Prophylaxe bekam noch mehr Gewicht, denn weitere Ost-West-Vergleiche machten einige Zeit später die Runde. Egal wie sehr man die Luftverschmutzung in den ehemaligen Ostblock-Gebieten als Allergiefaktor identifizieren wollte, es kam partout das Gegenteil heraus: Die Allergieraten in Schweden waren höher als im Nachbarland Estland, einem Gebiet, welches früher der Sowjetunion angehört hatte. Während jedes dritte schwedische Kind Allergien hatte, war es in Estland nur jedes zehnte.(186)

Den Mikrobiologen Bengt Björkstén interessierte dabei die Bedeutung der Mikroben: Wer waren die üblichen Darmbewohner? Es stellte sich tatsächlich heraus, dass die Kinder aus Estland mehr *Laktobazillen* im Darm aufwiesen, in schwedischen Därmen war hingegen *Clostridium difficile* häufiger anzutreffen. Ein Keim, der als Verursacher von Durchfällen gesehen wird. Der Eiserne Vorhang hatte seltsamerweise das Mikrobiom der Kinder in Estland stabil und vielfältig gehalten und vor Allergien geschützt. Aus irgendeinem Grund hatten die estnischen Kinder in den ersten Lebensjahren gelernt, Allergene zu ignorieren, während die schwedischen Kinder darauf immer empfindlicher reagierten. Der Unterschiede nicht genug: Sogar das Kolostrum von Müttern in Estland wies entzündungshemmende Eigenschaften auf.

Noch größeres Aufsehen erregte die *Karelia Allergy Study*. Karelien, eine Region an der finnisch-russischen Grenze, bot durch seine turbulente Geschichte ideale Voraussetzungen für die Allergieforschung. Nach dem Zweiten Weltkrieg gehörte ein Teil dieses Gebiets zu Finnland, der andere Teil zur Sowjetunion. Nach dieser Trennung wurden Familien kurzerhand umgesiedelt, doch die gemeinsamen Vorfahren und somit ähnliches genetisches Material konnte man nicht einfach ausradieren. Auch wenn die genetische Grundlage und die klimatischen Bedingungen den gemeinsamen Nenner darstellten, wurden die Lebensbedingungen von Jahr zu Jahr unterschiedlicher. Die Menschen diesseits und jenseits der nun erschaffenen Grenze erwartete ein vollkommen anderes Leben. Auf der finnischen Seite hielt das Wirtschaftswunder mit westlicher Lebensart Einzug, die andere Seite Kareliens war bis 1991 für Besucher aus dem Westen fast unerreichbar und Teil der Sowjetunion. Nach deren Zusammenbruch entstand die nun zu Russland gehörende Republik Karelien, die ein Hit unter den Allergieforschern wurde.

Wie groß war der Unterschied der Allergiequote zwischen den finnischen und russischen Nachbarn? Sehr, sehr groß, wie sich zeigte: Unter den Finnen klagte mehr als ein Fünftel der Bevölkerung über Heuschnupfen, fast ein Viertel über allergische Symptome bei den Augen, ebenfalls so viele über atopische Hauterkrankungen. Rinnende Nase und gereizte Augen kannten aus eigener Erfahrung hingegen weniger als fünf Prozent der Russen.(187) Und das betraf nur die Erwachsenen, die Studien zu Kindern legten gleich noch eins drauf. Gegen Birkenpollen waren 27 Prozent der finnischen Kids allergisch, im Vergleich zu nur zwei Prozent der russischen. Heuschnupfen kam bei über 15 Prozent der finnischen Kinder im Schulalter vor, bei den russischen war die Erkrankung weitgehend unbekannt, nur eines von hundert war davon betroffen. Auf der finnischen Seite waren die Asthmaraten unter Kindern fünfmal so hoch. Beim Hauttest zeigten über 40 Prozent der finnischen Schulkinder eine Sensibilisierung, im Vergleich dazu nur 15,7 Prozent der russischen Altersgenossen. Auch andere Erkrankungen scheinen die Finnen weitaus mehr heimzusuchen: Bei der Anzahl der Autoimmunerkrankungen sind die Finnen führend, bei der Diabetes Typ-1 Rate nehmen sie den unrühmlichen ersten Platz ein.

Was war auf der russischen Seite anders? Als man das Gebiet, in dem die Studie durchgeführt wurde, Anfang der 1990er besuchen konnte, fühlte sich das wohl wie eine Zeitreise an. Die Lebensbedingungen waren ähnlich wie in Finnland vor über 50 Jahren. Kleine Dörfer mit kleinen Häusern, geringe Bevölkerungsdichte, die größte Stadt der Region, Pitkäranta, hatte eine Einwohnerzahl von 11.000.

Wieder versuchten die Wissenschaftler, die Ursachen für diese deutlichen Unterschiede herauszufinden, so wurde auch der Vitamin D Gehalt im Blut der beiden Bevölkerungsgruppen gemessen. Vitamin D war gerade als möglicher Schutzfaktor vor Allergien stark im Trend, denn frühere Untersuchungen hatten erkennen lassen, dass eine gute Vitamin D Versorgung vor Allergien und Diabetes schützt. Doch Fehlanzeige, die Vitamin D Werte unterschieden sich in dieser Hinsicht kaum, bei Finnen und Russen zirkulierten ähnliche Mengen Vitamin D im Blut.[188] Doch die Lebensbedingungen waren tatsächlich sehr verschieden.

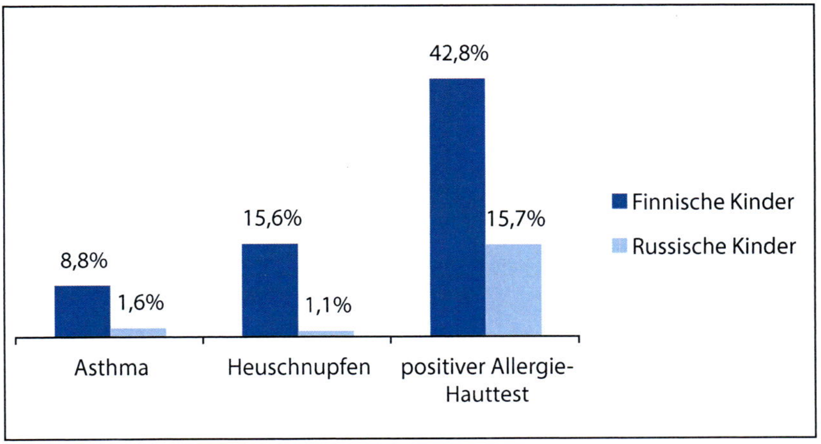

Vergleich von allergischen Erkrankungen zwischen finnischen und russischen Schulkindern.[187]

Die Menschen im russischen Teil Kareliens versorgten sich noch selbst mit Obst und Gemüse aus eigenem Anbau und es waren viele Haus- und Nutztiere vorhanden. Das Wasser für die Haushalte wird heute noch in vielen Fällen aus dem eigenen Brunnen entnommen. Jenes der öffentlichen Wasserversorgung wird heute chloriert und kommt aus dem Ladogasee. Die Umweltsituation war allerdings nicht idyllisch. Die Industriewerke und Kohlegruben verschafften zwar Jobs, verursachten aber auch einiges an Luftverschmutzung.

Sogar das Trinkwasser wurde in beiden Gebieten miteinander verglichen, indem man analysierte, welches Wasser in den Schulen verfügbar war. Denn die Flüssigkeit, die aus den jeweiligen Wasserleitungen floss, war sehr unterschiedlich. Die finnischen Schüler tranken das aufbereitete Grundwasser des öffentlichen Wassernetzes, während bei den russischen Schulkindern entweder Wasser aus dem schuleigenen Brunnen oder aus dem Ladogasee aus der Leitung floss. Das war teilweise mit Chlor behandelt, doch im Vergleich zum finnischen Wasser war das harmlos. Denn das finnische Wasser wurde meist nicht nur alkalisiert, sondern auch mit UV-Licht desinfiziert. Die

Schadstoffbelastung der Gewässer wurde in der Studie leider nicht gemessen und deshalb wurden die positiven Effekte dem größeren Bakterienreichtum im russischen Wasser zugesprochen.[189]

Generell war die Umweltverschmutzung, aber auch die Mikrobenvielfalt auf russischer Seite höher. Anscheinend gehen die Schutzeffekte vor Allergien durch den westlichen Lebenswandel verloren, vermuteten die Forscher. Immerhin wurden die veränderten Ernährungsgewohnheiten erwähnt, wenn auch nicht genauer ausgeführt. Anzunehmen ist aber, dass auch hier, wie im Fall der DDR, der Genuss der selbst angebauten Gemüse- und Obstsorten sowie Rohmilchkonsum den für den Darm wichtigen Schutz boten. Rohmilch war in Finnland in den letzten 30 Jahren äußerst selten, während sie in Karelien aber täglich auf dem Speiseplan stand.

Die beobachteten Aspekte waren damit denjenigen in der DDR äußerst ähnlich. Ein Forscherteam kam aufgrund der Analysen zu folgenden Schlüssen: „We need to change our thinking and start to plan actions to safely restore our connections to nature." Das kann man getrost so stehen lassen.

Die Unterschiede in der medizinischen Betreuung wurden in den Studien nicht beachtet, doch ein Blick in die Geschichte der Region offenbart dazu einiges. Das gesamte Gesundheitssystem der UdSSR war generell ein abschreckendes Konstrukt und Karelien war unter sowjetischer Führung eine etwas vergessene Region, um es milde auszudrücken.

Die Mangelwirtschaft war noch um einiges prekärer als in der DDR, die Sowjets hatten sie ja sozusagen auch erfunden. Um die Zustände in der Sowjetunion ein wenig zu illustrieren: 1989 hatten laut WHO 20 Prozent der Spitäler kein fließendes Warmwasser, drei Prozent hatten gar kein fließendes Wasser. Es gab sogar Krankenhäuser ohne Telefonanschluss.[190] Derartige Probleme wurden von der Führung natürlich nicht publiziert, aber um einen genaueren Einblick in das Gesundheitssystem der Sowjets zu bekommen, wendet man sich am besten an jemanden, der es genau unter die Lupe genommen hat: Die Central Intelligence Agency der USA. Ein geheimer Bericht der CIA aus dem Jahre 1985 wurde knapp fünfzehn Jahre später veröffentlicht und bezeichnet das Gesundheitssystem als „notorisch schlecht". In der Sprache des Kalten Krieges klang das so: „Ungenügende Finanzierung,

Mangel an Fachkräften und Versorgungsmängel haben geholfen (sic!), die Sowjetische Lebenserwartung zu verkürzen."[191]
Die Prävention von Krankheiten habe keinen Stellenwert, hieß es weiter. Im Vergleich zu den USA wäre das Typhus-Vorkommen in der Sowjetunion 30 Mal, das Auftreten von Masern 20 Mal höher. Am Land war die medizinische Versorgung oft so schlecht, dass man angehenden Ärzten ein weit höheres Gehalt bot, wenn sie sich dort niederlassen würden.

Im Osten nichts Neues: Verspätete Impfungen

Ähnlich wie in den DDR-Studien wurde das Thema Impfungen von den Forschern ignoriert. Völlig zu Unrecht: Finnische Kinder wurden mit anderen Impfstoffen immunisiert als sowjetische und später russische, wenn diese vor 2006 die empfohlenen Impfungen überhaupt erhalten haben. Während Finnland seit Jahrzehnten als das Impf-Musterland Europas gilt, verhielt es sich in der Sowjetunion vor allem in Bezug auf die aluminiumhaltigen Impfungen völlig anders.
Generell lagen die Sowjet-Impfquoten in den 1980er Jahren weit hinter den westlichen Ländern zurück, wobei sich ein starkes Stadt-Land-Gefälle zeigt. Auch wenn die sowjetischen Statistiken einen ähnlich unsicheren Datenbestand liefern wie die beschönigten DDR-Statistiken: Die Impfraten betrugen Ende der 1980er Jahre in der Sowjetunion 55–70 Prozent, zumindest offiziell.[192] Unklar ist aber, wie viele Impfungen in dieser Statistik zusammengefasst wurden, ob also beispielsweise nur eine erhaltene Impfung oder das volle Programm gezählt wurde. US-Amerikanische Behörden wie die *CDC (Centers for Disease Control)* berichteten, dass nur 23 Prozent der russischen Kinder die vorgesehenen drei DTP-Impfungen bis zum ersten Geburtstag erhalten hatten. Und das ist der Wert für die Hauptstadt Moskau, von den ländlichen Gebieten ganz zu schweigen. Die Quote von 70 Prozent findet man zwar in dem Bericht auch, doch waren das jene Kinder, die *mindestens* eine Impfung erhalten hatten, vielleicht auch nur eine einzige. Bis zum Schulalter wurden die vorgesehenen vier DTP-Impfungen meist nachgeholt, das nahmen zumindest die Amerikaner an.[193]

Wenn die Impfquoten in der Hauptstadt schon derart niedrig waren, wie wird es in abgelegenen Regionen wie Karelien ausgesehen haben? Zuverlässige Dokumentationen aus Sowjetzeiten fehlen dazu völlig. Noch im Dezember 2005 berichtete Karelien auf seiner offiziellen Website über Fachkräftemangel im Impfbereich sowie mangelnde Informationen über den Zeitplan der Impfstofflieferungen. Immerhin konnte man auf der To-Do-Liste einiges abhaken: Zum Beispiel, dass nun die Bedingungen zur Lagerung von Impfstoffen geprüft worden waren. 36 Kühlschränke zur Einhaltung der Kühlkette waren budgetiert und sollten angekauft werden.(194) Entweder sind zu diesem Zeitpunkt alle Kühlgeräte ausgetauscht worden oder es gab davor gar keine, was angesichts der damaligen Zustände durchaus realistisch ist. Erst Anfang der 1990er Jahre wurde in Russland ein staatliches Programm zur Impfprävention gestartet. Im dazugehörigen Bescheid wurden niedrige Impfquoten, strenge Kontraindikationen, Impfstoffmangel und fehlende Transport- und Kühlungsmöglichkeiten beanstandet. Das Ziel der nun vereinheitlichten Maßnahmen sollte eine „radikale Verbesserung der Impfprophylaxe" sein.(195)

In den folgenden Jahren wurden in Karelien verstärkt Informationskampagnen gestartet, um die Bevölkerung zum Impfen aufzurufen, doch nicht immer hatten sie die gewünschte Wirkung. 2013 berichtete die Gesundheitsbehörde von Karelien von einer immer größer werdenden Ablehnung gegenüber Impfungen, was die Durchführung des nationalen Impfprogramms erschwere. Kaum hatte man Bewegung in die Sache gebracht, tauchten schon einige Stolpersteine am Weg auf, wobei man aber davon ausgehen kann, dass die Impfquoten im letzten Jahrzehnt im Vergleich zu früher erheblich gestiegen sind.

Die sowjetischen Ärzte gingen mit Impfungen sehr vorsichtig um und deshalb wurden diese oft um einiges verspätet vorgenommen. Wie wir schon erfahren haben, können schon ein paar Wochen Aufschub das Allergierisiko merklich senken.

Kleine Abweichungen beim Muskeltonus oder bei den kindlichen Reflexen, Zittern, Gereiztheit aber auch andere Verhaltensstörungen wurden von den damaligen Kinderärzten der UdSSR unter der Diagnose „*perinatale Enzephalopathie*" geführt. Dies wurde als Grund gesehen, die DTP-Impfung nicht durchzuführen, zumindest noch nicht. In manchen Gegenden erhielten 90 Prozent der Kinder diese Diagnose und wurden folglich nicht nach dem vorgeschriebenen Impfkalender, sondern deutlich später immunisiert.[192]

Die Gegenanzeigen bei der DTP-Impfung waren viel strenger als im Westen. Das sowjetische Gesundheitsministerium hatte 1980 eine Liste von Symptomen verabschiedet, bei denen die DTP-Impfung nicht verabreicht werden sollte. Allergien, Asthma, Ekzeme sowie Ödeme galten als dauerhafte Gegenanzeigen. Frühgeborene sollten erst nach einem Jahr geimpft werden, was heutzutage nicht berücksichtigt wird. Im Gegenteil, es wird darauf hingewiesen, termingerecht zu impfen. Nach einer Risikoschwangerschaft oder -geburt sollte erst nach sechs Monaten mit dem DTP-Impfprogramm begonnen werden. Auch geringere gesundheitliche Probleme wie Anämie, geringes Gewicht oder häufige Atemwegserkrankungen wurden ernst genommen. Das Immunsystem dieser Kinder sollte zuerst „gestärkt" werden, bevor mit Impfungen begonnen wurde. 1988 wurde die lange Liste der Gegenanzeigen gekürzt, war aber immer noch strenger als die offiziellen Vorgaben der WHO.

Nicht nur in ärztlichen Fachkreisen, auch in Büchern für Eltern wurde auf einen vorsichtigen Umgang mit Impfungen eingegangen. In seinem in Russland legendären Ratgeber *„Buch über Kindergesundheit"*, das wegen des großen Erfolges in mehreren Auflagen erschienen ist, schreibt Dr. Studenkin noch 1988, dass bei Kindern mit Asthma oder Nahrungsmittelunverträglichkeiten von Impfungen abgesehen werden sollte, weil schwere Reaktionen oder Komplikationen auftreten können. Ein paar Jahre später war die Sowjetunion Geschichte. Und mit ihr auch die strengen Kontraindikationen.

Sowjet-Wissenschaft: Allergien durch Impfungen? Ja, klar!

In der Sowjetunion wurden die Impfstoffe nicht aus dem Ausland bezogen, man setzte wie in allen anderen kommunistischen Ländern auf Eigenproduktion. Wie üblich zentral verwaltet, geschah dies im sogenannten Tarassewitsch-Insitut in Moskau (oder in der Langversion: dem Staatlichen Wissenschaftlichen Forschungsinstitut für Standardisierung und Kontrolle medizinisch-biologischer Präparate des Ministeriums für Gesundheitswesen der UdSSR), damals ein Vorzeigeinstitut in der Impfstoffbranche des Ostens.

Die DDR-Institute arbeiteten mit diesem Institut zusammen und im Bundesarchiv finden sich reihenweise Akten über gemeinsame Forschungsprojekte, Symposien und Studienaufenthalte. Sogar die Kostenaufstellungen sind noch erhalten, am meisten wurde für...gemeinsame Abende inklusive Essen und Trinken ausgegeben. Immerhin, diese gemeinsamen Treffen waren anscheinend ein voller Erfolg, denn während die Korrespondenz vor den jeweiligen Besuchen beispielsweise noch mit *„Herr Professor“* oder *„Sehr geehrter Genosse“* beginnt, geht es in den danach verfassten Briefen mit *„Lieber Nikolaj“* und *„Ich hoffe, dein Koffer ist wieder aufgetaucht“* weiter. Das Geld für die Verbrüderungsabende war offensichtlich gut investiert.

Die Kooperation war aber tatsächlich sehr eng, alle (!) Ostblock-Länder schickten sich Anfang der 1980er Jahre gegenseitig literweise Proben des landesüblichen DTP-Impfstoffs, um in den eigenen Labors die Verträglichkeit und Wirksamkeit zu prüfen. Ziel war es herauszufinden, wie man diese zwei Parameter verbessern könnte. Auch der Informationsaustausch war rege und es ist davon auszugehen, dass sobald sich etwas in einem Land durchgesetzt hatte, die anderen mitzogen oder zumindest davon informiert waren.

Die Virologin Galina Chervonskaya, eine langjährige Mitarbeiterin des Tarassewitsch-Instituts, war mehr als zwölf Jahre dort tätig und maßgeblich an der Entwicklung des Polio-Impfstoffes in der UdSSR beteiligt. Sie wohnt noch immer in Moskau und äußert sich durchaus kritisch zur heutigen Impfpraxis. Trotz ihres Alters von 80 Jahren ist sie in den russischen sozialen Medien aktiv, erklärt auf *Youtube* genaue Zusammenhänge und lässt die Zuschauer an ihrem Erfahrungsschatz teilhaben.

In einem Radio-Interview erklärte sie, dass sie nicht gegen Impfungen an sich ist, sie wären wie andere Medikamente auch durchaus notwendig, aber sie sollten mit Ziel und Zweck eingesetzt werden. Den derzeit üblichen überfüllten Impfkalender nennt sie einen „medizinischen Fehler“, weil man nicht alle Kinder pauschal gleich impfen könne. „Nach einem strikten Zeitplan kann man Socken stricken, aber nicht Kinder impfen“, heißt das in ihren Worten.(196)

Sie hat einige Fachartikel veröffentlicht und mehrere Bücher geschrieben. Das klang nach einer guten Ansprechpartnerin für das Thema dieses Buches. Ob Impfungen etwas mit Allergien zu tun haben könnten, war meine vorsichtige Frage an Galina Chervonskaya. Schließlich hatte sie jahrelang an der Produktion von Impfstoffen mitgearbeitet, ich wollte der alten Dame nicht zu nahe treten. Umso erstaunter war ich über die Antwort: Ohne lange Bedenkzeit und ohne Verwunderung nannte sie mir wie selbstverständlich die Wissenschaftler und Autoren, die sich mit dem Thema der „aktiven Allergisierung“ (wie sie es nannte) beschäftigt hatten. Es war kein Geheimnis, sondern zählte fast schon zum Allgemeinwissen der Beteiligten, dass durch Impfungen Allergien ausgelöst werden konnten. Es war für sie so offensichtlich, als hätte ich nach dem nächsten Supermarkt gefragt.
Liest man die damalige russische Literatur zu diesem Thema, wird man leicht fündig (siehe Kasten). Welche Auswirkungen die Dreifach-Impfung auf den Histaminspiegel, auf die Leberfunktion, auf das Nervensystem und auf die allgemeine Empfindlichkeit haben kann, wurde zur damaligen Zeit ausgiebig behandelt. Aufgrund dieser Erkenntnisse waren die Gegenanzeigen streng gesetzt und man pflegte eine behutsame Impfpraxis. Die Kinderärzte mahnten zur Vorsicht und man sah die Sache mit den Impfungen generell durchaus auch kritisch. Und diese skeptische Sichtweise ist bis heute geblieben: In einer Umfrage, ob man Impfungen als wichtig erachtet, lag Russland im Europavergleich an letzter Stelle. Bei der Überzeugung, dass sie wirksam sind, an vorletzter. Nur Bosnier misstrauten der Wirksamkeit noch mehr.(197)

Was die Sowjets über Impfstoffe und Allergien wussten – ein Blick ins Buch

Originalzitat aus dem Fachbuch „Aktive Immunisierung und Vorbeugung von Impfschäden bei Kindern“(198) 1977, Moskau

„Viele Autoren haben sowohl in experimentellen als auch klinischen Untersuchungen die allergische Wirkung von Impfstoffen gezeigt. Durch experimentelle Beobachtungen hat AM Fedotova et al. (1966) festgestellt, dass sich unter dem Einfluss von verschiedenen Impfstoffen die Empfindlichkeit von Tieren auf Histamin erhöht, und AT Kravchenko et al. (1966) zeigte die Bedeutung von infektiösen Allergien bei sequentiellen Injektionen verschiedener Impfstoffe in den Körper. Insbesondere hervorgehoben wurde die allergene Wirkung des DTP-Impfstoffs und vor allem seiner Pertussis-Komponente (V. I. Ioffe, LP-Cops Shankland 1962; S.Y. Kovalska 1968; N.S. Zaharova 1969 , etc.), die sich in erhöhter Empfindlichkeit gegenüber biogenen Aminen, spezifischer Sensibilisierung und erhöhter Anfälligkeit für aktiven anaphylaktischen Schock in Tierversuchen manifestierte.

Durch die Untersuchung bestimmter Parameter bei verschiedenen Impfungen bei Kindern wurde eine Reihe von neurohumoralen Veränderungen sowie erhöhter Histaminspiegel im Blut gefunden (A. M. Fedotov et al, 1966; TS Krasava et al., 1967, VP Braganskaya et al., 1969), eine Veränderung der Funktion des sympathischen Nebennierensystems (A.E. Chernomordik, 1965, N.S. Zakharova, 1969; P. Drinevsky, 1973, N.A. Gorvat, 1974) usw.
MA Dadiyomova (1969) belegte bei Kindern, die mit einem DTP-Impfstoff geimpft wurden, eine kurzfristige Erhöhung der Hautreaktion auf Histamin, Acetylcholin und Bakterienallergene. Eine Reihe von Autoren weist auf ausgeprägtere Veränderungen bei diesen Indikatoren bei beginnend allergischen Kindern hin.

Die Arbeiten von I. A. Komissarovoy (1965), V. A. Sansieva (1970), E. B. Samochatovaya, und L. B. Ilin (1975) haben den Einfluss des DTP-Impfstoffs aufgezeigt. Das Tetanus- und Diphtherie-Toxoid und einige lebende Virusimpfstoffe (Pocken, Masern und sogar Poliomyelitis) beeinflussen die enzymatische Aktivität von Blutleukozyten (Aktivität von alkalischen und sauren Phosphatasen und Sucortationsdehydrogenase), diese Veränderungen haben auch Phasencharakter. Nach den Beobachtungen von GI Linchevskii (1965) wird eine Woche nach der Injektion des DTP-Impfstoffs, eine vorübergehende Störung im Koagulationssystem des Blutes festgestellt, die sich bei gesunden Kindern erst am 30. Tag nach der Impfung normalisiert. Gleichzeitig beobachtete A. A. Schulga (1965) eine Woche nach der Impfung eine Abnahme der Aktivität der Leberenzymsysteme (Glutamat-Oxalacetat-Transaminase und Glutamat-Pyruvat-Transaminase)."

Wie war das zu erklären, dass die Wissenschaftler in kommunistischen Ländern, allen voran in der Sowjetunion, so vorsichtig mit Impfungen umgingen, während man sie im Westen als ausschließlich positive Errungenschaften der Medizin verkaufte? Wie kam es, dass die Sowjet-Forschung ganz andere Ansichten dazu hatte? Immerhin war hier von einer Weltmacht die Rede, die das Thema Impfungen völlig anders bewertete.
Man begründete das damit, dass die Forschung in den kommunistischen Ländern veraltet gewesen sei. Die wissenschaftlichen Arbeiten wurden belächelt und den Kollegen im Osten fehlendes Fachwissen vorgeworfen. Die Gründe für die Vorsicht beim Impfen wurden als abstruse, ideologisch gefärbte Theorien abgetan, vereint mit einer „überraschend schlechten Expertise" unter den Immunologen. Die Wissenslücken wären durch ein völliges Verbot von ausländischen Zeitschriften und generell westlich-basierter Medizin entstanden. Sie hätten auf keine Fachartikel zurückgreifen können, es wäre also kein Wunder, dass sie sich so geirrt hatten.(199)
Dass die russische Nationalbibliothek mit über 41 Millionen Büchern, Zeitschriften und Zeitungen die zweitgrößte Bibliothek der Welt ist, hat man nicht erwähnt. Oder dass die Zentralbibliothek für Medizin in Moskau zu Zeiten der Sowjetunion über 2.000 ausländische Journals jährlich angekauft hat. Das entsprach einem Zeitschriftenbudget von umgerechnet zwei Millionen Dollar pro Jahr. Erst nach 1991 war diese Institution von massiven Geldsorgen gebeutelt, im Winter konnte oft nicht geheizt werden und die Benützer saßen mit den landesüblichen Pelzmänteln im Lesesaal.(200) In der Sowjet-Ära hatten Zeitschriften wie *Nature* oder *Science* sogar eigene „russian editions", bei denen alle Editorials oder News mit politischen Themen entfernt worden waren. Doch die wissenschaftlichen Inhalte unterschieden sich nicht von den Originalausgaben.
Professor Loren Graham, US-amerikanischer Wissenschaftshistoriker, hat zahlreiche Schriften und Bücher über die sowjetische Forschung geschrieben, zum Beispiel „*Science in Russia and the Soviet Union*". Ein eindeutiges „Yes" erntet meine Frage, ob Sowjet-Forscher Zugang zu westlicher Fachliteratur hatten. Der Historiker erklärt mir, dass die Sowjet-Behörden sogar besonderen Wert darauf legten, den heimischen Wissenschaftlern ausländische Fachartikel zur Verfügung zu stellen.(201) Natürlich nicht ohne sie vorher durchzusehen und jeden

politischen Content zu zensieren. Doch wer sich schon mal durch wissenschaftliche Artikel gekämpft hat, der weiß, dass da kein Platz für große Politik ist. Die Zeitschriften waren jedenfalls zugänglich, man musste aber die englische Sprache beherrschen, was nicht bei allen Forschern selbstverständlich war.

Von einem regen Austausch wie es heute möglich ist, konnte natürlich nicht die Rede sein. Das traf aber auf beide Seiten des Eisernen Vorhangs zu. Dass man aber von westlicher Wissenschaft nichts wusste, ist eine reine Erfindung.

Doch das spielte keine Rolle, denn die diskreditierten Wissenschaftler der UdSSR konnten sich gegen diese Angriffe nicht wehren und hatten ohnehin andere Sorgen. Schließlich waren sie damit beschäftigt, unter neuen Lebensbedingungen Fuß zu fassen und sahen sich oft gezwungen, andere Berufswege einzuschlagen. Gab es in Russland 1991 im Bereich Forschung und Entwicklung noch über 870.000 hauptamtliche Wissenschaftler, waren es vier Jahre später nur etwas mehr als 518.000. Die Zahl der Forschungsberichte und Dissertationen schrumpfte auf weniger als die Hälfte. Von den 1991 noch existierenden 4.500 wissenschaftlichen Instituten wurde ein Drittel von heute auf morgen privatisiert. Dem Rest wurden die Gelder massiv gekürzt, viele mussten schließen, der Konkurrenzgedanke war nun endgültig angekommen. Wissenschaft war nicht mehr nur Forschung, sondern auch ein Geschäft, an dem viele ehemalige Sowjet-Forscher zerbrachen. Werte, die vorher wichtig waren, wurden als obsolet erachtet, Karrieren neu bewertet, die Forschungsprojekte auf mögliche Einnahmen hin ausgerichtet. Das Geld im Land war knapp und viele namhafte Wissenschaftler wanderten ins Ausland ab, ein „Brain Drain“, von dem sich Russland bis heute nur langsam erholt.

Professor Sergei Kapitsa von der Russischen Akademie der Wissenschaften sagt dazu folgendes: „Was ganz Russland braucht, ist eine Aussöhnung zwischen der kalten Berechnung des Marktes und der Suche nach Wahrheit“.[(202)] Wohl nicht nur Russland.

Was den Kommunismus mit der Amish Community verbindet

Die Amish-Community sind die Leute, die in den USA abgeschieden leben und deren Lebensstil an die Serie „Unsere kleine Farm“ erinnert. Sie sind auch heute noch mit Pferdekutschen unterwegs und haben dem modernen Leben den Rücken gekehrt. Erstaunlicherweise haben sie mit der Bevölkerung aus dem ehemaligen Ostblock einiges gemeinsam, denn Allergien sind bei den Amish so selten wie exotische Früchte in der DDR. Wie schaffen es die Amish mitten in den USA weitgehend allergiefrei zu leben? An der altmodischen Kleidung und seltsamen Haarschnitten kann es kaum liegen.

Betrachtet man das Leben der Amischen genauer, stoßen wir auf altbekannte Faktoren: Keine Fertigprodukte, eigenes Obst- und Gemüse, Rohmilch, weit verbreitete Nutztier- und Haustierhaltung. Und ebenfalls eine vorsichtige Impfpraxis. Die Amischen lehnen Impfungen zwar nicht prinzipiell ab, gehören aber zu den am wenigsten geimpften Bevölkerungsgruppen in den USA. Um die 15 Prozent der Kinder sind gar nicht geimpft, der Rest der Impfungen wird sorgfältig ausgewählt.(203)

Nicht nur das Leben auf dem Bauernhof schützt vor Allergien, sondern auch ein antroposophischer Lebensstil, wie er in Rudolf-Steiner-Schulen propagiert wird. In einer Studie an über 6.000 Kindern wurde versucht zu klären, warum die Rudolf-Steiner-Schulkinder geringere Allergiequoten aufwiesen.(204) Die dabei ermittelten Faktoren sind wenig überraschend: Geringerer Einsatz von Antibiotika und Entzündungshemmern, weniger Impfungen und natürliche Nahrung. Damit ist also nicht unbedingt eine sozialistische Diktatur oder eine Zeitmaschine notwendig, um die steigenden Allergiezahlen in den Griff zu bekommen.

Mehr Gift als Nahrung

Schaut man genauer hin, was heutzutage gegessen wird, dann macht die steigende Anzahl der Unverträglichkeiten vollkommen Sinn. Es handelt sich dabei nicht um eingebildete Phantomkrankheiten, sondern um natürliche, logische Reaktionen unseres Körpers.
Es ist lohnenswert, sich einige Gedanken darüber zu machen, wie der Lebensmittelhandel funktioniert und woher das Essen kommt, das wir zu uns nehmen.
Der Körper verwendet die Nahrung dazu, sich selbst zu erneuern. Pausenlos werden neue Zellen gebildet. Für diese Konstruktionsarbeit benötigt der Körper Bausteine, die er aus der Nahrung bezieht. Je hochwertiger diese ist, desto besser kann der Organismus seine Arbeit verrichten. Für die Zusammensetzung der Darmflora ist ausschlaggebend, was wir tagaus, tagein zu uns nehmen. Denn aus dieser Nahrung beziehen nicht nur wir unsere Nährstoffe, sondern auch unsere ständigen Bakterien-Begleiter, deren Bedeutung wir bereits kennengelernt haben. Ernähren wir uns falsch, bleibt für die nützlichen Bakterien nichts Verwertbares über. Sie verlangen dann vielleicht Nachschub, weil sie zu wenig bekommen haben, obwohl wir eigentlich satt sind.
Wir essen zwar mengenmäßig viel, sind aber trotzdem mangelernährt, wenn es um Spurenelemente, Mineralstoffe oder natürliche Vitamine geht. Unser Energielevel, unser Immunsystem, aber auch unser psychisches Wohlbefinden haben mit unserer Ernährung zu tun. Einerseits geht es darum, den Körper nicht durch Gifte zusätzlich zu belasten und ihm noch mehr Arbeit aufzubürden, andererseits ist es wichtig, dass wir genug wertvolle Bausteine zu uns nehmen. Keine so leichte Aufgabe, denn den großen Nahrungsmittelproduzenten sind diese zwei Ziele nicht wichtig. Was zählt, sind Verkaufszahlen und das *Shelf-Life*, also wie lange etwas im Supermarkt stehen kann und noch verkäuflich ist. Und zu diesem Zweck nimmt man es mit der Wahrheit nicht immer so genau. Die Lebensmittelbranche ist eines der härtesten Pflaster der Geschäftswelt überhaupt. Schwer zu glauben, was da alles möglich und erlaubt ist. Das Vertrauen, das die Konsumenten den Herstellern entgegenbringen, ist leider oft nicht gerechtfertigt. Wobei auch dieses Vertrauen immer mehr schwindet und das aus gutem Grund.

Lügen und Schwindeln im Nahrungsmittelhandel ist leider so alt wie der Handel selbst. Im 18. Jahrhundert vor Christi Geburt war in Babylon durch den Codex Hammurabi bereits festgelegt, mit welchen drakonischen Strafen ein Lebensmittelfälscher zu rechnen hatte. Auch Maße und Gewichte waren normiert.(205) Schon damals war der Bedarf nach strengen Gesetzen gegeben, um Fälschern und Betrügern Einhalt zu gebieten. Nur die Strafen gestalteten sich brutaler als heute. Wurde jemand beim Fälschen ertappt, musste er persönlich und unmittelbar dafür geradestehen. Heutzutage kann man sich hinter Auftragsstudien und Anwälten verstecken.

Bereits 1524 kritisierte Martin Luther in seiner Schrift *„Kaufhandlung und Wucher“* die Preisgestaltung der Händler. Darin bezeichnete er Kaufleute als öffentliche Diebe, Räuber und Wucherer und prangerte Fälschungen bei Lebensmitteln an. Im Mittelalter war beispielsweise genau geregelt, wie viel ein Brotlaib wiegen sollte und woraus er zu bestehen hatte, nämlich aus Mehl, Wasser, Salz und Sauerteig. Das konnte genau kontrolliert werden, da die Backwaren mit einem Symbol oder den Initialen des Bäckers versehen waren. Schummeln beim Brotgewicht oder Mehlverfälschungen (durch Zusatz von Kleie, Kreide, Knochenmehl oder Sand) wurden bestraft.

Für die Verfälschung von Lebensmitteln gab es teils drastische Strafen, sie reichten von Geldbußen bis hin zu Verstümmelungen. In einigen deutschen Städten wurden betrügerische Bäcker öffentlich in einem großen Korb über einer Jauchegrube aufgehängt. Um wieder hinaus zu gelangen, mussten sie wohl oder übel in die Grube springen. Das wäre doch ein Vorschlag für die Konzernchefs von *Unilever* und *Nestlé*!

Um eine englische Lokalzeitung zu zitieren: „Das eigentliche Verbrechen ist, dass es keine Gesetze gibt, die die Praxis der Verfälschung von Lebensmitteln unterbinden.“

Und das war bereits 1858, doch der Satz hat auch heute nicht viel an Gültigkeit eingebüßt. Wie kam die Zeitung damals zu dieser Aussage? Es ging um Süßigkeiten. Pfefferminz-Bonbons wurden damals aus Pfefferminz-Öl und Zucker hergestellt, der damals allerdings weitaus teurer war als heutzutage. Um Zucker zu sparen, wurde oft billiger Gips unter die Masse gerührt, denn so konnte man mehr produzieren und den Konsumenten fiel es nicht auf. In dem besagten Jahr bemerkte man es aber, und zwar ziemlich, nachdem ein Assistent das Pulver verwechselt hatte: Statt Gips landete hochgiftiges Arsen in der süßen Masse. Die Bonbons kosteten damals 21 Menschen das Leben, weitere 200 erkrankten. Der Täter wurde nicht angeklagt, weil es dafür kein passendes Gesetz gab. Das, was er getan hatte war also legal, so seltsam es scheinen mag. Der Vorfall ging unter dem Namen *Bradford sweets poisoning* in die Geschichte ein. Auch heute ist vieles legal, was in Wirklichkeit gesundheitsschädlich ist, auch wenn wir uns damit nicht akut, sondern schleichend vergiften.

Womit wir es heute zu tun haben, ist also nicht neu. Nur ist der Betrug globaler und durch Werbung und schöne Verpackungen scheinheiliger geworden. Natürlich hat sich seit damals im Lebensmittelrecht und in den Hygienevorschriften viel getan, doch der Etikettenschwindel ist heute gang und gäbe, wenn auch in anderer Form. Kein Konzern kann sich einen medialen Aufstand wegen akuter Vergiftungen leisten, doch das langsame, schleichende Vergiften, das schwer nachzuweisen ist, scheint OK zu sein.

Die Zahl der fettleibigen Menschen ist im Steigen begriffen und nimmt schon epidemieartige Ausmaße an. Die Lebensmittelkonzerne schieben die Schuld auf fehlende Bewegung, sie sponsern sogar diverse Sportereignisse. Dass die Ursache an der falschen Ernährung liegen könnte, wird vehement bestritten. Beim ausschließlich auf Gewinn orientierten Markt sind die Produzenten und Verkäufer nicht zimperlich, weder mit Lebewesen, noch mit der Wahrheit.

Einhergehend mit Margie Profets Toxin-Hypothese zeigen die folgenden Abschnitte, dass unser Körper aus nachvollziehbaren Gründen mit Allergien und Unverträglichkeiten auf die moderne Ernährungswelt reagiert. Denn diese Kost hat mit echtem Essen nicht mehr viel gemeinsam.

Vorne und hinten auf der Packung

Ein Beispiel: Zur Faschingszeit sind Krapfen eine begehrte Ware, so auch bei den großen Handelsketten. Schön aufgetürmt neben der Backstube, wo es nach frischen Backwaren riecht, werden Jahr für Jahr Krapfen angeboten. Im praktischen 4er-Plastikpack, mit einem Aufkleber im Gemütlichkeits-Design, der im Jahr 2016 folgendes anpries:

- Aus 100% heimischem Mehl, Eiern und Zucker in Österreich hergestellt.
- 55 % Fruchtanteil in der Marillenkonfitüre aus der Genussregion Kittsee
- hoher Füllanteil von 25%

Das klang doch ehrlich, nach gutem, österreichischen Krapfen, der sich für die Handelskette mit Konfitüre statt mit ordentlicher Marmelade hat befüllen lassen. Die genauen Zutaten waren nicht vorne, sondern hinten aufgelistet:

Krapfen mit Marillenkonfitüre, aufgetaut
Zutaten: Weizenmehl, 25% Marillenkonfitüre (55% Marillen, Zucker, Zitronensaftkonzentrat, Geliermittel: Pektin, Konservierungsstoff: Kaliumsorbat), Sonnenblumenöl, 8,5% Vollei pasteurisiert, Wasser, Backmittel (Weizenmehl, Zucker, Eiweißpulver, Laktose, Weizenkleber, Salz, Emulgator: Mono- und Diglyceride von Speisefettsäuren; Dextrose, Glukosesirup, Verdickungsmittel: Guarkernmehl; Aroma), 2,7% Eigelb pasteurisiert, Hefe, Aromen, Glukosesirup. Bestreuung (Dextrose, Maisstärke, Palmfett, Trennmittel: E170, E470a; Vanillin). Aufgetaut.

Dabei ist das österreichische Beispiel noch richtig gesund – im Vergleich. Hier ein Beispiel einer französischen Handelskette, die in Polen diesen Krapfen mit Schokoladefüllung verkauft hat:

Krapfen mit Schoko-Füllung.
Zutaten: Weizenmehl, flüssige Eimasse (pasteurisiert, enthält Hühnereiweiß), Zucker, Hefe, Margarine 80%, pflanzliche Öle und hydrierte pflanzliche Fette, Wasser, Emulgator: Mono- und Diglyceride von Fettsäuren, Lecithin, Salz, 0,5% Antioxidans: Ascorbylpalmitat, eine Mischung von Tocopherolen, Konservierungsstoff: Sorbinsäure, Säuerungsmittel: Citronensäure, Farbstoffe: Annatto, Wasser, Salz, Milchpulver, Verdickungsmittel E407, Aroma, eine Füllung aus Schokolade, Wasser, Glucose-Sirup, Zucker, modifizierte Stärke (2 %), fettarmes Kakaopulver, Palmfett, Verdickungsmittel: Zellulose (E407), Carboxymethylcellulose (E466), Carrageen (E 407), Guarkernmehl (E415), Säureregulator Glucono-delta-Lacton (E575), Aroma, Salz, Konservierungsmittel: Kaliumsorbat (E202), Pigment Titandioxid (E171), Vanillin, Emulgator Polysorbat 60 (E435), Schokoladeglasur: Zucker, pflanzliches Fett teilweise gehärtet, fettarmes Kakaopulver 16% Kakaomasse 1,3% Emulgator: E222, Sojabohnen, E476, Aroma.

Da stellt sich dann tatsächlich die Frage, ob man so ein Teil eigentlich noch im Biomüll entsorgen darf.

Zusatzstoffe – Make-up fürs Essen

Kein Fertigprodukt kommt ohne Zusatzstoffe aus. Ob es sich um Fruchtjoghurt, Pizza aus dem Tiefkühlregal oder pulverisierte Saucengrundlage handelt, überall findet man Zusatzstoffe. Der Grund dafür ist einfach: Zusatzstoffe sorgen nicht nur für Aussehen und Geschmack, sondern auch Konsistenz, Haltbarkeit und Lagerfähigkeit des Produktes. Sie kaschieren außer Zucker den Einsatz von nicht ganz hochwertiger Ware und sind zudem billiger und kontrollierbarer als natürliche Zutaten. Das Erdbeeraroma kann so dosiert werden, dass jedes Fruchtjoghurt einer Charge gleichermaßen nach Erdbeere schmeckt. Natürliche Schwankungen im Geschmack sind in der Massenware nicht erwünscht. Auch wenn das Fruchtjoghurt diese Bezeichnung nicht mehr verdient, denn Früchte sind dort kaum noch enthalten.

Bevor ein Zusatzstoff auf den Markt kommt, muss belegt werden, dass er in den eingesetzten Mengen nicht gesundheitsschädlich ist. In Tierversuchen wird die Dosis ermittelt, die als täglich tolerierbar gilt und der ADI-Wert errechnet (ADI = Acceptable Daily Intake). Diese Dosis gilt als unbedenklich, allerdings nicht für Allergiker, da genügen schon kleinste Mengen, um Reaktionen auszulösen. Bei den Berechnungen wird theoretisch berücksichtigt, wie viel an bestimmten Lebensmitteln im Durchschnitt verzehrt wird, da sich die Zusatzstoffe durch den Genuss verschiedener Gerichte summieren können. Aber eben nur theoretisch, denn nach einer Untersuchung der EU-Kommission wird besonders bei Kindern die akzeptable tägliche Dosis oft weit überschritten. In Einzelfällen kann es sich um die zwölffache Menge handeln. Kinder, die gerne und viele Süßigkeiten wie *Smarties* essen und Softdrinks trinken, kommen bei Farbstoffen mitunter auf eine Menge von 560 Milligramm hirnwirksamer Chemikalien pro Tag.(206)

Farb-, Geschmacks- und Konservierungsstoffe kommen in Fertigprodukten meist in Kombination miteinander vor, untersucht werden sie aber nur einzeln. Wie diese Substanzen sich noch gegenseitig beeinflussen und was das an Gesamtbelastung bedeutet, wird gerne übersehen.

Erschwerend kommt hinzu, dass sich Zusatzstoffe in ihrer Wirkung nicht summieren, sondern multiplizieren. Britische Wissenschaftler haben untersucht, welchen Einfluss Zusatzstoffe auf das Wachstum von Nervenzellen haben. Ein Mix von Glutamat mit dem Farbstoff E 133 bremste das Zellwachstum nicht um 15,8 Prozent, wie zu erwarten gewesen wäre, sondern um 46,1 Prozent.[207] Diese verheerenden Wechselwirkungen zwischen den Chemikalien werden aber bei der Zulassung als irrelevant angesehen. Was diese chemischen Stoffe bewirken können, wird seitens der Chefetagen ignoriert, obwohl es mehr als genug Hinweise auf die Gefahren gibt.

Bereits in den 1980er Jahren konnte nachgewiesen werden, dass Hyperaktivität und Ernährung bei Kindern zusammenhängen und es wurden schon damals Listen verdächtiger Zusatzstoffe erstellt. Ebenso war schon bekannt, dass Farbstoffe die Lernleistung und Konzentrationsfähigkeit mindern.[208] Es mangelt also keineswegs an Beweisen für ihre Schädlichkeit. Ausschläge durch Sorbate, Hautprobleme und Hyperaktivität durch Benzoesäure, Übelkeit durch Mannit, Kopfschmerzen durch Glutamat oder Darmgeschwüre durch Kaliumchlorid – alles nichts Neues. Da jedoch ganze Industriezweige auf Zusatzstoffen aufgebaut sind, werden diese trotz ihrer toxischen Wirkung verteidigt. Absurderweise sogar mit Psychologie, denn auch die kosmetische und damit psychologische Wirkung von Farbstoffen sei wichtig, so das Argument. Wir greifen schließlich lieber zu Speisen, die appetitlich aussehen.[208]

Prinzipiell kann jeder Zusatzstoff für den Einzelnen ein Problem darstellen und unerwünschte Reaktionen hervorrufen. Nicht immer treten sie sofort nach dem Verzehr auf, sondern oft erst verspätet. Im Internet gibt es umfassende Datenbanken, in denen nach jeder einzelnen Substanz und ihren Nebenwirkungen recherchiert werden kann (siehe Kasten).

Alles über Zusatzstoffe – so kann man den Übeltäter ausfindig machen

Food Detektiv bietet eine umfangreiche Datenbank mit Detail-Infos zu einzelnen Zusatzstoffen. Man kann sogar nach Erkrankungen suchen, die mit den einzelnen Zusatzstoffen in Verbindung gebracht werden. So kann jeder anhand seiner Symptome überprüfen, welche Substanzen infrage kommen.
www.food-detektiv.de

Der exquisite Geschmack von...Sägespänen

Die Organisation *Foodwatch* verleiht seit einigen Jahren den *„Goldenen Windbeutel“*, eine Auszeichnung über die sich die Lebensmittelproduzenten nur mäßig freuen. Je dreister die Werbelüge, desto eher gewinnt man diesen unrühmlichen Preis. Im Jahre 2009 wurde er das erste Mal verliehen und ging an *Actimel*, den Trinkjoghurt von *Danone*. Die Werbefachleute hatten hier ganze Arbeit geleistet: So sollte *Actimel* durch die enthaltenen Milchsäurebakterien L. Casei das Immunsystem stärken und vor Erkältungen schützen. „Actimel activiert die Abwehrkräfte“, wurde behauptet, später auch: „Das kleine Frühstück fürs Immunsystem“. Forscher der Universität Wien fanden allerdings heraus, dass die Beweislage für diese Behauptung recht dürftig war, denn im Vergleich zu herkömmlichem Naturjoghurt gab es kaum Unterschiede. Außer beim Preis, *Actimel* kostet locker 75 Prozent mehr.

Nach Einführung der *Health-Claims-Verordnung*, die falsche Aussagen zum gesundheitlichen Nutzen verbietet und tausenden Beschwerden, ruderte der Konzern zurück. Statt der Aktivierung des Immunsystems lautet die Botschaft heute: „Starte den Tag mit dem charismatischen *Actimel Classic*“ oder in der Kurzversion: „Stay strong“. Was an einem überteuerten, überzuckerten Joghurt so charismatisch sein soll, wird nicht weiter erklärt. Immerhin wird nicht mehr mit einer immunstärkenden Wirkung geworben, doch netterweise kann man auf der Website lesen: „Sich stark fühlen ist eine Einstellung.“ Die Frage, warum man das Joghurt dann überhaupt noch benötigt, bleibt allerdings offen.

Auch die *Health-Claims-Verordnung* der EU schützt uns nicht davor, getäuscht zu werden. Seit Inkrafttreten der Verordnung muss eine Genehmigung eingeholt werden, wenn man etwas für gesund erklären will. Das alleine hat schon dazu geführt, dass 80-90 Prozent der Gesundheit versprechenden Werbeslogans abgelehnt wurden.(209)

Es werden dabei allerdings nur die einzelnen Zusätze betrachtet und nicht, ob das Endprodukt insgesamt gesund und empfehlenswert ist. Werden einem Zuckergetränk künstliche Vitamine und Mineralstoffe zugesetzt, gilt das mit einem Schlag als gesund und man darf das Getränk völlig legal als gesundheitsförderndes Produkt vermarkten.

Jahr	Platz 1	Platz 2	Platz 3
2009	Actimel (Danone)	Biene Maja (Bauer)	Pesto Bertolli Verde (Unilever)
2010	Monte Drink (Zott)	Gelbe Zitrone Physalis (Pfanner)	Champignon Creme-Suppe (Escoffier)
2011	Milch-Schnitte (Ferrero)	Activia (Danone)	Nimm 2 (Storck)
2012	Instant-Tee ab 12. Monat (Hipp)	Viva Vital Hackfleisch (Netto)	Becel pro.activ (Unilever)
2013	Capri-Sonne (Wild/SiSi-Werke)	Paula (Dr. Oetker)	Kosmostars (Nestlé)
2014	Alete Trinkmahlzeiten (Nestlé)	Knorr Hühnersuppe (Unilever)	Glacéau Vitamin-Water (Coca-Cola)

Auszeichnungen für den „Goldenen Windbeutel" – für die dreistesten Werbe-Lügen.

Auch umstrittene Produkte wie Energy-Drinks (z.B. *Red-Bull*) oder *Becel proactiv* fördern dann die Gesundheit, zumindest der Werbung nach.

Zurück zum Joghurt, das einen relativ gesunden Ruf genießt. *Actimel* hat eleganterweise ein paar künstliche Vitamine (B6 und D) zugesetzt, da diese für die EU nachweislich als gesundheitsfördernd gelten. Seitdem darf mit einem guten Start in den Tag durch Actimel geworben werden, zwar nur im Rahmen eines insgesamt ausgewogenen Frühstücks, wie die Fußnote erklärt, aber immerhin.

Ein Fläschchen *Actimel* enthält übrigens 10,5 Gramm Zucker. Nicht schlecht, für so ein kleines Joghurt. Die WHO empfiehlt, die Maximaldosis von Zucker auf 25 Gramm täglich zu beschränken, das sind ungefähr sechs Teelöffel. Mit einem *Actimel*-Trinkjoghurt hat man bereits fast die Hälfte des empfohlenen Zuckeranteils verzehrt. Doch *Actimel* ist nicht das einzige scheinbar gesunde Joghurt, das enorm viel Zucker aufweist.

Die Verpackung von *Landliebe* Joghurt wirbt mit erlesenen Zutaten, ausgewählten Bauernhöfen und dem Verzicht von künstlichen Zusätzen. Eine dieser exquisiten Zutaten ist Zucker und mit dem Verzehr eines 150 Gramm *Landliebe* Joghurt „Kirsche" kommt man bereits auf 20 Gramm (13 Gramm pro 100 Gramm Joghurt), das sind locker vier Teelöffel Zucker. Abgesehen davon, dass sich in der „Kirschzubereitung" auch Zutaten wie Karottenkonzentrat, Glukose-Fruktose-Sirup,

natürliches Aroma und modifizierte Stärke finden. Zum Trost: Es sind tatsächlich auch Kirschen dabei, was nicht selbstverständlich ist.
Um ein Joghurt beispielsweise „Erdbeerjoghurt" zu nennen, genügt es, dass pro Kilo Joghurt zwei einsame Erdbeeren enthalten sind, pro Joghurtbecher also gerade mal eine halbe. Dass diese halbe Erdbeere dem Produkt keinen fruchtigen Geschmack verleihen kann, erscheint logisch, doch woher der Geschmack tatsächlich kommt, ist erstaunlich: Oft finden sich mehr Sägespäne im Fruchtjoghurt als echte Früchte. Denn aus Sägespänen werden die Aromen gemacht. Weil Verbraucher die Produkte ablehnen, die künstliche Aromen enthalten, greift man auf ein Naturprodukt zurück: Sägespäne. Gemeinsam mit Geschmacksstoffen eingekocht, sind sie dann vollkommen „natürlich".
Gerade bei Produkten, deren Zielgruppe Kinder sind, wird mit Gesundheitsslogans nicht gespart. An Früchten und guten Zutaten allerdings schon. *Fruchtzwerge* machten früher bekanntlich groß und stark (2008 hieß es in Deutschland noch „Kleiner Quark – Knochenstark"). In Wirklichkeit hätte es bei dem hohen Zucker- und Aroma-Anteil „dick und schlapp" heißen müssen. In dem kleinen Be cher (50 Gramm) gibt es nur sechs Prozent Fruchtanteil und umgerechnet drei Stück Würfelzucker. 1981 wurden *Fruchtzwerge* übrigens noch mit folgendem Slogan beworben: „So wertvoll wie ein kleines Steak." Ein sehr kleines und sehr gezuckertes Steak, wohlgemerkt. Doch das Milchmischgetränk *Monte Drink*, laut Werbung ein „idealer Begleiter für Schule und Freizeit mit wertvollem Traubenzucker", toppt auch das. Ein Fläschchen enthält ungefähr acht Stück Würfelzucker, das ist mehr als in der gleichen Menge Cola zu finden sind.
Und das ist nur die Spitze des Eisbergs in der Sparte „Joghurt". Dieses wurde hier deshalb ausgewählt, weil es ein Produkt ist, das den meisten Konsumenten gesund erscheint.

Kennzeichnungs-Akrobatik

Auf dem Weg der Tiefkühlpizza aus der verschweißten Plastikfolie in den Backofen wird kaum jemand auf die Idee kommen, dass daraus eine gesunde, vollwertige Mahlzeit wird. Es überrascht auch niemanden, dass die Abbildung auf der Verpackung mit der bunt belegten

Scheibe im Inneren wenig Ähnlichkeit hat. Bei Fertigprodukten dieser Art ist den meisten Konsumenten sehr wohl bewusst, dass das nicht gesund ist, aber so schlimm kann es ja nicht sein und die Zubereitung geht so wunderbar schnell. Dass das meiste, was im Supermarkt zu kaufen ist, mit Zusatzstoffen angereichert ist? Das klingt doch irgendwie übertrieben. Ist es aber leider nicht. Ob man sich aus der verführerisch riechenden Backstube ein Croissant mitnimmt und ein Stück Käse dazukauft oder eine Fertig-Lasagne in die Mikrowelle schiebt, macht erschreckenderweise kaum einen Unterschied, wenn es um den Gehalt von synthetischen Substanzen geht.

Zwar wird uns mit Vitaminzusätzen, Naturverbundenheit und lokalem Touch der Kauf schmackhaft gemacht, doch der Blick aufs Etikett lässt den Appetit wieder schwinden.

Die Idee wäre folgende: Gereiht nach der verwendeten Menge sollten alle Komponenten aufgelistet werden (die am meisten verwendete Zutat zuerst). Das ist auch das, was man sich als Konsument erwarten würde, wenn man sich schon dieser wenig erfreulichen Lektüre widmet. Doch das Etikettendesign ist mittlerweile ein eigenes Fachgebiet geworden, mit sehr undurchsichtigen Regeln.

Da E-Nummern und Zucker inzwischen ein etwas angeschlagenes Image haben, musste man sich etwas Neues einfallen lassen. Bei der industriellen Verarbeitung von Zucker wird folgende Strategie angewandt: Wir verwenden mehrere Zuckerarten und lassen sie gesünder klingen. Auf Zucker zu verzichten ist keine Option, denn der süße Stoff ist sehr beliebt, kaschiert er doch fehlende Kochkunst und qualitativ minderwertige Rohstoffe. Zudem sind wir auf Zucker programmiert. Ein bitterer Geschmack könnte Gift signalisieren, doch Süßes vermittelt ein Gefühl wohliger Wärme. Mit dem Verzehr von Zucker füttern wir allerdings vorwiegend pathogene Pilze und Bakterien im Darm, er ist nachgewiesenermaßen gesundheitsschädlich und macht süchtig. Von gesüßten Produkten wird oft mehr gegessen, als man eigentlich wollte (und sollte), auch über das Hungergefühl hinaus. Da diese Zucker-Spirale auch die Verkaufszahlen nach oben treibt, ist Zucker für die Industrie sehr wichtig.

So findet er sich nicht nur in Produkten wie Süßwaren, Limonaden oder Schokolade, sondern auch in Chips, Tomatensauce, beinahe allen Fertiggerichten, in Schinken und Wurst. Abgesehen vom Geschmack,

verschafft Zucker durch seine Eigenschaften den Produkten ein noch längeres *Shelf-Life* und kostengünstige Masse.
Bei vielen Produkten müsste Zucker an erster Stelle in der Zutatenliste aufscheinen, weil der verwendete Anteil so groß ist. Um das zu vermeiden, teilt man die Zuckermenge eben auf kleinere Häppchen mit unterschiedlichen Bezeichnungen auf. Der beliebte Zucker ist in vielen Produkten gleich in mehreren Varianten enthalten, hinter denen jedoch letzten Endes nur Zucker steckt, bloß jeweils unter anderer Bezeichnung. *Glukose-Fruktose-Sirup* klingt nach Energie und gesunden Früchten, auch wenn er noch schwieriger zu verstoffwechseln ist als gewöhnlicher Haushaltszucker. Um die Kalorien zu reduzieren, greift man auch auf künstliche Süßstoffe zurück. Das klingt zwar gesünder, doch der Schuss geht nach hinten los, da es sich bei Süßstoffen trotz der geringeren Kalorienzahl um Dickmacher handelt. Genau aus diesem Grund werden Süßstoffe in der Tierzucht verwendet, um beispielsweise Schweine schneller zu mästen (und nicht, um ihnen beim Abnehmen zu helfen). Kurzum: Süßstoffe sind keine ernstzunehmende Alternative für Zucker.
Die verschiedenen Möglichkeiten Zucker zu benennen, lassen jedes Synonym-Wörterbuch verblassen. Die Nahrungsmittelindustrie kann auf 30.000 Varianten von chemischen Pulvern zurückgreifen, die den künstlichen Zutaten süßen Geschmack verleihen.[(210)] Von diesen erfährt der Konsument aber nichts.

Eigentlich Zucker, am Etikett aber bezeichnet als:

- Saccharose
- Dextrose
- Raffinose
- Glukose
- Fruktosesirup oder Fruktose-Glukose-Sirup
- Glukosesirup, Glukose-Fruktose-Sirup oder Stärkesirup
- Karamellsirup
- Laktose
- Maltose oder Malzextrakt
- Maltodextrin, Dextrin oder Weizendextrin
- Süßmolkenpulver

- Oligofruktose
- Gerstenmalz/Gerstenmalzextrakt

In der EU sind außerdem noch diese Süßungsmittel zugelassen:
- Acesulfam K (E 950)
- Aspartam (E 951)
- Cyclamat (E 952)
- Saccharin (E 954)
- Sucralose (E955)
- Thaumatin (E957)
- Neohesperidin (E 959)
- Steviolglycoside (E960)
- Neotam (E961)
- Aspartam-Acesulfam-Salz (E 962)
- Advantam (E 969)
- Sorbit (E 420)
- Mannit (E 421)
- Isomalt (E 953)
- Maltit (E 965)
- Lactit (E 966)
- Xylit (E967)
- Erythrit (E 968)
- Polyglycitolsirup (E 964)

Was nicht draufsteht und trotzdem drin ist

Man kann sich die Verpackung natürlich genauer ansehen und die Zutatenliste durchlesen. Verfügt man aber nicht über hellseherische Kräfte, kommt man damit nicht sehr weit. Denn die Auflistung der Inhaltstoffe auf der Packung gibt nicht das wieder, was tatsächlich ins Gericht gemischt wurde.
Einerseits gibt es viele Zusatzstoffe, die während der Herstellung zugesetzt werden, um den Produktionsablauf zu erleichtern und sich auch im fertigen Produkt finden lassen, wie zum Beispiel Aluminium in Babynahrung oder Dimethyldicarbonat in Erfrischungsgetränken.

Doch das muss nicht extra ausgewiesen werden. Diese chemischen Substanzen bekommt man quasi gratis dazu, spendabel wie die Konzerne sind.

Andererseits gibt es innerhalb der Nahrungsmittelbranche mittlerweile einen eigenen Wirtschaftszweig, der sich auf *Clean Labels* spezialisiert hat und keineswegs mit sauberen Methoden arbeitet. Da dem Konsumenten die vielen E-Nummern besorgniserregend erscheinen könnten und sich bei manchen Inhaltsstoffen herumgesprochen hat, dass sie problematisch sind, hat man sich etwas Eleganteres ausgedacht: Man schreibt sie erst gar nicht auf die Zutatenliste. Das geht mit ein paar Tricks ganz einfach. Die in Verruf geratenen Zusatzstoffe werden durch solche ersetzt, die ähnlich sind, aber nicht deklariert werden müssen. Es ist ein wenig wie beim Doping, nur dass es statt erlaubter oder verbotener Substanzen eben solche gibt, die man deklarieren muss und solche, die man völlig legal verschweigen kann.

Auch das beruhigende „ohne" auf der Verpackung ist nicht immer wirklich ohne: In Deutschland müssen Produkte bis zu 99,1 Prozent gentechnikfrei sein, um mit dem Siegel „ohne Gentechnik" geschmückt zu werden, damit kann durchaus, wenn auch nur ein kleiner Anteil, aus gentechnisch veränderten Rohstoffen stammen. Bei der Aufschrift „ohne Geschmacksverstärker" ist die Irreführung noch gemeiner. Diese Bezeichnung heißt lediglich, dass keine als Zusatzstoff zugelassenen Geschmacksverstärker verwendet wurden, also keine E-Nummern. Künstlich hergestellte Stoffe aus natürlichen Zutaten, welche den Geschmack verstärken, dürfen aber enthalten sein. Diese verstärken den Geschmack, werden aber nicht Geschmacksverstärker genannt. Sollte Ihnen das nicht logisch vorkommen, sind Sie nicht alleine. Statt offen Glutamat unterzurühren, bedient man sich zum selben Zweck anderer Zutaten wie Hefeextrakt, Tomatenextrakt, Sojaprotein oder Würze. Das klingt gesünder, doch alle diese Stoffe enthalten Glutamat. Im Labor trennt man das natürlich enthaltene Glutamat aus diesen Extrakten, entfernt den Eigengeschmack und schon erhält man Glutamat, das aber nicht deklariert werden muss. Dieser Stoff fällt nicht mehr in die Kategorie der Zusatzstoffe, sondern zählt zu den Lebensmitteln. Denn er ist aus natürlichen Zutaten hergestellt, zwar mittels komplexer chemischer Prozeduren im Labor, aber das spielt keine Rolle.

Bei echtem Hefeextrakt handelt es sich um ein bewährtes Würzmittel mit typischem Hefegeschmack, das bisher ein eher bescheidenes Dasein in Reformhausregalen führte. Doch bis auf den Namen hat dieser mit Hefeextrakten und Hefeautolysaten, die als reine Geschmacksverstärker wirken, nichts gemeinsam. Nur ist es eben sehr praktisch, für etwas Ungesundes die Bezeichnung eines gesunden Stoffes zu verwenden, wenn man mehr davon verkaufen will.

Mit dem Versprechen „frei von Farbstoffen" verhält es sich ähnlich: 60 Prozent der Nahrungsmittel mit dieser Bezeichnung sind trotzdem mit Farbstoffen versetzt, so die Verbraucherzentralen. Das funktioniert beispielsweise mit Extrakten aus Paprika, die als Aroma deklariert werden können, obwohl ihnen vorher der Geschmack entzogen wurde und sie nur für die Optik beigemischt werden.(211)

Auch wenn die Zutaten aufgelistet sind, bleibt ihre Herkunft oft ein Rätsel. Woher die Zutaten wirklich stammen, wird meist verschwiegen (aus gutem Grund). Zum Beispiel beim Mais: Gen-Mais darf zwar nicht auf unsere Teller, in die Futtertröge der Zuchttiere allerdings schon. Wurde die Kuh mit Gen-Soja oder Gen-Mais gefüttert, muss das bei der Milch nicht ausgewiesen werden, und natürlich auch nicht bei der Laktose oder anderen Nebenprodukten. Auch beim Fett muss man nicht genau definieren, aus welcher Quelle das verwendete Öl stammt. Die Bezeichnung *pflanzliches Öl* reicht vollkommen aus. Ob aus genmanipulierten Baumwollsamen oder Gen-Mais gepresst, ist dann nicht mehr so wichtig.

Was die Tiere fressen, die wir essen

Um 1900 dauerte die Mast eines Schweines bis zum Schlachtgewicht von 60 Kilogramm zwei bis fünf Jahre. Heute nimmt es ein halbes Jahr in Anspruch und endet bei 110 Kilogramm.(212) Und das ganz ohne Gentechnik, aber mit dem Einsatz von Hormonen und unterschiedlichsten Medikamenten. Dass das Fleisch eines so hochgedopten, aufgepumpten Schweines nicht gesund sein kann, liegt auf der Hand. Es ist ja nicht so, dass die heutigen Schweine einfach mehr Appetit haben als früher und deshalb schneller wachsen und dick werden. Hier wird aktiv nachgeholfen. Glutamat beispielsweise ist auch für

Futtermittel zugelassen: Vierbeiner fressen damit über den Hunger hinaus und erlangen schneller die Schlachtreife. Süßstoffe haben einen ähnlichen Effekt. Was für Menschen also in Light-Produkten landet, wird Schweinen und Kühen ins Futter gemischt, damit sie schneller an Gewicht zulegen.

So traurig es ist, Fleisch, Wurst, Milch und Käse stammen häufig von kranken Tieren. Schweine mit Lungenentzündung, Hühner mit Knochenbrüchen, Kühe mit Euterkrankheiten: Denkt man genauer darüber nach, möchte man das nicht unbedingt als Mittagsmahlzeit. Auch Bio-Waren oder Produkte aus dem Reformhaus sind nicht immer eine Garantie dafür, dass die Tiere bei der Schlachtung gesund waren. Geht es nach den großen Konzernen, soll in Zukunft die Gentechnik aushelfen. Ziel ist die Züchtung von ertragssicheren Tieren, die einen hohen Profit mit wenig störenden Symptomen ermöglichen. Die Tiere sollen gegen die Krankheiten resistent werden, die erst durch Massentierhaltung und nicht artgerechtes Billigfutter entstehen. Denn letzteres hat weitreichende Folgen und endet meistens in Massenschlachtungen aufgrund von BSE-, Dioxin- oder ähnlichen Skandalen.

Dabei ist der eigentliche Skandal das Futter: Normalerweise würden Schweine und Kühe nicht ihre Artgenossen verspeisen, eine Kost mit Tier- oder Blutmehl würden sie verschmähen. Wer will denn schon seine Verwandten essen, wenn auch in zermahlener Form? Doch auch hierfür gibt es Abhilfe, nämlich durch Firmen, die sich auf die Produktion von Aromastoffen für Tierfutter spezialisiert haben. Damit werden unangenehme Geschmacksnoten übertüncht, das Futter schmeckt dann nach Beeren, Marzipan oder sogar nach Heu.

Es lohnt sich, den eigenen Fleischkonsum generell zu hinterfragen und wenn man auf Fleisch nicht verzichten will, darauf zu achten, woher dieses stammt. Ansonsten essen wir eine Reihe von schädlichen Substanzen und (Stress-)Hormonen mit, obwohl wir doch einfach nur ein Schnitzel essen wollten.

Gentechnik

In Österreich und Deutschland wiegen wir uns, was die Verwendung von gentechnisch veränderten Lebensmitteln betrifft, in scheinbarer Sicherheit, da sie nicht zugelassen sind. Doch an einem Großteil der weltweit angebauten Pflanzen wird gentechnische Forschung betrieben und auch in der Tierhaltung kommen gentechnisch veränderte Futtermittel zum Einsatz. Man kann seine Kühe mit Gen-Futter abspeisen, ohne dass dann auf der Milch, dem Joghurt oder dem Käse irgendein Hinweis auf Gentechnik zu finden sein muss. Eine Kennzeichnungspflicht wäre für die Bevölkerung sehr interessant, den Konzernen ist sie aber ein Dorn im Auge. Hinter den Kulissen werden Lobbying-Kämpfe ausgetragen, während der Bevölkerung die Gentechnik als Lösung von Hungersnöten langsam schmackhaft gemacht wird.

Dass der Hunger zwar eher durch ungerechte Handelsabkommen, Spekulationen und Politik verursacht wird als durch einen Mangel an Gentechnik, ist da nur ein Detail am Rande. Aber beim Versuch, den Widerstand dagegen aufzuweichen, ist jedes Mittel Recht. Seitens der Politik ist keine klare Linie zu erkennen. Sehr prägnant bringen das die Autoren des Buches *„Genfood. Das aktuelle Handbuch"* auf den Punkt: „In dem Zusammenhang kann man sich fragen, ob unsere Politiker nicht ganz bei Verstand sind, oder ob sie nur denken, dass ihr Treiben von der Öffentlichkeit unbemerkt bleibt – wobei noch zu klären wäre, was schlimmer ist."[(212)] Denn eine vorausschauende Politik würde auf eine Rückbesinnung in der Landwirtschaft setzen, schließlich fressen Kühe von Natur aus Gras und kein Soja, schon gar kein genverändertes. Fast jede gentechnische Forschung wird von der Industrie oder von ihr nahestehenden Instituten in Auftrag gegeben. Die hohen Investitionen sollen sich schließlich rentieren, deshalb wird Kritik nicht besonders gerne gesehen.

Da Agrarkonzerne, allen voran *Monsanto*, *Syngenta* und *DuPont*, den Saatgutmarkt dominieren, kontrollieren sie somit auch in großem Maß die Sortenvielfalt der Nutzpflanzen. Die Unabhängigkeit der Bauern ist bereits jetzt schon stark eingeschränkt. Bei gentechnisch veränderten Pflanzen hielt Monsanto 2009 laut Greenpeace 90 Prozent des Marktanteils. Früher behielt sich ja der Bauer einen Teil seiner Ernte als Saatgut für das kommende Jahr auf. Ob Weizen, Karotten oder Kartoffeln, die Saaten oder Sprösslinge wurden zwar unter den Bauern ausgetauscht, aber im Endeffekt auf den Feldern wiederverwendet. So entstanden im Laufe der Jahre neue Sorten, der Prozess blieb aber im Großen und Ganzen gleich. Aus der alten Ernte wurde die neue gepflanzt. Heute funktioniert das nicht mehr so einfach, denn das Saatgut, das die Konzerne verkaufen, ist mittlerweile patentiert. Es verspricht eine gute Ernte mit Pflanzen, die den Einsatz von Herbiziden und Pestiziden scheinbar mühelos überstehen. Und das soll einen großen Ertrag garantieren. Kauft und verwendet ein Bauer das Saatgut, ist er verpflichtet, dieses im nächsten Jahr nicht wieder für die Aussaat zu nutzen. Falls eine Wiederaussaat mit dem gentechnisch veränderten Samen überhaupt möglich wäre, so ist sie vertraglich verboten und dem Bauern drohen hohe Strafzahlungen, sollte er sich nicht an das Verbot halten.

Exkurs: Von kurios bis skrupellos, die Agrar-Subventionen der EU

Das Agrarbudget der Europäischen Union kann sich sehen lassen, schließlich macht es ungefähr 40 Prozent des gesamten EU-Haushaltes aus. Im Grunde sind Landwirtschaft und Handel mit Nahrungsmitteln streng reglementiert und jährlich fließen Milliarden an Agrarsubventionen. Da müsste es theoretisch möglich sein, genauer auf die Qualität unserer Nahrung zu achten und nachhaltige, biologische Anbau- und Zuchtverfahren zu fördern. Denn die Qualität unserer Nahrung spiegelt sich sehr schnell in unserer Gesundheit wider und kranke Bürger kosten den Staat wiederum viel Geld.

Doch die Regeln der Europäischen Union nützen im Endeffekt nicht den Verbrauchern und auch nicht den Kleinbauern. Kurz und bündig: Die EU hat die freie Landwirtschaft größtenteils wegsubventioniert. Es darf nur angebaut werden, was die EU erlaubt und am Ende landet das auf den Äckern, was gerade subventioniert wird. Aufgrund der Subventionen sind die Preise oft so niedrig, dass ein Überleben der Betriebe ohne diese Förderungen nicht mehr möglich wäre.

Wer da an einen armen Kleinbauern denkt, dem die solidarische Union

unter die Arme greift, hat weit gefehlt. In der Öffentlichkeit wird oft genau dieses Bild gezeichnet, dass die Bauern die großen Profiteure der EU-Subventionen sind, während andere Berufsgruppen durch die Finger schauen. Man wird jedoch schnell eines Besseren belehrt, wenn man sich die Liste der Agrarsubventionen der Europäischen Union genauer ansieht. Die Höhe der Agrarsubventionen sowie deren Empfänger sind im Internet einsehbar und jeder Mitgliedsstaat hat eine eigene Datenbank. Schnell merkt man, dass die meisten Subventionen beim Staat selbst, bei Institutionen der Agrarwirtschaft, großen Unternehmen, Stiftungen und sogar bei der Kirche landen. Adelige Gutsherren, Kammern, Tourismusverbände und Fortbildungsinstitute kommen dabei auch nicht schlecht weg.
Für Österreich werden unter www.transparenzdatenbank.at alle Empfänger von Agrarsubventionen namentlich aufgelistet, die über 1.250 Euro jährlich erhalten haben. Unter dieser Grenze sind die Einträge zwar einsehbar und nach Ortschaften geordnet, aber anonymisiert. Schade eigentlich, denn mich hätte brennend interessiert, wer im Jahre 2015 in der steirischen Gemeinde Allerheiligen bei Wildon den einen Cent (ja, genau 0,01 Euro) an Subventionen erhalten hat und wofür. Was kann man mit einem Cent subventionieren? Einen Regenwurm?
Doch nicht nur das Ende der Liste ist unterhaltsam, der Anfang mit den größten Subventionen ist es durchaus auch. An erster Stelle findet sich die *Agrarmarkt Austria GmbH* mit über 25 Millionen Euro, gefolgt von der *A1 Telekom Austria AG* mit fast 20 Millionen Euro an erhaltenen Subventionen. Immerhin hat der *Agrarmarkt Austria* (bekannt durch das *AMA-Gütesiegel*) etwas mit landwirtschaftlicher Produktion zu tun, auch wenn das Gütesiegel in den letzten Jahren heftiger Kritik von Umweltschützern und Parlamentariern ausgesetzt war. Denn Gentech-Soja als Futtermittel ist zum Beispiel kein Hindernis auf dem Weg zum Qualitätssiegel, dessen Richtlinien so schwammig wie Sojaschnetzel sind.
Doch man kann sich durchaus darüber wundern, wie die Firma *A1* zu der monetären Ehre kommt. Man kann noch so genau schauen, doch bei aller Mühe lässt sich auf der *A1*-Website nichts über das Melken von Kühen, Bodendüngung oder Hühnerhaltung finden. Gefördert

wurde der Ausbau der Infrastruktur für Breitband-Internet, aus dem Topf für „Ländliche Entwicklung", damit sich die Maßnahmen für das Unternehmen auch rentieren.

Unter den Top-Profiteuren der Agrarsubventionen findet sich kein einziger landwirtschaftlicher Betrieb, dafür weiter unten in der Liste recht gewöhnungsbedürftige Positionen. Mein Favorit ist die Indianerdorf Errichtungs-GmbH & Co KG aus dem oberösterreichischen Natternbach mit 1.692.639 Euro an Subventionen. Leider besitzt diese Gesellschaft selbst keine Website, wahrscheinlich ist sich das finanziell bei dem Betrag nicht ausgegangen, doch an derselben Postadresse (passend: Indianerpfad 1), befindet sich das Ikuna Naturresort, komplett mit Tipi-Hotel und Restaurant. Verstehen Sie mich nicht falsch, ich habe nichts gegen Breitband-Internet und auch Tipis und Restaurants finde ich toll. Wie sich allerdings die um ihre Existenz kämpfenden Landwirte bei diesen Zahlen fühlen müssen, möchte ich mir nicht vorstellen.

Auch in Deutschland kann man auf der Seite der Bundesanstalt für Landwirtschaft und Ernährung (BLE) unter www.agrar-fischereizahlungen.de fündig werden. Benutzerfreundlich ist die Seite nicht (Stand 2016), denn man findet die Summen nicht auf Anhieb. Zu transparent darf das Ganze scheinbar nicht sein. Mit ein wenig Hartnäckigkeit erfährt man aber auch hier, wer die Top-Subventionierten sind: Es gewinnt mit über 23 Millionen Euro die Position *Sondervermögen „Betrieb für Bau und Liegenschaften Mecklenburg-Vorpommern"*, gefolgt von über 20 Millionen Euro für den *Landesbetrieb für Küstenschutz Nationalpark und Meeresschutz*.

Dicht auf den Fersen ist dann schon der *Landesbetrieb für Hochwasserschutz und Wasserwirtschaft*, der etwas über 19 Millionen Euro kassieren durfte. Was sich bei der Best-Of-Subventionen Liste zeigt: Deutschland subventioniert sich sozusagen selbst. Lustigerweise gibt es unter den Top-5 auch das *Landesamt für Umwelt*, das für Maßnahmen im Küsten- und Hochwasserschutz über sechs Millionen Euro erhielt. Anscheinend war der Küstenschutz 2015 eine wahre Cashcow!

Wie man sehen kann, mangelt es jedenfalls nicht an Geld. Wie es um die Verteilung bestellt ist, dazu fällt mir keine druckreife Bewertung ein. Die nächste Agrarreform ist 2020 geplant, auf die Ergebnisse darf man gespannt sein.

Eine Sache kommt noch hinzu: Europa produziert zu viele Lebensmittel. Viel zu viele, um sie selbst zu verbrauchen. Ein Teil dieser Überproduktion ist schon von vornherein für das Ausland bestimmt, ein anderer Teil sind Reste, die sich hier schlechter verkaufen lassen. Diese Restnahrungsmittel werden in Entwicklungsländer transportiert und dort zu Dumpingpreisen verscherbelt. Diese Länder liegen vorwiegend in Afrika und werden mit billigen Lebensmitteln regelrecht überschwemmt. Diesen armen Ländern europäische Produkte billig zu verkaufen, hört sich nach einer netten Gefälligkeit an, ist aber in Wirklichkeit für die Wirtschaft dieser Länder fatal. Ganze Existenzen werden in Afrika zerstört, da insbesondere Kleinbauern mit den niedrigen, subventionierten Preisen aus Europa nicht mithalten können und bankrottgehen. Kritisiert wird das schon seit langem, aber die Exporte von Geflügel aus der EU in afrikanische Länder haben sich dennoch seit 2009 fast verdreifacht, wie *Die Zeit* 2015 berichtete.[(213)]
Dass sich das alles rentiert und die Regierungen dieser Staaten dies zulassen, hat vor allem zwei Gründe: Subventionen und Erpressung. Importverbote oder Erhöhung der Zölle wären eine naheliegende Lösung zum Schutz der afrikanischen Wirtschaft, nur lässt sich das nicht so einfach bewerkstelligen, da diverse Freihandelsabkommen in Wahrheit Knebelverträge sind. Hinzu kommt, dass diese oft hoch verschuldeten Länder auf Kredite des *IWF (Internationaler Währungsfonds)* und der Weltbank angewiesen sind und daher wenig Spielraum haben. Denn für die Gewährung der Kredite werden die reibungslosen Importe von Billigwaren aus Europa als Bedingung eingefordert.
Apropos Bankgeschäfte: Den wirtschaftlich Schwachen wird nicht nur durch Kredite übel mitgespielt, auch an der Börse warten böse Überraschungen. Spekulationen mit Nahrungsmittelpreisen bringen den Anlegern oft Gewinne in Millionenhöhe, für die Ärmsten der Armen bedeuten sie jedoch Hunger und Not. Nach Ansicht von Kritikern wie *foodwatch.org* sind genau diese Spekulationen, wie sie beispielsweise in Finanzpaketen diverser Banken angeboten werden, verantwortlich für Preis-Schocks, die zu Hungersnöten beitragen können.[(214)] Menschen unter der Armutsgrenze geben den Großteil ihres Geldes für Nahrung aus und da zählt jeder Cent. Falls also die EU-Subvention von 0,01 Euro von vorhin noch nicht ausgegeben ist, wäre das ein Vorschlag.

Als 2008 die Weltmarktpreise für Mais, Weizen und Reis in die Höhe schnellten und Börsenmakler satte Gewinne einfuhren, stieg die Anzahl der Hungernden erstmals auf über eine Milliarde Menschen. Dass das legal ist, ist ein Armutszeugnis der heutigen Politik. Um Kosten zu sparen und Gewinne zu maximieren, wird skrupellos mit Methoden gearbeitet, welche die Grenze von Ethik und Legalität großräumig ausdehnen.

Es ist keineswegs so, dass die Umstellung auf eine nachhaltigere, biologische Wirtschaft unmöglich wäre. Geld ist, wie man sieht, genug vorhanden und in Wirklichkeit werden zu viele Lebensmittel produziert. Das Argument der Gentech-Firmen, dass dem Hunger in der Welt nur durch gentechnische Veränderungen beizukommen sei, ist mehr als zynisch. Das Geschäft läuft viel zu gut, warum sollten die Verantwortlichen daran etwas ändern? Wenn man es den hungernden afrikanischen Kindern zuliebe schon nicht schafft, dann ist es nicht weiter verwunderlich, dass andere Kollateralschäden wie Allergien, Unverträglichkeiten oder ernährungsbedingte Krankheiten gleichmütig hingenommen werden.

Gifte sind doch natürlich!

Nicht alle Giftstoffe sind synthetischen Ursprungs. Wie jeder Pilzsammler weiß, kann auch die Natur mit einer ganzen Armee von Toxinen aufwarten. Giftige Pflanzen, giftige Insekten, giftige Frösche, sie alle wurden seit jeher in der Menschheitsgeschichte zu meist wenig löblichen Zwecken eingesetzt. Auch diese natürlichen Toxine können in kleinsten Mengen in herkömmlichen und weit verbreiteten Lebensmitteln vorkommen. Bekannt ist das beispielsweise bei der Muskatnuss, die man nur vorsichtig (als Gewürz und nicht als Hauptspeise) einsetzen sollte.

Ganz gewöhnliche Karotten enthalten zum Beispiel Myristicin, das in hohen Dosen sogar Halluzinationen hervorrufen kann. Bevor Sie jetzt im Selbstversuch beginnen, Unmengen von Karotten zu verspeisen: Es ist wahrscheinlicher, dass sich Ihre Haut orange färbt oder Ihnen übel wird, als dass der halluzinogene Effekt eintritt. Die Konzentration der Giftstoffe ist verschwindend gering und die Giftstoffe in der Karotte sind an eine Reihe anderer Stoffe wie Spurenelemente und Enzyme gebunden. Dieses natürliche Zusammenwirken verschiedener Stoffe macht die Karotte alles in allem gut verträglich, wodurch sie im Supermarkt verkauft werden kann und nicht in einer dunklen Ecke eines Techno-Clubs.

Die natürlichen Gifte dienen den Pflanzen als Schutz: Sie bilden Stoffwechselprodukte, die sie nicht nur gegen Pilze und Krankheitserreger schützen, sondern auch davor, aufgefressen zu werden. Im Rahmen der Co-Evolution haben sich auch die Pflanzenfresser entsprechend weiterentwickelt, um nicht auszusterben. In der Natur geht es generell nicht darum, sich gegenseitig auszurotten, was man von uns Menschen nicht unbedingt behaupten kann.

Ein schönes Beispiel dieses Zusammenspiels zeigt sich bei den Giraffen. Im Laufe der Evolution haben sie lange Hälse entwickelt, damit sie die Blätter erreichen können, die sich so weit oben befinden, dass sie von kleineren Tieren nicht verspeist werden. Um sich zu schützen, haben auch die Pflanzen Vorkehrungen getroffen. Die Schirmakazie beispielsweise wehrt sich mit Dornen dagegen, eine Mahlzeit zu werden, doch die Dornen machen der geschickten Giraffe nichts aus. So hat sich diese Akazienart etwas anderes einfallen lassen, nämlich die

Produktion von bitteren Giftstoffen. Sobald der Baum bemerkt, dass er angeknabbert wird, schüttet er diese Stoffe aus. Nach dem Verzehr einiger Blätter schmecken sie der Giraffe nicht mehr gut und sie wandert weiter zur nächsten, noch nicht belasteten Pflanze. Handelt es sich wiederum um einen Akazienbaum, so kann es sein, dass die Giftproduktion noch vor dem Eintreffen der Giraffe beginnt, da die bereits angenagten Bäume mit dem Wind Botenstoffe aussenden, um die Nachbarn zu warnen. Die Giraffen müssen sich also erst einen unangetasteten Baum suchen und gegen die Windrichtung weiterziehen. So können sowohl die Giraffen, als auch die Bäume überleben.
In den Diskussionen rund um Schadstoffe wird seitens der Produzenten immer wieder auf die natürlich vorkommenden Toxine hingewiesen. Ab und zu erscheinen Artikel über natürliche Gifte in den Zeitungen, in denen die Toxine aus der Natur mit denen der Konzerne fast schon gleichgestellt werden: „Die Deutschen haben Angst vor Pestiziden im Gemüse, Dioxin in Eiern und sogar Genen im Honig. Dabei ist die größte Giftmischerin Mutter Natur selbst.“(215) Besonders lustig finde ich die Aussage mit den Genen. Man sollte Gentechnik nicht mit der Tatsache verwechseln, dass jede Pflanze und jedes Lebewesen Gene hat.
Durch die Verarbeitung, wie Wegschneiden, Schälen und Kochen gehen viele der natürlichen Toxine verloren oder werden neutralisiert und die Nahrungsmittel dadurch verträglich. Am Beispiel der guten, alten Kartoffel: Die Blätter der Kartoffelpflanze sind ungenießbar, aber die Knollen kann man essen. Wobei der Verzehr einer ungekochten Kartoffel kurzfristig Fieber hervorrufen kann, was früher so manches Schulkind vor einer Schularbeit gerettet hat. Andererseits machen sie uns in gegarter Form nichts aus, vorausgesetzt sie sind nicht verdorben, denn dann enthalten sie ein Vielfaches an Solanin. Dies ist eine Substanz, die normalerweise von Natur aus in ungekochten Kartoffeln vorkommt. 100 g Kartoffeln enthalten je nach Sorte 3-6 mg Solanin, bei verdorbenen steigt der Solanin-Gehalt um ein Vielfaches auf 25-40 mg an. Beschädigte Knollen oder die, die gerade zu keimen beginnen, weisen auch eine höhere Dosis von Solanin auf. Besonders viel Solanin findet sich in den Blättern der Pflanze, deshalb gab es bei der Einführung der Kartoffel in Europa anfangs einige Vergiftungsfälle. Bis sich herumgesprochen hatte, dass man von der Kartoffel nur die Teile

essen sollte, die unter der Erde wachsen. Der Mensch hat generell mit der Zeit gelernt, welche Blätter und Pilze keine gute Idee für den Mittagstisch sind.

Natürliche Toxine kommen in Nahrungsmitteln in verschwindend geringer Konzentration vor und der Körper hat über Jahrhunderte gelernt, mit welchen Enzymen er welche Substanzen neutralisieren kann. Das Solanin aus einer durchschnittlichen Portion Kartoffeln wird innerhalb kürzester Zeit über den Urin ausgeschieden.

Die synthetischen Gifte allerdings sind für den menschlichen Stoffwechsel nicht nur neu und unbekannt, sie sind auch schwer abbaubar. Das vorhin genannte Dioxin beispielsweise zerfällt erst bei 1.000° Celsius. Im menschlichen Körper lagert es sich im Körperfett an, es hat eine Halbwertszeit von sieben bis 20 Jahren und wenn der Körper mit der Entgiftungsarbeit nicht nachkommt, sammelt es sich im Gewebe an. Deshalb ist eine Gleichstellung der natürlichen Toxine mit synthetischen Giften unhaltbar und wir sollten letztere nicht mit dem Argument verharmlosen, dass es giftige Pflanzen und Tiere auch in der Natur gibt.

Es sind aber nicht nur die Pilze giftig, die wir im Wald finden, auch jene in unserem Darm können Probleme bereiten. Pilztoxine bedeuten für die Leber und unser Verdauungssystem eine große Belastung. Bei einer gestörten Darmflora vergiften wir uns sozusagen selbst, denn die Substanzen, die beim Stoffwechsel anfallen, sollten problemlos entsorgt werden. Bei einer unvollständigen Verdauung entstehen große Mengen Ammoniak sowie Alkohol (durch Gärungsprozesse) und eine Reihe von anderen Stoffen, die uns mehr schaden, als nützen.

Bio ist gesünder…aber nicht automatisch

Auch wenn es die Nahrungsmittelriesen ungern zugeben: Essen aus biologischer Landwirtschaft ist gesünder, nährstoffreicher und auch viel weniger mit Pestiziden belastet. Das ist naheliegend, denn Glyphosat & Co. werden in der biologischen Landwirtschaft nicht eingesetzt, da synthetische Pestizide verboten sind. Um den Bio-Boom einzubremsen, wandte man sich wie so oft vertrauensvoll an die Wissenschaft.

Das *European Food Information Council (EUFIC)* hat sich der Thematik angenommen, ob nun Bio-Nahrung gesünder ist als Lebensmittel aus konventioneller Landwirtschaft.[(216)] Es ist schon erstaunlich, wie sich die Autoren bestimmter Reviews winden, um den konventionellen Anbau nicht allzu sehr in Verruf zu bringen, auch wenn die Daten noch so eindeutig sind. Bei biologischen Lebensmitteln sei die Pestizidbelastung zwar niedriger, die Menge der Mikronährstoffe aber höher, doch das erlaube noch keine Schlussfolgerung, ob sich das positiv auf die Gesundheit auswirken würde, schreiben sie beispielsweise. Außerdem wäre das alles noch durch die Tatsache verzerrt, dass sich Personen, die „bio" kaufen, ohnehin gesünder ernähren würden. Wie soll man daraus folgern, ob ihr besseres Wohlbefinden auf den Verzehr von Bio-Lebensmitteln zurückzuführen ist oder nicht. Auch wenn diese Lebensmittel nachweislich einen höheren Nährstoffgehalt aufweisen als konventionelle Produkte. Zu viel Lob und Anerkennung für die biologische Landwirtschaft ist anscheinend nicht vorgesehen.

Den Konzernen ist das steigende Interesse der Bevölkerung an Bio-Lebensmitteln natürlich nicht entgangen und alle großen Ketten bieten mittlerweile Bio-Produkte an. Waren diese Bio-Produkte früher in Reformhäusern, kleinen Läden und auf Märkten zu finden, so gehören sie heute zum Supermarktsortiment. Die großen Handelsketten haben längst ihre eigenen Bio-Produktlinien entwickelt und es gibt bereits eigene Bio-Supermärkte. Doch so begrüßenswert die Entwicklung in Richtung ökologischer Landwirtschaft auch ist, so differenziert sollte man die Entwicklung der Bio-Welt betrachten. Eine Bio-Fertigpizza ist immer noch keine gesunde Mahlzeit und die Bio-Siegel bringen für den Verbraucher oft mehr Verwirrung als Klarheit. Denn die vielen Bio-Aufkleber verbergen oft große Qualitätsunterschiede. Die Bio-Karotte einer Handelskette unterscheidet sich mitunter erheblich von einer Karotte nach Demeter-Anbau oder den Kriterien von Erde & Saat, denn letztere bauen nach viel strengeren Vorgaben an.

Der EU-Standard für verarbeitete Kost legt fest, dass 95 Prozent der Zutaten (nach Gewicht) aus biologischem Anbau stammen müssen, um sich „bio" nennen zu dürfen. Das erlaubt viel Spielraum, sodass etwas als „bio" bezeichnet werden kann, obwohl es diese Bezeichnung im Grunde nicht verdient. Auch in Bio-Lebensmitteln ist die Verwendung von fast 50 Zusatzstoffen erlaubt. Das ist zwar deutlich weniger, als bei konventionellen Nahrungsmitteln, wo über 300 Zusatzstoffe eingesetzt werden dürfen. Gesund ist das aber nicht, denn unter diesen 50 Substanzen finden sich auch solche, die durchaus umstritten sind.

Das Wort „bio“ oder „natürlich“ auf der Verpackung ist keine Garantie dafür, dass etwas wirklich gesund ist. Mittlerweile gib es schon Bio-Energy-Drinks, Bio-Cola, Bio-Fertiggerichte sowie überzuckerte Bio-Müsli-Riegel und Frühstücksflocken, die beim Zuckergehalt mit dem konventionellen Pendant der Marke *Kellogg's* locker mithalten können. Mit natürlichem, nahrhaftem Essen hat das auch in der Bio-Variante nichts zu tun. Will man einen Energy-Drink kaufen, ist vielleicht die Bio-Version die gesündere Option, falls es bei so einem Getränk nicht sowieso schon egal ist.

Bei Bio-Artikeln sollte man sich also nicht in die Irre führen lassen und genau hinschauen: Ist überhaupt ein Bio-Siegel vorhanden? Oder wird auf der Verpackung mit Begriffen wie *Natur*, *ursprünglich*, *traditionell* oder *natürlich* nur der Eindruck eines Bio-Artikels vermittelt? Wie viele Zusatzstoffe wurden verwendet, ist es regionale Ware oder nicht?

Auf der Haut ist unter der Haut

Zählt man alle Organe des Körpers auf, wird häufig auf das größte vergessen: Die Haut. Dabei macht diese bis zu 20 Prozent unseres Gesamtkörpergewichts aus und ist auch ein wichtiges Entgiftungsorgan. Die Haut ist keine undurchlässige Folie, die uns vor der Außenwelt abschirmt, sondern ein lebendes Organ, das sich im ständigen Austausch mit der uns umgebenden Welt befindet. Trotz ihrer großen Strapazierfähigkeit ist sie sehr sensibel. Nicht nur kleinste Berührungen werden wahrgenommen, auch alle Stoffe, mit denen sie in Kontakt kommt, werden registriert und eventuell aufgesaugt. Auch der allgemeine Gesundheitszustand zeigt sich über unsere Haut und unser Bindegewebe.

Viele Hautprobleme sind Versuche des Körpers, Gifte hinaus zu schleusen. Geschieht die Entgiftung über die Ausscheidungsorgane nicht in ausreichendem Maße, so kann sich das in Form von Ausschlägen, Pickeln, geröteten Stellen und einer ganzen Liste an Hautveränderungen zeigen. So unangenehm das für die Betroffenen auch sein mag, die Haut versucht hier nur auszuhelfen. Was der Körper nicht auf anderem Wege losgeworden ist, wird über die Haut ausgeschieden. Ist der Abtransport nicht möglich, werden die Schadstoffe kurzerhand im Bindegewebe zwischengelagert, damit sie die täglichen Stoffwechselabläufe nicht stören. Auch bei den typischen Ausschlägen, die bei bestimmten Kinderkrankheiten auftreten, handelt es sich um Ausscheidungsmechanismen. Denn die Toxine der Bakterien oder Viren und auch abgestorbene Zellen möchte der Organismus auf schnellstem Wege entsorgen.

Da unsere Haut genetisch aber nicht auf die toxische Belastungslawine der letzten hundert Jahre vorbereitet ist, können Gifte aus der Umwelt oder aus Kosmetika ihr stark zusetzen. Denn dagegen hat sie noch keine effektiven Abwehrmechanismen entwickelt, wie das bei alten Bekannten, wie beispielsweise Krankheitserregern, Erde oder Schmutz der Fall ist. Giftmoleküle können durch die Hautschichten hindurch ins Blut gelangen und das Gewebe angreifen. Hinzu kommt, dass die Toxine oft in Kombination mit anderen Toxinen auftreten, dann machen mehrere schädliche Substanzen dem Körper gleichzeitig zu schaffen und reagieren möglicherweise auch noch miteinander.

Durchschnittlich verwendet eine Frau zwölf Kosmetikprodukte täglich, mit 168 verschiedenen Inhaltsstoffen. Grund genug, sich vielleicht genauer anzusehen, was man da an die Haut lässt. Denn die rechtliche Einschränkung bei der Produktion und dem Verkauf von schadstoffbelasteten Kosmetika ist sehr locker gefasst.(217)
Hinzu kommt, dass kosmetische Mittel nicht zulassungspflichtig sind und nur bestimmte Konservierungsmittel, Farb- und Zusatzstoffe deklariert werden müssen. Das bedeutet, dass man die Sicherheit und Unbedenklichkeit der Produkte vor der Markteinführung nicht nachweisen muss. Selbstverständlich werden die Hersteller keine Substanzen verwenden, die offensichtliche Nebenwirkungen wie sofort auftretende Rötungen oder ähnliches hervorrufen. Schließlich soll das Produkt wiedergekauft werden. Was diese Stoffe langfristig gesehen im Gewebe anrichten können, wird aber nicht untersucht.
Als Konsumenten gehen wir davon aus, dass ein Produkt, das wir im Supermarkt oder der Drogerie kaufen können, unbedenklich ist und in puncto Sicherheit geprüft wurde. Doch Kosmetika müssen nicht eigens zugelassen werden, um im Verkaufsregal zu landen.
Da sich die Stoffe auch gegenseitig noch potenzieren können und die genaue Zusammensetzung oft im Dunklen bleibt, stehen die Prüfbehörden oft auf verlorenem Posten. Wie verloren dieser ist, zeigen die Zahlen des *Wissenschaftlichen Ausschusses „Verbrauchersicherheit“* der Europäischen Union (*SCSS*). Dieser berichtet, dass 2.500 Duftstoffe in Kosmetika, Waschmitteln, Parfüms und anderen Haushaltsprodukten eingesetzt werden (natürlich nicht alle auf einmal). Im Gutachten des *SCSS* steht weiter: „Manchmal können sie Hautreizungen und allergische Reaktionen hervorrufen.“ Zum Schutze der Verbraucher hat man sich in der Allergenverordnung von 2013 darauf geeinigt, dass bestimmte Stoffe gekennzeichnet werden müssen, wenn sie verwendet werden. Sie dürfen zwar eingesetzt werden, müssen aber deklariert werden. Die Liste der kennzeichnungspflichtigen Substanzen umfasst nur 26 Positionen und der Umfang der Kennzeichnung hängt davon ab, ob die Produkte auf der Haut verbleiben sollen oder abgespült werden.(218)
26 von 2.500, man gibt sich also mit einer einprozentigen Transparenz zufrieden. Die restlichen 2.474 Substanzen dürfen somit auch ohne Kennzeichnung verwendet werden. Im Kampf für den Verbraucher

ließ die *SCSS* aber nicht locker. Bei weiteren 101 Stoffen wurde das allergene Potential nachgewiesen und bei 26 als wahrscheinlich eingestuft. Aus Sorge um die Konsumenten wurde sofort reagiert und den Herstellern empfohlen, diese Stoffe zu kennzeichnen. *Empfohlen.* Man legt den Konzernen nur nahe, dass es schon ganz nett wäre, wenn sie diese Stoffe deklarieren würden. Wenn sie gerade Zeit und Lust haben. Die Kosmetikhersteller werden sich das bestimmt zu Herzen genommen haben.

Nicht alle Stoffe sind in gleichem Maße allergieauslösend. So sind unter den derzeit 26 deklarationspflichtigen Substanzen auch durchaus solche dabei, die weniger problematisch sind. Sie werden nicht allzu oft verwendet und machen den meisten Menschen überhaupt nichts aus (können aber im Einzelfall trotzdem wichtig sein). Andererseits ist zum Beispiel der Duftstoff Majantol, der ein hohes Allergierisiko birgt, nicht auf der Liste zu finden.

Oft bleiben die Hersteller unterhalb der deklarationspflichtigen Konzentration oder ersetzen diese Substanzen durch Stoffe, die sie nicht deklarieren müssen und umgehen so die Kennzeichnungspflicht. Es gibt auch Substanzen, die nicht primär mit Allergien in Verbindung gebracht werden, den Körper aber anderweitig belasten, wie Aluminiumsalze in Deos oder Nano-Partikel in Sonnencreme, um nur zwei Beispiele zu nennen. Werden den Herstellern Studien vorgelegt, die auf die Gefahren hinweisen, wird mit Studien geantwortet, die das Gegenteil behaupten oder zumindest keine eindeutigen Zusammenhänge aufzeigen. Das genügt meist, damit die Behörden nicht härter durchgreifen. So wird wieder Zeit gewonnen, während in den Labors an neuen Substanzen getüftelt wird und die Kassen weiter klingeln.

Die Allergenverordnung von 2013 ist der Industrie sauer aufgestoßen und sie reagierte prompt. Die *International Fragrance Association (IFRA)*, die Lobby-Vereinigung der Kosmetik- und Parfümhersteller, führte an, dass die Rezepturen ja Betriebsgeheimnisse sind und deshalb nicht offengelegt werden müssten. Eine ähnliche Argumentation, wie sie auch Nahrungsmittelproduzenten verwenden, die nicht verraten wollen, was in ihren Fertigprodukten wirklich drinnen ist. Eine Verschärfung der derzeitigen Richtlinien, wie sie von der Verbraucherschutz-Kommission der EU ins Auge gefasst wird, passt den Kosmetikkonzernen nicht ins Konzept.

So kam die Industrie auf die Idee, *IDEA* ins Leben zu rufen: *International Dialogue for the Evaluation of Allergens*. Der Dialog sollte vor allem darauf hinauslaufen, dass die Gesetze nicht noch mehr verschärft werden. Neben Koryphäen der Toxikologie wie Prof. James Bridges von der Universität Surrey sitzen im Aufsichtsrat von *IDEA* noch folgende Personen: Dr. Alain Khaiat (der frühere Vize-Präsident von *Johnson & Johnson*), Dr. Christen Mowad (Präsidentin der *American Contact Dermatitis Society*), Dr. Ian White (Dermatologe, St. Thomas' Hospital) sowie Prof. Helmut Greim. Klingt bis auf die offensichtliche Verbindung zu *Johnson & Johnson* auf den ersten Blick ganz gut, aber wenn man recherchiert, erfährt man, dass Professor Helmut Greim keineswegs unbekannt ist. Professor Greim ist Toxikologe, 82 Jahre alt, ausgezeichnet mit dem Großen Bundesverdienstkreuz und mit einem Beitrag der WDR-Sendung Monitor unter dem treffenden Titel: *„Gekaufte Expertise: Wie ein industrienaher Gutachter seit Jahrzehnten die Politik beeinflusst."* Der etwas über siebenminütige Beitrag ist online abrufbar.[(219)]
Professor Greim scheint ein sehr cooler Typ zu sein, denn er nimmt es mit Toxinen recht locker: Glyphosat sei gar nicht krebserregend, Stickoxide ungefährlich, Dioxin und PCB harmlos. Als „unabhängiger" Sachverständiger berät er seit Jahrzehnten die Politik, Gesetze werden auf Basis von Informationen der Sachverständigen gemacht.
Professor Greim wurde schon 1994 in einem Fernsehbeitrag für seine Nähe zur Industrie und seine pauschalen Entwarnungen bei Giftstoffen kritisiert. Damals ging es um giftiges PCB in Holzschutzmitteln, durch das zehntausende Menschen krank geworden waren. Der damalige Aufdeckungsbeitrag hat ihm aber keineswegs geschadet. Seine Karriere als „Falschgutachter", wie ihn ein Staatsanwalt bezeichnete, ging munter weiter, die kritische Sendung dürfte fast schon wie eine Werbesendung gewirkt haben.
Um die Glyphosat-Vorwürfe zu entschärfen, publizierte Professor Greim eine Studie über die Unbedenklichkeit dieses Stoffes. Natürlich eine völlig unabhängige Studie, bezahlt von *Monsanto* mit einem interessanten Co-Autor, David Saltmiras. Das ist kein bekannter Forscher, sondern ein Mitarbeiter von *Monsanto*. Ziemlich pikant, aber Professor Greims Erklärung, wie er die Bezahlung von *Monsanto* mit der wissenschaftlichen Unabhängigkeit vereinbaren konnte, war ein-

leuchtend: *Monsanto* hätte einfach Glück gehabt, dass die Ergebnisse der Studie *zufällig* die Harmlosigkeit von Glyphosat gezeigt haben. Natürlich habe er sich bezahlen lassen, schließlich will jeder Geld für seine Arbeit erhalten. Alle Achtung, ich finde dieser Mann hat das Bundesverdienstkreuz mehr als verdient: Dass es ihm nicht zu peinlich war, im Interview allen Ernstes diese Antworten zu geben und nicht im Boden zu versinken, ist eine Leistung sondergleichen. Den Orden hat er übrigens für „die nicht interessensgeleitete Beratung der Regierung“ bekommen – kein Scherz.

Labortoxine sind nicht nur billig, sie sind auch jederzeit in derselben Konzentration und Farbe produzierbar. Setzt man wie bei Naturkosmetik auf Zutaten natürlichen Ursprungs, dann ergeben sich dadurch zwangsläufig Schwankungen. Nicht nur die Ernte, sondern auch das Endprodukt kann unter Umständen je nach Charge ein wenig anders ausfallen. Das Shampoo schäumt nur mäßig oder gar nicht, die Creme sieht nicht blendend weiß aus und riecht nach nichts, die Sonnencreme gerinnt, wenn man sie in der Sonne liegen lässt – all dies ist für große Kosmetikkonzerne ein absolutes No-Go. Die Produkte müssen nicht nur lange haltbar sein, sie müssen auch in jeder Filiale von Paris über Hong-Kong bis nach New York immer exakt gleich aussehen und die langen Transportwege in überhitzten Containern auch ohne Qualitätsverluste überstehen können.

Eine kanadische Umweltorganisation namens *Environmental Defence* hat 2011 einen Report unter dem vielsagenden Titel *„Heavy Metal Hazard“* (Die Schwermetallgefahr) publiziert.(220) Darin geht es nicht um Schwerindustrie oder verschmutzte Luft in der Nähe von Flughäfen, sondern es werden typische Make-Up Produkte auf Schwermetalle und Toxine getestet. Das Ergebnis war niederschmetternd. Lippenstift & Co. enthalten nicht nur pflegende, wohltuende und stark anziehende Zutaten, wie uns die Werbung verspricht, sondern auch weniger betörende Substanzen: Von Arsen, Blei über Cadmium geht es im Toxin-ABC weiter bis hin zu Quecksilber. Das ist bemerkenswert, denn in Kanada sind solche Stoffe in Kosmetika verboten. Da sie aber nicht auf dem Label aufscheinen müssen und Überprüfungen selten sind, schummeln sich manchmal ein paar Schwermetalle rein. Dieser Bericht ist im Internet abrufbar und vor allem für diejenigen lesenswert, die sich mit Make-Up verschönern und nicht vergiften wollen. Sieht man sich an, unter welchen Bedingungen Make-Up manchmal produziert wird, verwundert es nicht, dass Schwermetalle in die Produkte gelangen können. Was in der Parfümerie glänzend und schön verpackt auf uns wartet, hat auch schon andere, weniger prunkvolle Momente erlebt.

Lippenstift steht auf der Gifte-Skala weit oben. Er wird über die Lippen aufgenommen und somit auch gegessen (wobei die Schätzungen, auf wie viele Kilogramm man im Laufe eines Lebens kommt, schwanken). Leider kann man sich nicht darauf verlassen, dass Produkte für Babys und Kinder wirklich sicherer und schonender sind. Ein Report des US-amerikanischen *Breast Cancer Fund* unter dem Titel *„Pretty Scary“* berichtet über Untersuchungen von Schminkprodukten für Kinder. Die erschütternde Erkenntnis: Die Hälfte aller Produkte enthielt mindestens einen Inhaltsstoff, der entweder mit hormonellen Störungen, Lernstörungen, Krebs oder Vergiftungserscheinungen in Verbindung gebracht wird.[(221)] Da muss man schon den Mut und die Unverwundbarkeit eines Superhelden aufbringen, um sich wie ein solcher zu schminken. Natürlich schminken die meisten Eltern ihre Kinder nicht täglich. Doch auch bei Produkten des täglichen Gebrauchs, wie Shampoo, Lotionen und Seife sind Stoffe enthalten, die für empfindliche Kinderhaut nicht empfehlenswert sind.

Es landen nicht nur toxische Stoffe, sondern auch synthetische Hormone in Kosmetika.

Im Jahre 2013 hat der *Bund für Umwelt und Naturschutz* in einer Studie 62.000 handelsübliche Kosmetikprodukte untersucht. Bei einem Drittel aller Produkte fanden sich hormonähnliche Substanzen, bei jedem fünften mindestens zwei.[(222)] Das Problem mit diesen Stoffen ist, dass sie schon in geringen Mengen im Körper wirksam sein können und das an unterschiedlichsten Stellen. Man kann einem Hormon nicht befehlen, dass es nur an einem bestimmten Ort wirken soll.

Als man beispielsweise herausgefunden hat, welches Hormon das Sättigungsgefühl steuert, sah man das zunehmende Gewichtsproblem der Menschheit als gelöst. Leptin, das Sättigungshormon, sollte den Übergewichtigen verabreicht werden, um dem Körper „ich bin satt“ zu signalisieren. Eine tolle Idee, nur wurden die Versuche relativ schnell wieder abgebrochen, da sich herausstellte, dass eine Gabe von Leptin nicht nur das Hungergefühl abstellen, sondern auch Entzündungsprozesse im Körper fördern kann. Die Übergewichtigen wurden nicht schlank, sondern krank.

Alternativen für gesunde Haut

Weniger ist oft mehr und das gilt insbesondere für Pflegeprodukte. Bei diesen sollten wir eher auf ausgewählte Inhaltsstoffe achten, statt unsere Haut mit einer Palette chemischer Substanzen zu traktieren, die sie nicht benötigt oder die sie zusätzlich noch schädigen. Viele Menschen mit sensibler Haut verwenden zur Pflege nur reine Öle, wie Mandelöl, Arganöl oder Kokosöl. Oder sie stellen sich ausschließlich aus diesen Zutaten, die sie gut vertragen, ihre Kosmetika selbst zusammen.

Man muss seine Kosmetikartikel nicht unbedingt selbst herstellen, um der eigenen Haut etwas Gutes zu tun (obwohl die Anzahl der Selbermacher-Kurse im Bereich Kosmetik seit Jahren im Steigen begriffen ist). Mittlerweile gibt es viele Firmen, die auf natürliche Inhaltsstoffe setzen und damit sehr erfolgreich sind. Diese Produkte sind meistens nicht in Supermärkten und Drogerien zu erstehen, sondern nur im Naturkosmetikladen, im Reformhaus oder im Internet zu finden.

Bei bereits empfindlichen Menschen können auch Inhaltsstoffe von Naturkosmetik Reizungen hervorrufen, vor allem ätherische Öle. Somit ist man leider nicht immer auf der sicheren Seite, wenn man sich als Allergiker der Naturkosmetik zuwendet. Denn auch hier gibt es qualitative Unterschiede, manche Produkte schaffen es gerade noch als Naturkosmetik bezeichnet zu werden, andere enthalten wirklich hochwertige und gut ausgewählte Inhaltsstoffe.

Als Grundregel hat sich bewährt, nur Cremen und Lotionen zu verwenden, die aus Substanzen hergestellt wurden, die man theoretisch auch essen könnte (natürlich ohne sich zu vergiften). Schmecken muss es nicht unbedingt, es geht hier eher um den theoretischen Grundsatz. So ungewöhnlich das auf den ersten Blick auch erscheinen mag, man kann dadurch dafür Sorge tragen, dass die Haut nur mit gesunden Zutaten verwöhnt wird. Denn die Haut nimmt alle in den Kosmetika enthaltenen Stoffe auf und der Körper muss sich ansonsten mit etwaigen Chemiekeulen aus der Anti-Falten-Creme herumschlagen. Es gibt

Menschen, die über die Haut mehr Toxine aufnehmen, als über die Luft oder die Nahrung.
Einen Wermutstropfen gibt es aber auch bei der Verwendung von Naturkosmetik: Sie ist in der Herstellung und somit auch beim Kauf oft nicht nur teurer, sondern auch nicht so lange haltbar. Denn je natürlicher ein Produkt ist, desto schneller kann es auch verderben. Jahrelange Lagerung ist bei Naturprodukten nicht möglich.
Für den Konsumenten ist es oft schwierig, die Spreu vom Weizen zu trennen und bei den vielen Bio-Labels und Öko-Siegeln noch den Durchblick zu behalten. Vor allem, weil diese nicht einheitlich sind. Naturkosmetik ist kein gesetzlich definierter Standard wie Bio-Nahrungsmittel, demnach ist der Spielraum relativ groß. Man kann auch sein eigenes Bio-Öko-Super-Gesund-Label erfinden und auf das Shampoo kleben. Aufgrund der fehlenden Vereinheitlichung kann man so einem Produkt leicht den Anschein von Naturkosmetik verpassen, sozusagen ein Bio-Design der weiterhin größtenteils synthetischen Produkte. Renommierte Marken wie *Lush*, *Bodyshop* oder *Yves Rocher* suggerieren in der Namensgebung und im Design Naturnähe, obwohl die Inhaltsstoffe sehr weit davon entfernt sind. *Yves Rocher* zum Beispiel verpasste sich selbst die Bezeichnung „Österreichs Nr. 1 in Pflanzenkosmetik", trotz Inhaltsstoffen wie Ethylhexyl Methoxycinnamate, Methylparaben oder Ethylparaben.

Was schmier' ich da – Datenbanken zu Kosmetikprodukten

Global 2000 Naturkosmetik-Check
www.global2000.at/der-global-2000-naturkosmetik-check

Codecheck (gibt es auch als App, um beim Einkaufen per Smartphone zu prüfen)
www.codecheck.info

EWG's Skin Deep® Database (über 63.000 Kosmetik-Produkte inkl. Beschreibung)
www.ewg.org/skindeep

Ein paar grüne Blätter auf der Verpackung, auf dem Etikett die Aufschrift Nature und schon bekommt das Produkt einen natürlichen Touch.
Global 2000 hat im Jahr 2016 einen Naturkosmetik-Check durchgeführt und über 300 Produkte überprüft. Nicht alle haben dem strengen Test standgehalten, einige davon waren nicht zertifiziert oder enthielten bedenkliche Substanzen. Doch immerhin waren von den getesteten 60 Naturkosmetik-Marken sämtliche überprüften Artikel frei von hormonell wirksamen Substanzen und synthetischen Konservierungsmitteln, Duft- oder Farbstoffen. Dass das Seltenheitswert hat ist im Grunde erschreckend, aber trotzdem gut zu wissen.

Teil II

Raus aus dem Allergie-Labyrinth

Die schlechten Nachrichten kennen wir jetzt und die gute Nachricht ist: Es gibt einen Weg aus dem Allergie-Labyrinth. Man kann den Darm wiederaufbauen und auch das Nervensystem wieder beruhigen. Aber man muss sich selbst auf den Weg machen, die Allergie wird nicht wie von Zauberhand verschwinden und zwar weder durch neue Medikamente, noch durch ein vielversprechendes Gerät, das die Allergie angeblich einfach so löschen kann.
Wie wir gesehen haben, machen allergische Reaktionen durchaus Sinn. Wenn wir also die Ursachen eliminieren, kann sich der Körper entspannen und muss nicht überreagieren.
Der Körper besitzt unglaubliche Ressourcen und Selbstheilungskräfte, wir müssen ihm die Heilung nur ermöglichen und sollten anfangen, unseren Organismus nicht mehr mit Substanzen und Verhaltensweisen zu belasten, die ihm nicht guttun. Dann kann sich einiges verbessern, was vorher unmöglich schien.
In diesem Abschnitt möchte ich zeigen, dass es durchaus Alternativen zu Cortison & Co. gibt, die eine langfristige Linderung bringen können. Auch wenn es ein sehr individueller Prozess ist, werden Sie hier viele Hinweise finden, wie Sie die Allergiespirale verlassen können.
Die vorgestellten Methoden sind nicht als Anweisungen oder Rezepte zu verstehen, sie sollen einen Überblick darüber geben, was man tun kann, um die eigene Gesundheit zu verbessern. Die Vorschläge ersetzen keinen Arztbesuch, schon gar keinen bei einem guten, ganzheitlich arbeitenden Arzt, Heilpraktiker oder Therapeuten. Die meisten Tipps basieren auf der Erfahrung und dem Wissen von Ärzten, die seit Jahren erfolgreich in der Allergiebehandlung tätig sind. Sie können diese Empfehlungen mit ihrem Arzt besprechen, genauere Informationen einholen und sich intensiv mit Ihren Beschwerden beschäftigen.
Die notwendigen Schritte könnten unter dem Stichwort „Beruhigung“ zusammengefasst werden, einer Beruhigung unserer Verdauung sowie unseres Nervensystems. Da eine Allergie wie ein latenter, chronischer Entzündungszustand ist, werden wir uns auf den folgenden Seiten damit beschäftigen, wie wir im Darm aufräumen können, damit diese Entzündung ausheilen kann und was wir darüber hinaus für unser psychisches Wohlbefinden tun können.

Die Maßnahmen sind auf drei Säulen aufgebaut:

- Entgiftung und Entlastung des Körpers
- Richtige Ernährung und Darmaufbau
- Stressabbau und Entspannung

Weg mit dem Gift

Prinzipiell versucht unser Körper ständig, Giftstoffe zu eliminieren, damit sie uns nichts anhaben können. Ein sehr wichtiger Punkt dabei ist die Tatsache, dass der Körper irgendwann überlastet ist, wenn wir ihn von allen Seiten mit Toxinen zuschütten. Die Menge an Giftstoffen und Reizen kann so groß sein, dass es sich auch mit Überstunden nicht ausgeht, damit fertig zu werden. Für eine effiziente Entgiftung benötigt der Organismus Werkzeuge, beispielsweise in Form von Mineralstoffen und Vitaminen, doch die sucht man in Fertignahrung und Mikrowellengerichten vergeblich. Dann gleicht unser Körper einem überarbeiteten Beamten, dem haufenweise Anträge zur Bearbeitung gebracht werden, ohne dass er über die nötigen Arbeitsutensilien verfügt. Dass dieser Beamte dann eines Tages entnervt und knapp vor dem Burnout steht, ist wenig überraschend.

Um unserem Körper die Arbeit überhaupt erst ermöglichen zu können, sollten wir folgendes beachten:

- Echtes, biologisches Essen mit viel Gemüse (Nährstoffe, Ballaststoffe für uns und für die guten Bakterien)
- Reines Wasser, eventuell Installation eines Wasserfilters je nach Wasserqualität am Wohnort
- Vermeidung von Substanzen, auf die unser Körper überempfindlich reagiert (dazu muss man erstmal herausfinden, welche das sind, siehe Kapitel „Die Suche nach dem Trigger")
- Kosmetik, Putz- und Waschmittel auf möglichst biologischer Basis ohne reizender und schädlicher Stoffe
- Digital Detox – Handy & Co. nicht eingeschaltet neben dem Bett, sondern am besten in der Nacht ganz ausschalten (oder Flugmodus), WLAN nachts ausschalten, damit das Nervensystem in der Nacht zur Ruhe kommen kann

Die Toxin-Blockade knacken

Manchmal ist unser Körper derart überfordert, dass er nicht weiß, wie und wo er mit dem Toxin-Aufräumen beginnen soll. Bestimmte Toxine oder auch eine hohe Gesamtbelastung blockieren nämlich den natürlichen Entgiftungsprozess. Der Körper würde ja gern die Entgiftungsarbeit aufnehmen, aber es geht nicht. Entweder fehlen die richtigen Werkzeuge, die Gesamtenergie ist zu niedrig oder die Toxine haben bestimmte Mechanismen außer Kraft gesetzt. Quecksilber ist ein richtiger Entgiftungssaboteur, weil es die eingebauten Entgiftungsmechanismen der Zelle schädigen kann. Diese kann dann nicht mehr wie gewünscht funktionieren und der Spieß wird teilweise sogar noch umgedreht: Statt Toxine auszuscheiden, werden ihnen Tür und Tor geöffnet. Die Zellmembran wird durchlässig und lässt damit vermehrt Stoffe in beide Richtungen durch. Zusätzlich dazu bringt Quecksilber unsere Darmflora gehörig durcheinander und die Produktion von Enzymen, die wir für die Verdauung brauchen, wird eingeschränkt.[(223)]
Quecksilber kann eine ganze Reihe von Störungen hervorrufen. Analog zu seiner beweglichen physischen Beschaffenheit, ist es auch im menschlichen Organismus flexibel und unberechenbar. Ob im Immun-, Hormon- oder Nervensystem: Quecksilber ist in der Lage, überall Schaden anzurichten. Auch im Gehirn, denn es kann die Blut-Hirn-Schranke überwinden.[(224)]
Damit auch andere Toxine beseitigt werden können, muss man sich also zuerst um die Ausscheidung von Quecksilber kümmern. Dabei werden ohnehin auch die anderen Gifte gebunden, denn bis auf wenige Ausnahmen muss man nicht spezifizieren, welche Stoffe ausgeschieden werden sollen. Man räumt einfach alles auf.
Die Ansammlung von Quecksilber im Organismus beginnt meist schon vor der Geburt und wenn es auch nur kleine Mengen sind, die wir zu uns nehmen, sie sammeln sich im Laufe des Lebens an und werden dann irgendwann zu viel. Schon während der Schwangerschaft bekommt das Baby einen Teil der Toxinbelastung der Mutter mit. So kommen wir nicht als unbeschriebenes Blatt auf die Welt, im Gegenteil. Je nachdem welchen und wie vielen Giften die Mutter ausgesetzt war, variiert auch die Art und Menge der Toxine, die im Nabelschnurblut nachweisbar ist. Im Laufe des Lebens steigt die Quecksilbermenge

und kann sich in unterschiedlichsten Symptomen zeigen, wie chronischen Infektionen, Migräne, Schlaflosigkeit, Konzentrationsschwierigkeiten, unerfülltem Kinderwunsch und eben auch Allergien.

Wie kommt das Quecksilber in unseren Körper?

Man muss nicht unbedingt in ein altes Quecksilber-Thermometer beißen, um eine gehörige Quecksilber-Portion abzubekommen. Folgende Hauptquellen gibt es:[225]

- Zahnfüllungen aus Amalgam (auch relevant, wenn man selbst keine Amalgam-Füllungen hatte, aber die Mutter). Wurden sie bereits entfernt kann trotzdem eine Quecksilber-Belastung vorliegen
- Pestizide und Instektizide
- Konservierungsstoff in Impfungen (unter der Bezeichnung Thiomersal oder im englischsprachigen Raum Thimerosal)
- Desinfektions- oder Imprägniermittel
- Farben, vor allem für Boote
- Energie-Sparlampen (Vorsicht, wenn eine zerbricht!)
- Luft-Emmissionen (z.B. Kohlekraftwerke, Industrie, aber auch bei Vulkanausbrüchen und Waldbränden)
- Belastetes Trinkwasser
- Meeresfrüchte und Fische (vor allem Raubfische, die am Ende der Nahrungskette stehen, wie Thunfisch, Hai oder Hecht)

Spezialthema Amalgam

Ob Zahnfüllungen mit Amalgam gesundheitsschädlich sind, wird immer noch kontrovers diskutiert. In Dänemark, Schweden und Norwegen ist dieses Material längst verboten, in der EU ist ein generelles Verbot aufgrund von Protesten einiger Mitgliedsstaaten nicht durchgesetzt worden. Immerhin: Ab 2018 darf es nicht mehr bei Jugendlichen, stillenden Müttern und Schwangeren eingesetzt werden. Jahrzehntelange Warnungen scheinen langsam auch ins Bewusstsein der Behörden durchzudringen. Bereits 1990 warnte der Toxikologe und Internist Max Daunderer vor den gesundheitlichen Gefahren durch Amalgam-Plomben, er wurde daraufhin als Außenseiter abgestempelt und aus der wissenschaftlichen Community verbannt.

Die Warnungen waren schon damals wissenschaftlich belegt und mittlerweile sind weitere Studien hinzugekommen, die die Gefahren durch Amalgam zeigen.[(226)] In zahlreichen und wiederholten Tierversuchen mit Affen oder Schafen wurden den Versuchstieren Amalgamplomben eingesetzt und es stellte sich heraus: Die Tiere mit Amalgamfüllungen zeigten Quecksilberablagerungen in Nieren, Leber, Schilddrüse, Nebennieren, Bauchspeicheldrüse, Eierstöcken und im Gehirn. Blut- und Urinuntersuchungen waren unauffällig, denn das Schwermetall verschwindet im Gewebe und ist dann im Blut nicht nachweisbar. Lange galt der fehlende Nachweis im Blut als Beweis für die Unbedenklichkeit von Quecksilber, dabei hatte man aber seine biochemischen Eigenschaften völlig ignoriert. Erst wenn das Quecksilber mittels bestimmter Substanzen aus dem Gewebe gelockt, also „mobilisiert" wird, kann es auch im Blut nachgewiesen werden.

Beim Menschen haben diese Untersuchungen zu Amalgam einen etwas makabren Charakter, denn da hat man die Organe von Verstorbenen verglichen. Die Quecksilber-Konzentration in den Organen der Amalgamträger war deutlich erhöht.[(227)] Je mehr Amalgamplomben jemand zeitlebens hatte, desto stärker war auch das Gehirn belastet.[(228)] Man muss aber nicht unbedingt mit Leichen hantieren, um die Auswirkungen aufzuzeigen, mit lebenden Menschen funktioniert es ebenso. Lässt man einen Menschen mit Amalgamplomben eine Viertelstunde lang auf einem Kaugummi kauen, ist die Konzentration von Quecksilberdampf im Atem um das vier bis 17-fache erhöht![(229)] Das weiß man

schon seit 1979, aber wie das mit unangenehmen Forschungsergebnissen so ist, hat man diese ignoriert oder als halb so schlimm abgetan. Dass Quecksilber auf das Gehirn keine Auswirkungen hat, wie lange behauptet wurde, ist in den letzten Jahren durch groß angelegte Beobachtungsstudien widerlegt worden. Amalgamträger erkranken nachgewiesenermaßen häufiger an Alzheimer und Parkinson.(230)(231)
Trotzdem gibt es Zahnärzte, die Amalgam immer noch als völlig unbedenklich ansehen und versichern, dass sich das darin enthaltene Quecksilber nicht aus den Plomben herauslösen könne. Dabei sind gerade die Personen, die in Zahnarztpraxen arbeiten, besonders gefährdet und es wurde beobachtet, dass deren Gesundheitszustand aufgrund dieser toxischen Belastung oft beeinträchtigt ist. Depressionen, Konzentrationsprobleme, Schlafstörungen, unerfüllter Kinderwunsch, Nierenschwäche und auch Allergien kommen in dieser Berufsgruppe viel häufiger vor.(232)
Wenn man sich ansieht, woraus Amalgamfüllungen bestehen, ist es verwunderlich, dass sie so viele Jahre lang als sicher eingestuft wurden. Denn Amalgam ist eine Mischung, die aus ungefähr 50 Prozent flüssigem Quecksilber besteht, der Rest ist ein Alloy (Puder) aus Kupfer, Silber, Zinn, Zink und Spuren anderer Schwermetalle. Dass das nicht unbedingt gesund sein kann, hätte man sich schon bei der Erfindung denken können.

Amalgam – Entfernen und Ausleiten

Dr. med. Joachim Mutter
Amalgam – Risiko für die Menschheit. Quecksilbervergiftungen richtig ausleiten.
fit fürs Leben Verlag, 2002

Dr. Dietrich Klinghardt, Dr. Joseph Mercola
Mercury Toxicity and Systemic Elimination Agents
Journal of Nutritional & Environmental Medicine, 2001
(online gratis abrufbar)

Wie die Mutter so die Tochter

„Ich weiß echt nicht, was los ist," erzählt die verzweifelte und übermüdete Mutter. Amelie war immer ein ruhiges Baby, die Geburt hat gut geklappt und sie hat fast schon ganz durchgeschlafen. Jetzt mit acht Monaten ist alles durcheinander, dabei waren sie schon so eingespielt. Vor allem die Nächte wären eine Katastrophe. „Sie drückt oft so komisch mit dem Bauch, der Arzt meinte ich sollte Milch weglassen, weil sie nun diesen Ausschlag auf den Backen hat."

Der kinesiologische Test zeigt eindeutig: Toxinbelastung. „Aber sie ist ja gar nicht geimpft!", wundert sich die Mutter, „Und ich stille sie noch, das Chemie-Milchpulver gebe ich ihr nicht." Doch dann die Lösung des Rätsels: Die Mutter hat sich in den letzten Wochen die Amalgamplomben austauschen lassen und das ohne begleitende Entgiftungsmaßnahmen. „Das passt zeitlich zusammen! Aber dass das so starke Auswirkungen auf die Kleine hat, hätte ich mir nie gedacht," sagt sie ganz schockiert.

Mutter und Tochter machen eine Entgiftungskur und nach ein paar Wochen ist der Spuk vorbei. „Ich kann endlich wieder schlafen!" berichtet die erleichterte Mutter.

Entgiftung – was der Körper dazu braucht

Eine Entgiftungskur macht nur dann Sinn, wenn der Körper imstande ist, die Gifte auszuscheiden. Leidet man beispielsweise unter Verstopfung, dann wird das beste Entgiftungsmittel seine Wirkung nicht entfalten können. Bevor man also mit der eigentlichen Gifteliminierung beginnt, müssen die Ausleitungsorgane gestärkt und ein regelmäßiger Stuhlgang erreicht werden (mindestens ein, zwei Mal täglich). Eine gute Versorgung mit Mineralstoffen, wie beispielsweise Magnesium, ist ebenfalls notwendig. Es gibt eine Reihe von Substanzen, die Schwermetalle binden können. Wie ein Schwamm saugen sie sich mit den Toxinen voll und können dann ausgeschieden werden. Es ist sogar möglich, die im Gehirn oder Nervensystem eingelagerten Toxine zu entfernen, aber nur unter Anleitung eines Spezialisten. In vielen ärztlichen und naturheilkundlichen Praxen hat das Thema Entgiftung eine Vorreiterstellung und das völlig zu Recht.

Wie bei einer Renovierung kann man aber auch sehr vieles selbst machen. Einen großen Teil der Belastungswände können Sie selbst wegstemmen. Generell läuft der Entgiftungsprozess der Reihe nach ab: Zuerst Blut, Lymphe und Darm, dann das Bindegewebe (extrazellulär) und erst, wenn dieses von Toxinen weitgehend befreit ist, kann man innerhalb der Zelle entgiften (intrazellulär). Bei letzterem ist es ratsam, sich begleiten zu lassen, doch man kann auch alleine viel für das Wohlbefinden tun und Tag für Tag viele Gifte loswerden.

Natürlich wäre es noch cooler, sich alle paar Wochen eine Entgiftungswoche in einem Ayurveda-Hotel zu leisten. Ayurveda baut schließlich zu einem großen Teil auf Entgiftung auf und man bekommt damit durchaus große Mengen Quecksilber usw. aus dem Körper herausgelöst (Quecksilber ist fettlöslich und Öle sind ein großer Bestandteil dieser Heilkunst). Da dies aber für die meisten nicht durchführbar ist, beschäftigen wir uns mit ein paar alltagstauglicheren Ideen.

Sollten Sie Amalgamfüllungen haben, dann sprechen Sie bitte mit Ihrem Zahnarzt über die Möglichkeiten einer Zahnsanierung. Diese sollte unbedingt mit Entgiftungsmaßnahmen begleitet werden. Einerseits um den Körper von dem bereits eingelagerten Quecksilber zu befreien, andererseits damit die Ausbohrung nicht zur Quecksilberbelastung im Körper beiträgt. Sind die Plomben bereits entfernt, empfiehlt sich

eine Entgiftungskur, damit sich die angesammelten Toxin-Depots leeren und den Körper nicht mehr belasten können.
In der Schwangerschaft und Stillzeit sollten auf keinen Fall Toxine aus dem Gewebe mobilisiert und tiefgreifende Entgiftungskuren oder Amalgamentfernungen durchgeführt werden. Die Einnahme von Gemüsekonzentraten, Moorprodukten oder auch Chlorella-Algen ist nach ärztlicher Absprache aber durchaus empfehlenswert, weil dadurch weniger Toxine zum Baby transportiert werden.[233]

Entgiftung zum Nachlesen

Dr. med. Joachim Mutter
Lass dich nicht vergiften. Warum uns Schadstoffe chronisch krank machen und wie wir ihnen entkommen.
Gräfe und Unzer Verlag, 6. Auflage, 2012

Klaus-Dietrich Runow
Wenn Gifte auf die Nerven gehen: Wie wir Gehirn und Nerven durch Entgiftung schützen können. Südwest Verlag, 2008

Institut für Neurobiologie
Chlorella - Nutzen und Anwendungsgebiete.
Mit einer Einführung von Dr. med. Dietrich Klinghardt. 2018
Website: www.ink.ag

Megastar Glutathion

In Zusammenhang mit der allergischen Reaktionslage des Immunsystems und einer erhöhten Toxinbelastung kommen wir an Glutathion nicht vorbei. Glutathion ist das wichtigste körpereigene Antioxidans, das für die Entgiftung benötigt wird. Eine erhöhte Toxinbelastung verbraucht die Glutathionspeicher des Körpers. Ohne einen ausreichenden Vorrat an dieser Substanz kann der Organismus mit der Entgiftung nicht nachkommen, was schwerwiegende Folgen für unser Im-

munsystem haben kann. Denn Glutathion ist auch ein bedeutender Immunmodulator, der auf die Funktionsweise unseres Abwehrsystems Einfluss nimmt.
Ein Mangel an Glutathion bringt das Th1-Th2 Gleichgewicht des Immunsystems durcheinander, sodass der bei Allergien typische „Th2-Shift" stattfindet.[(234)] Das ist noch ein weiterer Hinweis für die verheerende Wirkung von Toxinen bei der Allergieentstehung.
Für die Herstellung von Glutathion werden drei Aminosäuren benötigt: Cystein, Glutaminsäure und Glycin. In denaturierter Nahrung und Fertigprodukten sucht man diese aber vergeblich, noch dazu wird in schadstoffbelasteten Nahrungsmitteln der Glutathiongehalt aufgrund der entgiftenden Eigenschaften schon vor dem Verzehr stark reduziert. Da Glutathion an nahezu allen Schutzmechanismen beteiligt ist, liegt es auf der Hand, wie wichtig ein ausreichender Glutathionspiegel ist. Frisches Obst und Gemüse versorgen den Körper mit den notwendigen Bausteinen, um Glutathion produzieren zu können. Natürlich gibt es Nahrungsergänzungsmittel mit Glutathion, da es aber schnell oxidiert, sollte es sich bei dem Präparat um die bioverfügbare und wirksame Form handeln (reduziertes Glutathion, GSH).

Beliebte und bewährte Entgiftungsmittel

Wenn wir auf den Nährstoff-Level sowie unseren Säure-Basen-Haushalt achten ist schon viel getan. Bei einer Übersäuerung können wir weder entgiften, noch abnehmen. Dabei sollte man versuchen, dies über die Ernährung zu steuern und nicht massenweise Fast Food zu essen und danach zu Basenpulvern zu greifen. Der Einsatz von Basenpulvern sollte wohl überlegt sein, denn der Magen braucht die Säure, um gut verdauen zu können. Je nach Zusammensetzung können Basenpräparate diese wichtige Magensäure neutralisieren.
Es geht darum, unserem Körper langfristig zu ermöglichen, den pH-Wert der verschiedenen Körperflüssigkeiten konstant zu halten und die Darmflora in Balance zu bringen. Das Ziel sind grundlegende, nachhaltige Maßnahmen und keine Dauereinnahme von Mitteln, die unsere Ernährungsfehler ausbügeln sollen.

Folgende Mittel werden bei Entgiftungskuren empfohlen (natürlich nicht alle auf einmal):

- Hochwertige Chlorella-Präparate (Chlorella enthält unter anderem Glutathion, aber auch die drei Aminosäuren, die für die körpereigene Herstellung dieser Substanz erforderlich sind)
- Zeolith-Präparate (darauf achten, dass sie als Medizinprodukt zugelassen sind)
- Gemüsekonzentrate wie beispielsweise Pianto
- Trinkmoor
- Heilerde
- Selen
- Vitamin C
- Schwefelhaltige Nahrungsmittel (Zwiebel, Knoblauch) oder Präparate wie Bärlauch-Tropfen, Methylsulfonylmethan (MSM), gefriergetrockneter Knoblauch)
- Lebermittel wie Mariendistel, Löwenzahnwurzel, Artischocke, Kurkuma...
- Nierenmittel wie Schachtelhalm, Goldrute, Petersilie, Brennnessel...
- Kieselsäure/Silicea-Präparate eignen sich außerordentlich gut, um Aluminium zu binden und auszuscheiden. Bestimmte Mineralwassermarken haben einen hohen Gehalt an Kieselsäure, es gibt aber auch Kapseln oder Silicea-Gel zu kaufen.
- Entgiftungsbäder (falls keine Badewanne vorhanden ist, sind auch Fußbäder möglich), mit Basenpulver, Magnesium oder Moor
- Ölziehen mit Kokosöl oder nicht raffiniertem Sonnenblumenöl: dazu nimmt man morgens gleich nach dem Aufstehen einen Esslöffel des Öls und spült damit den Mundraum etwa 10-15 Minuten lang. Die wenig ansehnliche Flüssigkeit auf keinen Fall schlucken, sondern wieder ausspucken!

Generell ist bei den Präparaten auf eine gute Qualität zu achten. Am besten man kauft sie in der Apotheke oder direkt beim Hersteller. Natürlich bekommt man beispielsweise Chlorella-Algen auch über *Ebay* oder *Amazon*. Der Preis mag dort zwar bestechend niedrig sein, da diese Mittel aber eine hohe Bindungskraft an Toxine haben, müssen sie in hochwertigen Anlagen und unter den strengsten Reinheitsvorkehrungen gezüchtet werden, was bei Billigpräparaten nicht der Fall ist.

Die Vorteile einer Entgiftung sind nicht hoch genug einzuschätzen. Da sich die Toxinbelastung nicht von heute auf morgen, sondern schleichend einstellt, bemerkt man oft nicht, welche Symptome damit in Zusammenhang stehen können. Wir haben uns an bestimmte Beschwerden, an Müdigkeit, langsame Verdauung oder an eine Allergie gewöhnt, als wären diese schon immer da gewesen. Doch der Prozess ist durchaus umkehrbar.

Es gibt auch eine Reihe von homöopathischen Mitteln, die eine Entgiftung anregen und unterstützen können. Auch da sollte man von Selbstexperimenten Abstand halten. Eine homöopathische Behandlung hat dann die besten Aussichten auf Erfolg, wenn das Mittel stimmt. Ein homöopathisches Entgiftungsmittel, das bei jedem gleich gut passt, gibt es nicht.

Nicht alle alternativen Heilmethoden eignen sich für eine tiefgehende Entgiftung. Bei Bioresonanz-Geräten ist, was Entgiftungsmaßnahmen betrifft, Vorsicht angebracht. So gut diese Geräte auch ein heilendes Energiefeld herstellen können und dies unseren Zellen guttut, eine Ausleitung von Toxinen über Bioresonanz ist aus meiner Sicht keine gute Idee. Bioresonanz-Geräte sind durchaus in der Lage, Toxine zu mobilisieren. Ob sie allerdings wirklich aus dem Körper geschleust werden können, ist ohne die Zugabe von „Bindungsmitteln" durchaus fraglich. Denn hätte der Körper diese Toxine entgiften können, hätte er es schon längst selbst bewerkstelligt. Wenn ihm die dafür notwendigen Stoffe fehlen und die gelösten Toxine nicht gebunden werden können, verlagern sie sich nur an eine andere Stelle im Körper, im schlimmsten Fall in eine sensiblere Region als vorher. Das Problem wird damit nicht gelöst, sondern nur umgesiedelt oder sogar vertieft. So schön es wäre, sich an ein Gerät zu hängen, das die Allergie löscht oder die Toxine ausmerzt, eine Entgiftung ist ein Prozess, der nicht von heute auf morgen stattfindet. Mit ein wenig Geduld und den richtigen Maßnahmen kann man aber durch eine professionell durchgeführte Entgiftung sehr viel Gutes bewirken.

Die Hauptverdächtigen

Dass wir uns nicht selbst weiter vergiften sollten, wenn wir gesund werden und/oder bleiben wollen, ist mittlerweile klar. Doch auf welche Faktoren sollte man besonders aufpassen, wenn man seinen Darm regenerieren möchte? Der nächste Abschnitt beschäftigt sich genau damit. Im Grunde ist es eine Auflistung von Nahrungsmitteln und Einflüssen, die unseren Darm besonders anfällig und durchlässig machen, meistens aufgrund ihrer entzündungsfördernden Eigenschaften, aber auch wegen ihrer zerstörerischen Kräfte auf unser Darmmikrobiom.
Generell gilt: Je stärker ein Lebensmittel industriell verarbeitet wurde, desto eher reagiert man darauf allergisch.[(235)] Das liegt daran, dass sich die Struktur der Proteine umwandelt. Die Eiweißstruktur verändert sich zwar auch beim herkömmlichen Kochen, doch dadurch werden die Proteine nur leichter verdaulich gemacht. Viele Menschen mit einer Apfelallergie vertragen diesen in gekochtem Zustand hervorragend, nur der rohe Apfel löst unangenehme Reaktionen aus. Bei der industriellen Verarbeitung sind ganz andere Temperaturen und Verfahren im Spiel. Die dabei stattfindenden chemischen Prozesse lassen das Allergiepotential steigen. Werden die Proteine zu stark verändert, erkennt sie der Körper nicht mehr so gut. Und das völlig zu Recht, denn dieses Eiweiß sieht nach der industriellen Bearbeitungsmühle seiner Ursprungsversion nicht mehr ähnlich und ist zusätzlich noch mit toxischen Stoffen beladen.
Wie bereits erwähnt, werden mit dem Leaky-Gut-Syndrom Nährstoffmängel in Verbindung gebracht, denn bei einem löchrigen Darm können Nährstoffe nicht vollständig aufgenommen werden. Bevor man sich auf Nährstoff- und Vitaminpräparate stürzt, sollte daher der Schwerpunkt darin bestehen, den Darm wieder so aufzubauen, dass er die Nahrung wieder optimal spalten und verwerten kann.
Abgesehen von der Ernährungsweise und der allgemeinen Toxinbelastung sind beim durchlässigen Darm folgende Faktoren ausschlaggebend:

- Gluten allgemein und Weizen im Speziellen
- Milch und Milchprodukte

- Zucker
- Pilze (Hefepilze, Schimmelpilze)
- Alkohol
- Medikamente
- Erhöhter Histaminspiegel
- Körperliche Überanstrengung
- Emotionaler Stress

Der unverträgliche Weizen: Gluten oder Glyphosat?

Die häufig belächelte Weizenintoleranz wird oft damit abgetan, dass der Mensch seit tausenden von Jahren Weizen isst und mittlerweile daran gewöhnt sein sollte, denn früher hat es ihm ja auch nichts ausgemacht. Letzteres wissen wir zwar nicht genau, Tatsache ist aber, dass der heutige Weizen ein auf Ertrag und nicht auf Gesundheit ausgelegtes Getreide ist. Statt der alten Sorten wird meist Zwergweizen verwendet, denn der sichert hohe Erträge und wächst schnell.

Natürlich haben unsere Vorfahren Weizen gegessen, aber nicht in einem aufgepumpten Burgerbrötchen, sondern in gekeimter, eingeweichter oder fermentierter Form. Das Keimen und Fermentieren macht Getreide verträglicher und senkt den Gehalt an Phytinsäure oder Lektin. Beide sind sogenannte Anti-Nährstoffe, die die Aufnahme von Mineralstoffen und Spurenelementen im Darm verhindern. Wurde damals Brot gebacken, dann war das ein langsamer Vorgang, während heute alles schnell gehen muss und das Mehl mitunter sogar gebleicht wird. Letzteres ist nach deutschem Lebensmittelrecht verboten, doch beim globalisierten Konzernfutter ist der genaue Ursprung des Weizenmehls schwer feststellbar. Das Einweichen des Getreides machte es auch deshalb bekömmlicher, weil dieses Verfahren den Gluten-Gehalt senkt.

Heute fügt man dem Brot noch extra Gluten hinzu, damit es schön aufgeht und elastisch bleibt. Weizenmehl enthält von Haus aus Gluten, aber es wird als Zusatzstoff noch zusätzlich beigemischt. Weil das natürliche Gluten offenbar nicht genug ist, wird eine Portion extrahiertes Gluten nachgelegt, das als Weizenprotein oder Weizeneiweiß bezeichnet wird. Wenn auf der Zutatenliste „Weizenmehl, Wasser, Gluten, Weizenprotein, Weizenfaser" steht, heißt das: Gluten, Wasser, Gluten, noch mehr Gluten, fasriges Gluten. Die Frage ist, wie viel von diesem zusätzlichen Gluten unser Darm aufspalten kann.

Der Weizen selbst ist auch nicht mehr das, was er mal war. Durch Züchtung des Gentech-Weizens sind die Korngröße und der Ertrag gestiegen, dafür sind die Nährstoffwerte gesunken.(236) Weizen ist heute mehr Füllmasse als Nahrung und in einem Drittel aller Produkte aus dem Supermarkt enthalten. Erwartungsgemäß in Brot, Gebäck und Nudeln, aber auch in vielen Speisen, in denen man ihn nicht auf Anhieb vermuten würde. Suppen, Saucen, Aufstriche, Dressings enthalten oft Weizen, aber auch verarbeitete Fleischprodukte und tiefgefrorenes Gemüse.(237)

Als ob das noch nicht genug wäre, ist dieses Getreide häufig mit Glyphosat belastet.(238) In den USA, dem weltweiten Hauptexporteur von Weizen, finden sich sogar in Bio-Äckern zu hohe Glyphosat-Werte. In den Medien wurde in letzter Zeit öfter über Glyphosat berichtet, da es sehr umstritten ist und weil innerhalb der EU über eine Verlängerung der Zulassung diskutiert wurde. Die einen halten es für krebserregend, die anderen behaupten, es sei völlig ungefährlich. Wer die einen und wer die anderen sind, kann man sich prinzipiell denken, doch in diesem Fall ist das besonders interessant. Ein Gremium der WHO hatte kurz vor einer Abstimmung der EU-Kommission im Jahre 2016 Glyphosat als *nicht* krebserregend eingestuft. Es sei unbedenklich, postulierten die Wissenschaftler, natürlich rein zufällig ein paar Tage vor dem Abstimmungstermin. Kurz darauf berichteten der *Guardian* und *Die Zeit* über Interessenskonflikte bei der Bewertung.(239)(240) *Monsanto*, *Kraft Foods*, *Coca-Cola*, *Mars* und *Syngenta* haben das Forschernetzwerk unterstützt. Und zwar nicht mit Cola-Flaschen oder Mars-Riegeln, sondern mit stattlichen Beträgen. Ende 2017 wurde das Pestizid innerhalb der EU für weitere fünf Jahre zugelassen.

Auch wenn umstritten ist, ob der Gluten-Gehalt des Weizens in den letzten Jahrzehnten gestiegen ist oder nicht, der Glyphosat-Anteil ist es auf jeden Fall. Glyphosat hat die unangenehme Eigenschaft, Entzündungen zu fördern und unseren Darm aus dem Gleichgewicht zu bringen. In Tierstudien konnte gezeigt werden, dass diese Substanz die Vermehrung der pathogenen Keime sowie die Darmdurchlässigkeit fördert und entzündliche Darmerkrankungen hervorruft. Aufgrund der großen Bedeutung unserer Darmflora setzt das Glyphosat an einer hochsensiblen Stelle unseres Körpers an. Es ist also auch kein Wunder, dass die Liste der Symptome, die es verursachen kann, sehr vielfältig ist. Wir finden von A wie Autoimmunkrankheiten und Anämie bis Z wie Zöliakie alle nur denkbaren Krankheiten, darunter Schilddrüsenerkrankungen, Nierenschäden und Krebs. Wissenschaftler gehen davon aus, dass der Anstieg der Zöliakie-Erkrankungen und der Gluten-Unverträglichkeit auf die immer größere Menge von Pestiziden, allen voran Glyphosat, zurückzuführen ist.(241)

Nicht nur die umfangreichen Krankheitssymptome sind beachtlich, auch die Verbreitung von Glyphosat. Es findet sich auch an Stellen, wo man es nicht vermutet hätte, so berichtete die französische Zeitung *Le Figaro*, dass 85 Prozent aller Tampons mit Glyphosat verseucht sind.(242)

Bei einer weizenarmen Ernährung stellt sich die Frage, ob die positiven Effekte an der Vermeidung von Gluten liegen oder an der Vermeidung von Glyphosat und anderen Toxinen, die sich an das Gluten „heften" können. Das kann je nach individueller Konstitution anders sein, den meisten Menschen ist der genaue Grund aber zumeist nicht so wichtig, so lange es ihnen durch die weizenfreie Lebensweise besser geht.

Wohlgemerkt, glutenfrei heißt hier nicht zwangsläufig gesund. Es gibt mittlerweile einen Glutenfrei-Hype und so begrüßenswert ein Fokus auf gesunde Ernährung auch ist, so falsch kann auch ein glutenfreier Speiseplan ablaufen. Es geht nicht darum, das eine Weißmehl durch ein anderes zu ersetzen und sich nun mit glutenfreien Baguettes, Muffins und Burgerbrötchen zu versorgen. Das mag zwar Zöliakie-Kranken Linderung bringen, da diese Gluten gar nicht vertragen, für den Rest ist eine solche Ernährungsweise eher ein Sprung vom Regen in die Traufe.

Lässt man Weizenmehl & Co. weg und verwendet glutenfreie Mehle wie beispielsweise Mandelmehl, Kastanienmehl, Kokosmehl oder Buchweizenmehl, dann spielen zwei wichtige Elemente eine große Rolle: Erstens kocht man dann meistens selbst und verzichtet auf Fertigprodukte, zweitens ist der Nährstoffgehalt dieser Mehle höher, dadurch versorgt man den Körper mit viel mehr natürlicher Nahrung. Wenn Menschen davon schwärmen, um wie viel besser es ihnen seit der glutenfreien Ernährung geht, liegt das nicht nur am Glutenverzicht. Heutiger Weizen enthält wenig Nährstoffe, dafür aber sogenannte FODMAPs, das sind Bestandteile, die fruktoseähnliche Wirkung haben und den Blutzucker ins Wanken bringen. Viele Verdauungsbeschwerden durch Weizen entstehen durch diese Verbindungen. Hinzu kommt, dass auch ein Vollkornweizentoast den Blutzucker laut *Glykämischen Index* höher steigen lässt, als eine Banane oder ein Esslöffel Haushaltszucker.

Medizinisch unterscheidet man heute drei Formen der Gluten-Unverträglichkeit: Die Gluten-Intoleranz, die Gluten-Allergie und die Zöliakie. Letztere ist eine Immunkrankheit, die eher selten vorkommt, aber im Steigen begriffen ist. Dabei reagiert das Immunsystem auf Gluten extrem stark, sodass auch die Darmschleimhaut attackiert wird und die Darmzotten dauerhaft beschädigt werden können. Die Folge ist eine schlechte Nährstoffversorgung und weitere ernsthafte Komplikationen.

Eine *Gluten-Intoleranz* ist dadurch gekennzeichnet, dass das Gluten nicht richtig verdaut werden kann und Beschwerden wie Blähungen, Verstopfung, Gelenksschmerzen, Kopfschmerzen oder Müdigkeit verursacht. Auch psychische Beschwerden wie Angstzustände oder Abgeschlagenheit können auftreten. Der Neurologe David Perlmutter und Autor des Buches *„Dumm wie Brot"* zählt unter anderem ADHS, Depressionen, Fehlgeburten, Herzerkrankungen, Osteoporose, Migräne oder Unfruchtbarkeit dazu und er hat dafür gute Gründe.(243)

Bei einer *Gluten-Allergie* im klassischen Sinn sind IgE-Antikörper beteiligt. Abgesehen von den genannten Symptomen können Hautprobleme, Juckreiz, Atemschwierigkeiten oder sogar ein anaphylaktischer Schock auftreten.

Mehr über Weizen und mögliche Auswirkungen

David Perlmutter, Kristin Loberg
Dumm wie Brot. Wie Weizen schleichend ihr Gehirn zerstört.
Mosaik, 2013

William Davis
Weizenwampe. Warum Weizen dick und krank macht. Goldmann, 2011

Milch und Milchprodukte (wenn man das noch so nennen kann)

Vor hundert Jahren hat eine Kuh etwa drei Liter Milch am Tag gegeben, heute sind es 50 Liter pro Tag. Durch Züchtung und ausgeklügelte Futtermischungen hat man aus den Eutern noch einiges herausholen können. Für die Kühe keine angenehme Geschichte: Kuheuter müssen von Büstenhaltern gehalten werden, die dicken Adern scheinen kurz vor dem Platzen, genauso wie der Rest. *Die Zeit* beschrieb das Aussehen einer solchen Hochleistungskuh sehr treffend mit „Bodybuilder kurz vor dem Anabolikakollaps.“[(244)] Die Milchleistung wird mehr, die Lebenserwartung einer derartig „hochgedopten“ Kuh ist dafür auf fünf Jahre gesunken.

Erst Anfang des 20. Jahrhunderts hat man begonnen, Milch als Grundnahrungsmittel zu verstehen. Noch in den 1920ern wurde Milch mehr als Nahrung für Bedürftige gesehen. Durch aufwendige, oft staatlich gelenkte Marketingkampagnen wurde die Milch zu einem scheinbar unersetzlichen, gesunden Nahrungsmittel hochstilisiert, ohne das man prompt brüchige Knochen bekommen würde. Die Milchwirtschaft ist die stärkste Branche der deutschen Ernährungsindustrie, auch innerhalb der EU stellt sie einen wachsenden Produktionszweig dar.

Die Veränderung von drei auf 50 Liter ist ein gutes Symbol für den Unterschied der Milch von damals und heute. Die Farbe scheint der gemeinsame Nenner zu sein, beim Rest handelt es sich im Prinzip um völlig andere Substanzen. Wachstumshormone ermöglichen (oder zwingen) die Kuh, mehr Milch zu geben, als sie das von Natur aus könnte. Ein Hormonpräparat von *Monsanto* namens *Posilac* schafft eine Steigerung von 20 Prozent. Für die betroffene Kuh ist das allerdings eine ziemliche Qual und endet oft in Euterentzündungen. Und in der Milch spiegelt sich die Hormonbehandlung natürlich auch wider. Der Rohstoff Milch ist aufgrund der Tierhaltung, des Futters und der Medikamente kein unbeschriebenes Blatt.

Die Aufbereitung setzt dem Ganzen dann in Bezug auf Unverträglichkeiten das Sahnehäubchen auf. Durch die Hocherhitzung gehen Enzyme und Bakterien verloren und zwar genau jene, die bei der Aufspaltung von Laktose erforderlich sind. Die steigende Zahl der Laktose-Unverträglichkeiten hat auch damit zu tun, dass diese Helferlein fehlen und der Darm mit dem Laktose-Abbau nicht nachkommt. Die Homogenisierung wiederum verändert die Milch so, dass sie eher Allergien auslöst. Viele Eltern beobachteten bei ihren Kindern, dass unbehandelte Milch keine Symptome hervorrief, homogenisierte Milch aber zu allergischen Beschwerden führte. Skandinavische Wissenschaftler gingen der Sache im Labor nach und konnten dies bei Mäusen bestätigen. Gibt man den Tieren homogenisierte Milch, reagieren sie deutlich allergischer.(245) Doch es gibt auch Wissenschaftler, die das für übertrieben halten. Man solle nicht voreilig von Tierversuchen auf Menschen schließen, denn – jetzt kommt's – „Mäuse seien von Natur aus keine klassischen Milchtrinker."(246) Der Mensch im Prinzip aber auch nicht! Wir sind das einzige Lebewesen, das auch im Erwachsenenalter die Milch von anderen Arten trinkt. Man muss nicht unbedingt auf Milchprodukte verzichten, aber es sollte natürliche Milch und echter Käse (beispielsweise Rohmilchkäse) sein, allerdings nur dann, wenn keine Milcheiweißallergie vorliegt und der Darm in gutem Zustand ist. Bis sich die Darmflora aufgebaut hat, ist eine Vermeidung von Milchprodukten eine gute Idee.

Durch die industrielle Verarbeitung und Ultra-Pasteurisierung der Milch wird das Milchprotein Casein derart verändert, dass es glutenartige Eigenschaften bekommt. Casein ist von seiner molekularen Struktur her dem Gluten ähnlich, die Verarbeitung führt dazu, dass es noch schwieriger aufzuspalten ist. Bei fermentierten Rohmilch-Produkten wie Sauermilch, Kefir oder Joghurt haben die Milchsäurebakterien die Laktose bereits zu großen Teilen abgebaut und helfen bei der Aufspaltung der Nahrung mit. Diese Produkte sind in vernünftigen Mengen genossen nicht nur bekömmlich, sie können auch eine bestehende Laktose-Unverträglichkeit nachweislich abmildern.(247)

Während Kefir aus Rohmilch eine wahre Bakterienwohltat für den Körper ist, kann man die hocherhitzten, gezuckerten High-Tech-Joghurtprodukte aus der Milchtheke eines herkömmlichen Supermarkts vergessen. Absurderweise werben diese mit ein, zwei extra zugesetzten Bakterienstämmen, doch verglichen mit einem echten Kefir ist das geradezu läppisch. Laktosefreie Produkte sind in vielen Fällen industriell gefertigte Ersatzprodukte, die zwar bei Laktose-Unverträglichkeit keine Symptome verursachen, aber keineswegs eine gesündere Alternative darstellen.

Die Laktose-Unverträglichkeit ist prinzipiell eine etwas absurde Angelegenheit. In natürlichen, möglichst unbehandelten Milchprodukten sind Enzyme und Bakterien enthalten, die bei der Verdauung der Laktose helfen. Wir pfuschen so lange an der Milch herum, bis sie ein Abklatsch ihrer selbst ist und nur ein weißes, möglichst steriles Getränk übrigbleibt. Die daraus hergestellten Produkte verträgt (völlig verständlicherweise) ein wachsender Teil der Bevölkerung nicht, also versucht man das nun entstandene Problem zu lösen. Aber anstatt zurück zu rudern, fügt man noch einen Bearbeitungsschritt hinzu und produziert laktosefreie Milchprodukte.
Eine Laktose-Intoleranz macht sich durch Übelkeit, Durchfall, Bauchkrämpfe, aufgeblähten Bauch und Blähungen bemerkbar. Biochemisch gesehen fehlt das Enzym Laktase, das den Milchzucker aufspalten kann. Eine Milcheiweißallergie kann sich ebenfalls in Verdauungsstörungen und Blähungen zeigen, aber auch in Aufstoßen, Sodbrennen, Reflux, Gewichtsproblemen, Ausschlägen, Hautproblemen, Akne, Pilzinfektionen, verstopfter/rinnender Nase und einer Reihe weiterer Symptome. Verträgt man das Eiweiß Casein nicht, kann sich das in Reizbarkeit, Konzentrationsstörungen oder Schlaflosigkeit offenbaren, denn Casein ist in der Lage, Nervenzellen zu reizen.[248]

Zucker

Dass der Verzehr von Zucker nicht gesund ist, stellt keine große Überraschung dar und hat sich inzwischen herumgesprochen. Doch was seinen Einfluss auf die Darmflora betrifft, nimmt der Zucker eine Sonderstellung in der Übeltäterliste ein.
Essen wir Zucker, wird uns ein Energieschub vorgespielt, der aber keiner ist. Zucker und einfache Kohlenhydrate, die recht schnell zu Zucker verstoffwechselt werden, haben den Nachteil, dass sie den Blutzuckerspiegel in die Höhe schnellen lassen. Die darauffolgende Insulinausschüttung ist nicht nur mit einem hohen Energieaufwand verbunden, sondern auch mit einer größeren Fettspeicherung. Nicht fettes Essen macht fett, sondern gezuckertes, denn Zucker wird in unserem Körper zu Fett umgebaut. Der durch den Zuckerkonsum rasch angestiegene Blutzuckerspiegel lässt uns schneller wieder hungrig werden und der

süße Teufelskreis beginnt. Dazu kommt, dass man sich nach hohem Zuckerkonsum eher gereizt und müde fühlt als energiegeladen.

Oft herrscht bei Zucker eine gewisse Verwirrung vor, denn schließlich enthalten auch Früchte und bestimmte Gemüsesorten Zucker, nämlich Fruktose (Fruchtzucker). Essen wir die ganze Frucht, nehmen wir den darin enthaltenen Fruchtzucker in Kombination mit anderen Bestandteilen und wertvollen Ballaststoffen zu uns, die einen rapiden Anstieg des Blutzuckers verhindern. Isolierte Fruktose ist allerdings ein anderes Thema, weil sie eine andere Wirkung entfaltet und übermäßig genossen dem Darm und der Leber stark zusetzen kann.

Zu den schädlichsten Zuckerarten zählen alle raffinierten Zucker, ob ganz normaler Kristallzucker, isolierte Fruktose, Maissirup oder Fruktose-Glucose-Sirup. Letzterer klingt zwar nach Früchten und fast schon gesund, stellt aber für die Leber und die Bauchspeicheldrüse eine enorme Belastung dar.

Pathogene Bakterien und Hefen in unserem Darm lieben Zucker, denn sie können sich bei Zuckerkonsum ungehemmt vermehren und so die guten Bakterien vertreiben. Es sind kleine, aber schlaue Zeitgenossen. Wenn wir wiederholt Heißhungerattacken auf Süßes haben, liegt es nicht unbedingt (nur) an unserem schwachen Willen. Die Zuckerfresser unter den Mikroben können unsere Appetitsteuerungszentrale austricksen und sie so manipulieren, dass ihnen ihre Lieblingsnahrung geliefert wird. Besonders der Candida-Pilz hat eine ausgesprochen große Freude an Zucker (siehe nächster Abschnitt). Je größer seine Population, desto mehr nimmt er unser Verdauungssystem in Beschlag und gaukelt uns Gelüste nach Süßem vor. Der Candida-Pilz garantiert sich somit den gewünschten Nachschub.

Treten Heißhungerattacken auf zuckerhaltige Speisen und einfache Kohlenhydrate auf, ist das Darmmikrobiom mit ziemlicher Sicherheit unausgeglichen. Auch Nährstoffmängel können sich in solchen Anfällen zeigen, sie gehen zumeist mit einer gestörten Darmflora einher. Räumt man den Darm auf, ist der Zuckerentzug viel leichter durchzustehen. Tatsächlich besteht bei Zucker ein gewisses Suchtpotential. Denn man kann auch Ratten mit Zuckerlösung süchtig machen. Lässt man den Zucker dann weg, leiden die Nagetiere unter Entzugserscheinungen, die einem Opiatentzug nicht unähnlich sind: Temperaturschwankungen, Hyperaktivität und aggressives Verhalten stehen dann an der Tagesord-

nung. Je mehr Zucker sie essen, desto eher greifen sie sogar zu Alkohol (ja, wir sprechen immer noch von einem Tierversuch).[249]
Künstliche Süßungsmittel sind keine Alternative zu Zucker. Diese synthetischen Substanzen fördern sogar die Gewichtszunahme, wie eine Untersuchung der Daten von über 400.000 Personen zeigte. Abgesehen von einer Reihe anderer Symptome, die durch *Aspartam & Co.* hervorgerufen werden können, wird man nicht nur dicker, sondern bekommt auch ein erhöhtes Risiko für Diabetes, metabolisches Syndrom etc. noch dazu.[250] Immerhin, die Light-Version von *Pepsi* wird nicht mehr mit *Aspartam* gesüßt. Doch nicht die seit Jahrzehnten vorliegenden, vernichtenden Erkenntnisse zur Schädlichkeit von *Aspartam* haben den Getränkekonzern zum Umlenken bewegt, sondern sinkende Verkaufszahlen. Der jetzt verwendete Ersatz heißt *Sucralose* oder *Splenda* und stellt auch keine große Verbesserung dar. Diese Substanz ist schwer verdaulich und kann so ungehindert von Anfang bis zum Ende des Verdauungstrakts probiotische Bakterien vernichten, die Darmwand schädigen und die Nährstoffaufnahme hemmen.[251] Die Industrie hat somit einen Stoff ausgetüftelt, der den herkömmlichen, schädlichen Haushaltszucker fast unschuldig wirken lässt. Dabei betreffen die durch Zucker hervorgerufenen Störungen alle Gebiete der Medizin. Ob Hormonhaushalt, Herz-Kreislauf, Gehirnfunktion oder Stoffwechsel, Zucker kann alles beeinträchtigen.
Generell sollte man auf Süßes weitgehend verzichten. Sucht man nach einer geeigneten Alternative, dann bieten sich Bio-Honig, Birkenzucker (Xylitol) oder Stevia (allerdings in der möglichst natürlichen Variante) an. Da Zucker unser Darmmikrobiom auf vielfältige Weise schädigen kann, sind auch die Symptome abwechslungsreich. Diverse Launen und Zustände wie Reizbarkeit, Wut, Ängste, Unruhe oder Schlafstörungen können mit übermäßigem Zuckerkonsum in Verbindung stehen. Auch Konzentrations- und Lernstörungen können auf Zucker zurückzuführen sein, denn Zucker ist in der Lage, die Abläufe im Gehirn zu verlangsamen.[252]
Aufgeblähter Bauch, Blähungen, Bauchkrämpfe, Verdauungsprobleme, Reflux, Sodbrennen usw. komplettieren die Liste der möglichen Symptome, die Zuckerkonsum hervorrufen kann.

Antibiotika, Fiebersenker und andere Medikamente

Vielleicht haben Sie es schon selbst erlebt oder beobachtet: Nach einer Antibiotika-Gabe können viele Menschen in einen regelrechten Antibiotika-Teufelskreis gelangen. Denn das Antibiotikum ist ein Bakterien-Killer ohne besondere Präferenzen und „schießt" auf alle Bakterien, ohne zwischen den guten und den schlechten zu unterscheiden. Man vernichtet zwar durch ein Antibiotikum bestenfalls den jeweiligen Krankheitserreger, aber die Kollateralschäden für den Körper sind enorm. Denn die Anzahl der guten Bakterien wird dabei minimiert. Statt voller Kraft ihren Tätigkeiten nachzugehen, erscheinen nur einige von ihnen zur Arbeit, und das in schlechter Verfassung. Mitunter vergehen viele Monate, bis sich die Darmflora von einer solchen Antibiotika-Attacke erholt hat. Das spürt man in diesen Monaten auch. Kaum ist die eine Erkrankung abgeklungen, schnappt man einen neuen Infekt auf. Manchmal ergeben sich regelrechte Antibiotika-Zyklen, in denen eine Entzündung nach der anderen stattfindet. Wenn das geschwächte Immunsystem mit den Erregern nicht mehr fertig wird, ist die nächste Antibiotika-Verschreibung nicht weit.

Immer wieder passiert es, dass einige pathogene Bakterien überleben und sich auch die Geschosse des jeweiligen Antibiotikums merken und Pläne schmieden, wie man sich davor schützen könnte. Diese strategischen und biochemischen Pläne werden an die Nachkommen weitergegeben und das Antibiotikum wirkt nicht mehr. Die Bakterien sind resistent geworden. Deshalb ist immer genau abzuwägen, ob die Gabe eines Antibiotikums wirklich sinnvoll ist. Bei viralen Infekten wirken Antibiotika nicht, denn sie können Viren nichts anhaben. Sie werden aber trotzdem oft verordnet, als vorbeugende Maßnahme, damit sich zur Virusinfektion nicht noch eine bakterielle hinzugesellt.

Antibiotikaresistenzen haben ihren Ursprung nicht nur in unbedachten Verschreibungen von Ärzten, sondern auch durch den exzessiven Antibiotika-Einsatz in der Massentierhaltung. Tonnenweise werden Hühner, Schweine und Kühe mit Antibiotika vollgestopft. Dass der Mensch am Ende dieser Nahrungskette von diesen Stoffen etwas abbekommt, ist die eine Seite. Die andere ist, dass wir in den Tierfabriken resistente Bakterien-Spezialeinheiten trainieren, denen kein Antibiotikum mehr etwas anhaben kann.

Antibiotika-Behandlungen haben auch immer ein Anwachsen der Pilzkulturen im Darm zufolge, da die geringe Zahl der überlebenden nützlichen Bakterien die Pilze nicht mehr unter Kontrolle halten kann. Antibiotika können gegen Pilze nichts ausrichten, im Gegenteil: Pilze freuen sich darüber, dass der Darm, von Bakterien leergeräumt, nun für das Pilzwachstum zur Verfügung steht.
Es gibt noch eine Reihe anderer Medikamente, die der Darmflora besonders zusetzen können. Erschwerend kommt hinzu, dass viele dieser Medikamente häufig oder sogar täglich eingenommen werden. In bestimmten Fällen werden diese Arzneimittel verschrieben, um genau die Symptome zu lindern, die durch eine defekte Darmschleimhaut überhaupt erst entstanden sind. Dass es auf diese Art und Weise nicht einfach ist, aus dem Teufelskreis auszubrechen, ist klar.
Dies gilt besonders für Entzündungshemmer und Fiebersenker, wie *Ibuprofen* (enthalten in *Nureflex*, *Dismenol*, *Ibumetin* usw.), *Voltaren* oder *Aspirin*. Diese Nichtsteroidalen-Antirheumatika (NSAR) gehören zu den beliebtesten Arzneimitteln, wirken aber auf Magen und Darm toxisch.(253)(254) Hormonpräparate wie die Anti-Baby-Pille können wiederum entzündliche Darmerkrankungen fördern.(255) *Paracetamol* dagegen, das in *Mexalen*, *Grippex* und *Thomapyrin* enthalten ist, hat die unpraktische Eigenschaft, den Glutathion-Level zu senken.(256)
Längerfristige Medikamenteneinnahmen gehen zusätzlich mit einem Nährstoffverlust einher, weil Arzneimittel starke Mikronährstoffräuber sind. Antibiotika haben vielen Menschen das Leben gerettet, das steht außer Frage. Und auch der Einsatz von Fiebersenkern mag in manchen Fällen gerechtfertigt sein. Doch viel zu oft werden diese Substanzen unkontrolliert eingesetzt, ungeachtet aller Nachteile und Nebenwirkungen.

Pilze und Hefen – die Candida-Connection

Pathogene Hefen können uns das Leben schwermachen, im wahrsten Sinne des Wortes, denn der Versuch abzunehmen, ist bei einer Pilzbelastung doppelt so schwierig. Der bekannteste Pilz ist sicherlich der Candida-Pilz, der sich über unsere Ernährungssünden freut, weil er dadurch seine Lieblingsnahrung erhält.

Durch zu viel Zucker, Weißmehlprodukte und Alkohol können sich die pathogenen Pilze im Darm im Übermaß ausbreiten und sich dort so festkrallen, dass den guten Bakterien nicht mehr genügend Platz bleibt. Der Candida-Pilz überlebt Antibiotika-Angriffe unbeschadet und nimmt den freigewordenen Raum im Darm gerne ein. *Penicillin*, das erste entdeckte Antibiotikum, ist eigentlich auch ein Pilz, aber ein bakterientötender.

Viele Menschen haben nach einer Antibiotika-Gabe mit Verdauungsproblemen, Genitalpilz oder Blasenproblemen zu kämpfen. Ursache ist die ungehinderte Ausbreitung pathogener Hefen, die die bakterienarme Zeit für sich genutzt haben. Zu allem Überfluss übernimmt Candida unsere Steuerungszentrale und entfacht eine Gier nach einfachen Kohlenhydraten wie Zucker, Weißbrot oder Nudeln. Die Botenstoffe, die von pathogenen Hefen ausgesendet werden, sabotieren unsere Gelüste. Noch dazu produzieren Candida-Pilze Giftstoffe, die Migräne oder Gelenksschmerzen verursachen können.

Prinzipiell sind Hefen ein Bestandteil unseres Mikrobioms und streng genommen ist die Unterteilung in „gute" oder „schlechte" etwas unfair. Essen wir zu viel Zucker oder schädigen durch die Einnahme von Antibiotika unseren Darm, dann ist das eine logische Konsequenz.

Die in den Amalgamplomben enthaltenen Gifte können auch eine größere Candida-Besiedelung zufolge haben.[257] Im Falle einer Schwermetallbelastung versucht der Körper die Gifte bestmöglich zu neutralisieren und lässt eine größere Candida-Population zu, weil Candida-Pilze in der Lage sind, Gifte an sich zu binden. Um die Darmflora wieder ins Gleichgewicht zu bringen, müssen zuerst die Toxine ausgeleitet werden. Candida hat die unangenehme Eigenschaft, sich in die Darmwände bohren zu können und diese löchrig zu machen. Dadurch verstärkt sich die Entzündung der Darmschleimhaut und die Allergie-Symptome verschlimmern sich.[258][259] Viele allergische Beschwerden bessern sich deshalb durch eine Darmsanierung, auch jene, die nicht direkt den Verdauungstrakt betreffen, wie Heuschnupfen oder Asthma.

Viele Atemwegsbeschwerden werden durch Schimmelpilze verursacht, die entweder in der Wohnung zu finden sind oder in der Nahrung vorkommen können. Doch nicht alle Hefepilze sind schlecht, im

Gegenteil. Die Hefe *Saccharomyces boulardii* lindert erwiesenermaßen entzündliche Darmerkrankungen, wirkt entgiftend und entzündungshemmend.[(260)]
Eine Candida-Überwucherung im Darm äußert sich zumeist durch einen aufgeblähten Bauch nach dem Essen, Verdauungsbeschwerden und/oder Müdigkeit. Juckreiz (ob im Ohr oder beim Darmausgang), verstopfte Nase oder Bauchkrämpfe sind ebenfalls typische Symptome. Die Pilztoxine belasten die Leber, was sich in Kopfschmerzen oder Migräne manifestieren kann. Die Liste der möglichen Symptome ist lang, auf Candida-Informationsseiten im Internet findet man locker 50 Positionen. Auch äußerliche Pilzerkrankungen, wie Genital- oder Nagelpilz, deuten auf eine Pilzbelastung im Verdauungstrakt hin.

Alkohol

Alkohol bringt nicht nur unsere Gedanken durcheinander, sondern auch unseren Darm. Gerade täglicher Alkoholkonsum ist problematisch, da der Körper zu wenig Zeit hat, sich zu erholen. Wenn Sie am Wochenende ein, zwei Gläschen trinken, wird nicht gleich Ihr Darm auseinanderfallen, aber man sollte wissen, welche Folgen Alkohol für das Darmmikrobiom haben kann. Denn Alkohol kann nachweislich nicht nur die Darmbakterien verändern, sondern auch Löcher in die Darmwand reißen.[(261)] Auch der im vorigen Abschnitt behandelte Candida-Befall wird dadurch begünstigt.
Wobei es nicht immer nur um den Alkohol geht, sondern auch um die anderen Inhaltsstoffe der alkoholischen Getränke. Bei einem Rum-Cola nimmt man durch das Cola auch noch Unmengen von Zucker und Phosphorsäure auf, bei Wein trinkt man Sulfite mit und in Bier finden sich Hefepilze (vor allem in Weizenbier). Die Gärungsprozesse in Sekt und Wein und auch das enthaltene Histamin machen die Getränke dann mitunter zu einem Genuss mit Folgen – für Kopf und Darm. Der gefürchtete Kater ist nichts anderes als eine Vergiftungserscheinung, weil unserem Körper die Last zu viel war.

Histamin – zu Gast bei Allergien und Intoleranzen

Histamin ist nicht nur bei einer echten Allergie beteiligt und bringt die Entzündungsreaktionen in Gang, es kann auch bei einer Pseudoallergie eine wichtige Rolle spielen. Bei einer Histaminose kann die Mundschleimhaut anschwellen, die Nase rinnen und die Haut mit Ausschlägen reagieren. Diese Symptome sind einer klassischen Allergie täuschend ähnlich, obwohl aber genau genommen das Immunsystem nicht in dem Maße beteiligt ist. Die Histaminose ist quasi die Spitze, normalerweise zeigt sich eine Histaminunverträglichkeit etwas milder (aber trotzdem unangenehm), wobei die Symptome sehr unterschiedlich sein können: Kopfschmerzen, Migräne, Durchfall, Bauchkrämpfe, Juckreiz, Hautprobleme, verstopfte/rinnende Nase, Hustenreiz aber auch Herzrasen, Unruhe und Herzrhythmusstörungen.[(262)]

Diese Beschwerden können nach einer starken Histaminzufuhr über die Nahrung auftreten, beispielsweise nach einem Abendessen beim Italiener mit Salami, Parmesan und Rotwein. Oder auch nach deftigen Menüs wie Sauerkraut mit Wurst und Schokolade als Dessert. Bestimmte Produkte, vor allem gereifte Nahrungsmittel, enthalten beträchtliche Mengen Histamin.

Kann der Körper das zirkulierende Histamin nicht schnell genug abbauen, tauchen die Beschwerden auf. Das entsteht durch einen Mangel des Enzyms DAO (Diaminooxidase), das für den Abbau von Histamin benötigt wird. Ist der Darm nicht in Ordnung, gibt es von diesem Enzym zu wenig, weil jene Bausteine und Nährstoffe fehlen, die für die Herstellung des Enzyms notwendig sind.

Histamin und der durchlässige Darm verlaufen parallel und spielen Pingpong miteinander. Denn ein hoher Histaminspiegel macht den Darm durchlässiger, was wiederum einen entsprechenden Histaminabbau verhindert. Durch eine histaminarme Diät kann man zumindest die Beschwerden lindern, eine Darmsanierung bringt dann auch die Enzymproduktion wieder in Gang. Die Bezeichnung Histaminunverträglichkeit ist etwas irreführend, da Histamin eigentlich eine Substanz ist, die der Körper auch selbst produzieren kann. Gerade bei Stress schütten wir mehr Histamin aus, was auch der Grund dafür ist, dass manche Nahrungsmittel im entspannten Zustand gut vertragen werden, nach einem stressigen Tag aber nicht mehr.

Im Internet oder auch in Ratgebern über Histaminunverträglichkeit finden sich genaue Listen mit stark, mittel oder leicht histaminhaltigen Produkten. Generell gilt: Je frischer etwas ist, desto geringer ist der Histamingehalt. Das Aufwärmen von Speisen führt zu einer Erhöhung des Histaminanteils. So kann das frisch gekochte Krautfleisch trotz des Sauerkrauts gut verträglich sein, nach dem dritten Aufwärmen wird es aber zu viel.

Körperliche Überanstrengung

Während ausreichend Bewegung an der frischen Luft wichtig und für den ganzen Körper eine Wohltat ist, kann man die sportlichen Aktivitäten auch übertreiben. Interessanterweise leiden gerade Athleten und Spitzensportler oft an einem durchlässigen Darm. Generelle Magen-Darm-Beschwerden wie Krämpfe, Durchfall, Erbrechen oder Übelkeit sind zwar schon seit längerem in der Sportmedizin bekannt, aber jetzt kommt noch das Leaky-Gut-Syndrom dazu.[(263)]

FC Barcelona Fans können sich bestimmt noch daran erinnern, wie der Star-Fußballer Lionel Messi einige Spiele mit Erbrechen begonnen oder beendet hat. Er ist mit seinen Magen-Darm-Problemen nicht alleine, nur sind nicht bei jedem die Symptome so offensichtlich. Leo Messi hat sich an einen italienischen Arzt gewandt, der ihm mithilfe der Kinesiologie und einer eingehenden Ernährungsberatung helfen konnte, seine Magenprobleme zu lösen.[(264)]

Obwohl sie schon lange beobachtet werden, sind die genauen Mechanismen der Auswirkungen von übermäßigem Sport auf den Darm nicht restlos geklärt. Was aber bekannt ist: Die durch die körperliche Anstrengung resultierende Temperaturerhöhung, der Flüssigkeitsverlust und der oxidative Stress öffnen die sogenannten *tight junctions* im Darm, genauso wie das bereits beschriebene Zonulin. Außerdem ist bei Ausdauersportlern die Durchblutung des Magen-Darm-Trakts während des Trainings oder der Wettkämpfe eingeschränkt und mit einer Reihe von freigesetzten Stoffwechselprodukten noch zusätzlich konfrontiert.[(265)]

Je nach Ernährungsweise kann auch der häufige Besuch eines Fitness-Studios zu erhöhter Darmdurchlässigkeit führen, wenn man es mit

dem Training übertreibt. Es gibt Berichte von Menschen, die allergisch auf sportliche Betätigung zu sein scheinen. Nach körperlicher Anstrengung wurden sogar anaphylaktische Schocks beobachtet. Die Diagnose lautet in dem Fall *EIA (Exercise Induced Anaphylaxis)* und scheint ziemlich rätselhaft zu sein.[(266)] Es muss nicht immer gleich Kreislaufversagen sein, auch klassische und ungefährlichere Allergiesymptome können auftreten. Manchmal ist es nur die Bewegung, ein anderes Mal werden die Symptome durch das Training in Kombination mit bestimmten, zuvor verzehrten Speisen hervorgerufen.
Doch das hat nicht ursächlich mit dem Sport zu tun, auch wenn es eine nette Ausrede wäre, keinen mehr zu betreiben. Hat man eine hohe Toxinbelastung, kommen während des Trainings auch diese Toxine in Bewegung und werden in Umlauf gebracht. Das kann dem Körper schnell zu viel werden.
Bewegung an sich ist für unsere Gesundheit immens wichtig. Der Gehalt an Stresshormonen im Blut wird durch sportliche Aktivität nachweislich gesenkt, dafür viele Wohlfühlsubstanzen ausgeschüttet. Sogar Depressionen werden durch regelmäßigen Sport besser. Unser gesamter Stoffwechsel kommt dadurch in Schwung und auch allergische Beschwerden werden gelindert. Jede Stunde an der frischen Luft, oder noch besser in der Natur, ist ein Wellnessprogramm für den gesamten Körper.
Es stellt sich die Frage, wie sinnvoll es ist, nach einem Zehn-Stunden-Arbeitstag gestresst ins Fitness-Studio zu hetzen, um sich auch dort weiter abzurackern und zu überanstrengen.
Man muss kein Profisportler sein, um über seine körperlichen Grenzen hinaus zu gehen. Unregelmäßige Mahlzeiten, Schlafmangel und zu wenig Pausen tragen ebenfalls zu einer körperlichen Überbelastung bei, die wir im schnellen Tempo des Alltags nicht mehr wahrnehmen.

Emotionaler Stress

Ein häufig vernachlässigter Faktor in der Darmgesundheit ist Stress. Dass sich Stress auf den Magen-Darm-Trakt schlagen kann, hat aber wahrscheinlich jeder von uns schon einmal erlebt. Es geht nicht nur darum, *was* wir essen, sondern auch *wie* wir essen.

Die Auswirkungen von Stress wurden bereits bis ins kleinste Detail erforscht, egal ob es sich um akuten, chronischen, physischen oder psychischen Stress handelt. Wie es um unser Nervenkostüm bestellt ist, hat auf unseren Darm einen so enormen Einfluss, dass man ein ganzes Buch nur damit füllen könnte. Darmbarriere, Schleimproduktion, Durchlässigkeit und Bakterienbesiedlung werden von Stresshormonen beeinflusst.[(267)] Noch dazu wird das bei Allergien so wichtige Entzündungsgeschehen durch Stress maßgeblich erhöht.[(268)]

Grund genug, uns ernsthaft damit auseinanderzusetzen. Nicht immer können wir uns allen Stressfaktoren entziehen, außer wir beginnen ein Einsiedlerleben in einer einsamen Höhle (ob das so stressfrei ist, sei dahingestellt). Abgesehen von der Reduzierung unserer langfristigen emotionalen Belastung, ist es schon hilfreich, wenn wir mehr darauf achten, wie wir die Nahrung zu uns nehmen. Hetzen wir mit dem Kebab in der Hand zur Straßenbahn und nehmen so unser Mittagessen ein, wird sich unser Körper nicht besonders freuen. Während große Mengen an Stresshormonen nur so durch unser System flitzen, soll sich unser Körper darauf konzentrieren, Nahrung aufzuspalten und ordentlich zu verdauen?

Auch wenn wir noch so viel Arbeit haben, wir sollten es uns wert sein, dass zumindest die Mahlzeiten ruhig ablaufen: Hinsetzen, genug Zeit nehmen, das Essen genießen (und ausreichend kauen). Damit sich unsere Verdauung auf das Essen konzentrieren kann, sollten wir mit gutem Beispiel vorangehen und das ebenfalls tun.

Strahlend krank – Sendepause für Handy & Co.

Rund ein Drittel unseres Lebens verbringen wir im Bett, es zahlt sich also aus, uns genauer damit zu beschäftigen, wie wir schlafen. Während des Schlafs kann der Körper sich um all das kümmern, was tagsüber nicht erledigt werden konnte. Unser Nervensystem und unsere körpereigene Abwehr sind auf erholsame Schlafphasen angewiesen, denn nur so kommen sie entsprechend zur Ruhe und können sich regenerieren. „Ein krankes Bett ist das sicherste Mittel, sich die Gesundheit zu ruinieren“, soll vor 500 Jahren Paracelsus gesagt haben. Dass Schlaf uns weniger anfällig für Krankheiten macht, ist nicht nur eine weit verbreitete Beobachtung, es ist auch wissenschaftlich untersucht worden. Wer zu wenig schläft, wird viermal häufiger krank.[269] Auch ein moderater Schlafentzug begünstigt unterschwellige Entzündungen, also gerade das Phänomen, das bei Allergien eine entscheidende Rolle spielt.[270][271]

Nicht nur die Schlafdauer ist entscheidend, noch viel wichtiger ist die Schlafqualität. Wenn wir nicht gerade Bereitschaftsdienst bei der Feuerwehr oder Rettung haben, sollte es selbstverständlich sein, Handy, Tablet & Co. nachts auszuschalten.

Manche Klienten entgegnen auf die scheinbar irrwitzige Idee, das Handy nachts auszuschalten, dass das nicht ginge, weil beispielsweise den Eltern in den Nachtstunden etwas zustoßen könnte. Auf die Frage, inwiefern sie mitten in der Nacht rettend einschreiten könnten, wissen zwar die wenigsten eine Antwort, aber ein solcher Dialog zeigt deutlich, wie sehr wir uns daran gewöhnt haben, im Dauerbereitschaftsdienst zu sein. Wenn wir das Mobiltelefon nie abschalten, schalten auch wir selbst kaum ab.

Viel verheerender sind aber die negativen Einflüsse der Dauerbestrahlung von Mobilfunk & Co. Erst langsam beginnen wir zu erkennen, welche Schäden Elektrosmog in unseren Zellen anrichten kann. Es gibt bereits Unmengen von Studien, die diese Auswirkungen aufzeigen. Ob es um Verhaltensauffälligkeiten, geringere Fruchtbarkeit, Störungen der Hirntätigkeit, Schlafprobleme, gehäuftes Auftreten von Zelltod oder veränderte Immunfunktionen geht, Elektrosmog ist in seiner Schädlichkeit ausgesprochen vielfältig. Die dauernden Reize erzeugen eine erhöhte Aktivität von Stresshormonen, die man als Allergiker nicht brauchen kann. Wer sich so richtig in die Mobilfunk-Wissenschaft einlesen möchte, der sei auf www.mobilfunkstudien.org verwiesen, wo man stundenlang surfen und genauere Informationen einholen kann (lieber nicht über das Mobiltelefon, weil man es angesichts der schockierenden Studienergebnisse vielleicht gleich aus dem Fenster wirft).

Die Strahlung macht nicht nur mit uns etwas, sondern verändert auch unsere engsten Bakterienverbündeten. Doch hier steht die Forschung erst am Anfang.[272] Jedenfalls gibt es Hinweise darauf, dass die für uns so wichtigen Mikroben ebenso unter der Dauerstrahlung leiden. Je

höher die körpereigene Toxinbelastung ist, desto schlechter vertragen wir die Strahlung.
Natürlich sind Handys und mobiles Internet heute nicht mehr wegzudenken und unglaublich praktisch. Zumindest in der Nacht sollten wir uns aber davor abschirmen. Untertags ist es ratsam, mittels Kopfhörer zu telefonieren und das Handy möglichst nicht am Körper zu tragen. Besonders in Städten wird man sich dem Elektrosmog nicht entziehen können. Es hilft aber dennoch, elektrische Geräte aus dem Schlafbereich zu entfernen und WLAN, Mobiltelefon usw. nachts abzuschalten. Auch der digitale Stromzähler, der sogenannte *Smart Meter* funktioniert über Mobilfunk und sollte vermieden werden.
Vor allem dann, wenn das Nerven- und Immunsystem schon in Mitleidenschaft gezogen worden sind, sollte zumindest in der Nacht Ruhe einkehren. Umweltmediziner und Experten auf dem Gebiet der Baubiologie helfen da gerne weiter, von der Messung der Strahlenbelastung bis hin zu geeigneten Schutzmaßnahmen für den Wohnbereich.

Darm aufbauen, Gesundheit erlangen

Wenn wir uns selbst und unserem Darm etwas Gutes tun wollen, dann ist der wichtigste Schritt, gut und möglichst natürlich zu essen und das Essen auch ausreichend zu kauen. So selbstverständlich das Kauen klingen mag, es wird trotzdem vernachlässigt. Viele Menschen würgen ihr Essen regelrecht hinunter. In einigen Ratgebern wird empfohlen, jeden Bissen mindestens 20 bis 40 Mal zu kauen, was für mich schon deshalb nicht praktikabel ist, weil mich das Zählen völlig aus dem Konzept bringen würde.

Es ist aber richtig, dass ausgiebiges Kauen das Essen auch besser verdaulich macht. Denn die Enzyme im Speichel spalten die Nahrung bereits im Mund auf und helfen so bei der Verdauung. Leiden wir schon an Verdauungsproblemen, können wir unserem Verdauungsapparat einen Teil der Arbeit abnehmen, indem wir in Ruhe essen und uns genügend Zeit zum Kauen nehmen. Wie einige Studien zeigen und wie man in der Morgendämmerung bei diversen Festivals sehen kann, wird ausgiebiges Kauen von vielen Menschen vernachlässigt.

Nicht minder wichtig ist, was wir überhaupt kauen. Wenn wir Schrott essen, sollten wir uns nicht wundern, wenn wir uns auch dementsprechend fühlen. Wir müssen uns auch vor Augen führen, dass industriell verarbeitetes Essen bereits denaturiert ist, von der gesunden Mikrobenvielfalt sind nur einige hartgesottene Bakterienreste übrig.

Steckt man das Ganze dann auch noch in die Mikrowelle, fehlt von natürlichen, guten Bakterien jede Spur, abgesehen von weiteren schädlichen Prozessen, die aufgrund dieser Erwärmungsart stattfinden.[(273)] Wir essen und fühlen uns dann satt, in Wirklichkeit bleibt unser Körper aber hungrig, weil ihm die Nährstoffe und die mikrobiellen Verbündeten fehlen.

Egal wie viel wir über die Praktiken der Industrie schimpfen und mit dem Zeigefinger auf *Nestlé & Co.* deuten, solange wir deren Produkte kaufen, wird sich nichts ändern. Weder bei unserer Gesundheit, noch an der Qualität der Nahrung und den Vorgehensweisen. Wenn das Geld der Motor ist, dann sollten wir ihn genau da abstellen und nicht denjenigen Leuten zu Reichtum verhelfen, die kein Interesse an unserer Gesundheit haben.

Es gibt eine Reihe von Möglichkeiten, mit denen man den Darm darin unterstützen kann, sich noch schneller zu regenerieren. Durch eine gesündere Ernährungsweise alleine kann das auch erreicht werden, nur dauert es um einiges länger, bis die gute Bakterienbesiedelung abgeschlossen ist. Man kann diesen Prozess durchaus beschleunigen. Probiotische Bakterien im Darm helfen uns nicht nur bei der Verdauung, sondern produzieren auch Nährstoffe und Vitamine. Ob Verdauung, Allergien, psychische Verfassung, kognitive Funktionen, Atemwegsentzündungen und klarerweise auch der durchlässige Darm, die Bakterien spielen überall mit. Damit der Darm ausheilen kann, dürfen wir ihm nicht ständig mit jenen Nahrungsmitteln auf die Nerven gehen, die ihn am meisten reizen.

Frisch gekocht ist halb gewonnen

Heutzutage gibt es einen unüberschaubaren Dschungel an Diätratgebern und einzig wahren Ernährungsweisen. Ob Paleo, Rohkost, vegan oder TCM-Ernährung, alle haben etwas für sich, doch darf man nicht vergessen, dass unterschiedliche Menschen unterschiedlich ticken, auch was die Verdauung betrifft. Die Autoren diverser Diätbücher schwärmen von der einen Ernährungsweise und haben auch tatsächlich viele Erfahrungsberichte vorzuweisen. Kistenweise häufen sich Briefe von Anhängern, denen genau diese Art der Ernährung bei ihren Problemen geholfen hat. Ich möchte hier überhaupt nicht behaupten, dass dies erfunden ist, im Gegenteil, es stimmt höchstwahrscheinlich sogar. Die Frage ist nur, ob es wirklich an genau der Diät liegt, ob diese auf die ganze Menschheit umlegbar ist und ob es nicht einfach daran liegt, dass man bei der Zubereitung der Gerichte selbst zum Kochlöffel greifen muss.

Sobald man nämlich beschließt, bestimmte Produkte wie Weizen, Hefe oder Milch aus dem Ernährungsplan zu streichen, fallen schon viele Fertigprodukte weg, und damit eine Menge an unnötigen und auch schädlichen Zusatzstoffen und Substanzen. Es geht also darum, dass Sie eine gesunde Ernährungsweise für sich finden, die alltagstauglich ist und Ihnen auch schmeckt. Auch wenn es viele Befürworter der Rohkost gibt, ich persönlich habe nicht dafür inkarniert, um nur rohe Sachen zu essen. Viele Menschen haben aber durch Rohkost ihre Gesundheit wiedererlangt und sind davon begeistert. Geschmäcker sind bekanntlich verschieden und individuell. Es soll ein an Sie angepasstes Modell sein und nicht ein von außen auferlegtes.

Manche Ernährungsweisen sind nicht von vornherein gesünder, denn man kann sich glutenfrei oder vegan, aber trotzdem ungesund ernähren. Eine Semmel mit Marillenmarmelade ist zwar vegan, auf Dauer aber kein empfehlenswerter Speiseplan, abgesehen von den vielen mit Zusatzstoffen angereicherten Ersatzprodukten, wie vegane Würstchen und vegane Wiener Schnitzel. Da stellt sich wirklich die Frage, ob es nicht besser wäre, ab und zu ein echtes Schnitzel von einer Bio-Pute zu verspeisen (für die Pute zugegebenermaßen nicht).

Die ersten Wochen der Umstellung sind die schwierigsten, weil man erst herausfinden muss, was und wo man einkauft. Doch das wird schnell zur Routine. Sobald Sie sich durch die gesündere Ernährungsweise energievoller fühlen, steigt auch die Motivation. Es sollte aber keine fundamentalistische Religion daraus gemacht werden, wir haben mit den bestehenden bereits genug Probleme.

Wenn Sie sich grundsätzlich gesund ernähren, macht es nichts aus, wenn Sie sich bei einer Feier ausnahmsweise gehenlassen. Eine Ernährungsumstellung soll sich nicht nach Verzicht anfühlen, sondern nach Gewinn an Wohlbefinden und Gesundheit. Dazu wird in vielen Fällen ein Ernährungs-Reset notwendig sein (siehe nächster Abschnitt), damit man sein Körpergefühl zurückgewinnen und besser spüren kann, wie sich einzelne Nahrungsmittel auswirken. Aufgrund jahrelanger Fehlernährung ist der Körper sozusagen falsch programmiert und wir haben Gelüste auf Speisen, die uns nicht guttun.

Selbstverständlich muss man zunächst die Produkte meiden, auf die man allergisch oder unverträglich reagiert. Denn sie reizen die Darmwand und diese kann dann nicht ausheilen. Weizen ist nicht ohne Grund unter den Hauptverdächtigen an erster Stelle gelandet, dicht gefolgt von Milchprodukten. Bei Unverträglichkeiten geht es auch um die aufgenommene Menge. Während man also einen Schuss Milch zum Kaffee noch gut verträgt, muss man nach einem ganzen Glas vielleicht ziemlich schnell auf die Toilette.

Natürliches Essen

Auch wenn es anfangs eine Umstellung bedeutet und man mehr planen muss: Es gibt viele Möglichkeiten, sich regional, saisonal und biologisch zu versorgen. Immer mehr Menschen beschäftigen sich mit der nachhaltigen Produktion von Nahrungsmitteln und es gibt viele alltagstaugliche Alternativen zum Supermarkt. Dabei muss man keineswegs selbst Landwirte abklappern, um frische und natürliche Waren zu bekommen. Immer mehr Bio-Bauernmärkte oder zumindest Bio-Bereiche entstehen, wie zum Beispiel beim Wiener Naschmarkt oder Karmelitermarkt. In größeren Städten gibt es Bio-Läden und auch Reformhäuser bieten teilweise frische Waren an. Man kann sich die Lebensmittel auch mittels eines Abos nachhause liefern lassen, im Rahmen einer *Food Coop* einkaufen oder Mitglied bei einer *CSA (Community Supported Agriculture)* werden (siehe Kasten).

Woher bekomme ich natürliches Essen?

Die Bio-Lebensmittelkiste als Abo (auf österreichisch das Bio-Kistl)

Die bestellten Bio-Lebensmittel (oder was sonst noch im Sortiment des jeweiligen Anbieters ist), wird meist wöchentlich direkt vor die Haustüre geliefert. Je nach Bundesland gibt es andere Anbieter, alleine in Österreich sind es schon über 40.

Liste der Anbieter für Österreich:
www.umweltberatung.at/themen-essen-biolebensmittel/biokistl-anbieterinnen-aus-oesterreich

Liste der Anbieter für Deutschland:
www.naturkost.de/wd/adressen/suchegeo/lieferservice.html

Food Coops und Einkaufsnetzwerke

Bei einer Food Coop bestellt man einige Tage vorher die gewünschten Lebensmittel, die direkt vom Bauern zu einer Abholstelle gebracht werden. Dort erledigt man seinen Einkauf und muss nicht alle Lieferanten einzeln abklappern.

Liste der Food Coops in Österreich:
www.umweltberatung.at/themen-essen-regional,-saisonal/foodcoops-lebensmittelkooperativen

Liste der Food Coops in Deutschland:
http://foodcoopedia.de.fcoop.org/wiki/Hauptseite

CSA – Community Supported Agriculture
Bei CSA-Betrieben stellen die HofbetreiberInnen die Produkte des Hofes das ganze Jahr über zur Verfügung. Der Hof ernährt die Gemeinschaft, die Gemeinschaft wiederum garantiert die Abnahme der Ernte, indem sie die damit verbundenen Kosten vorfinanziert.

Liste der Anbieter für Österreich:
http://www.umweltberatung.at/themen-essen-regional,-saisonal/csa-landwirtschaft-nah-fair-und-frisch

Liste der Anbieter für Deutschland:
www.solidarische-landwirtschaft.org

Wenn es um Bio-Lebensmittel geht, kommt oft die Kritik auf, dass diese teuer seien. Meist stimmt das auch, auf kurze Sicht zumindest. Langfristig ist das bessere Essen eine Investition in unsere Gesundheit und unser Wohlbefinden. Bio-Lebensmittel sind nicht nur weniger mit Pestiziden belastet, sie enthalten auch doppelt so viele Mineralstoffe.[274] Wir können uns aussuchen, ob wir Zeit und Geld in gute, nahrhafte Lebensmittel investieren, oder lieber bei Ärzten und Apotheken aufwenden wollen. Die Zeit, die man sich fürs Kochen nimmt, muss man dann nicht in Wartezimmern verbringen. Wenn ich eine Ernährungsumstellung vorschlage, kommt manchmal der Einwand: „Ich habe keine Zeit!" Dieses Argument ist meist schnell entkräftet, wenn wir uns vorrechnen, wie viel Zeit wir für Fernsehen, Facebook & Co. verschwenden, wie viel Zeit uns die Arbeit wert ist und wie wenig Zeit wir uns für uns selbst nehmen. Wenn alles andere und alle anderen immer wichtiger sind als wir selbst und unsere Gesundheit, dann wird es höchste Zeit, das ins Gleichgewicht zu bringen.

Fermentierte Nahrungsmittel

Wenn wir keine hocherhitzten Nahrungsmittel zu uns nehmen, sondern solche, die natürliche Milchsäurebakterien enthalten, dann haben wir schon gewonnen. Die Fermentation dient nicht nur der Konservierung, sondern sie macht die Lebensmittel auch leichter verdaulich, weil gute Bakterien die Vorarbeit leisten. Auch der Nährstoffgehalt wird durch den Fermentationsprozess gesteigert, so enthält Sauerkraut bekanntlich viel mehr Vitamin C als der frische Kohl, aus dem es produziert wird. Bei fermentierten Nahrungsmitteln sollte darauf geachtet werden, dass sie nicht pasteurisiert wurden, weil durch die Pasteurisierung viele nützliche Bakterien absterben. Fermentation war lange Zeit die einzige Möglichkeit, Gemüse und Obst haltbar zu machen und wie so oft hatten unsere Vorfahren recht.

- **Kefir** (Ziegenkefir, Schafkefir, Kuhmilchkefir aber auch Kokosnuss-Kefir). Naturbelassener Kefir ist in normalen Supermärkten nicht erhältlich, aber es gibt immer mehr Anbieter. Sollte man keinen Kefir-Lieferanten in der Nähe finden, kann man Kefir auch selbst herstellen (Kefirkulturen sind in vielen Bio-Läden erhältlich). Joghurt wäre natürlich auch eine Möglichkeit, enthält aber nicht annähernd so viele gute Bakterien wie Kefir.

- **Sauerkraut** (nicht pasteurisiert). Ein, zwei Esslöffel Sauerkraut täglich sind so wohltuend, dass man sich eine Menge teurer Nahrungsergänzungsmittel sparen kann, wenn man konsequent genug bei dem täglichen Verzehr bleibt.

- **Kimchi & Miso und Co.** Die Asiatische Küche hält einige tolle, fermentierte Produkte für uns bereit, wie Kimchi, Misosuppe oder Kombucha. Wie immer wichtig, dass es tatsächlich natürlich fermentierte Produkte sind (Misopaste und keine Instant-Misosuppe). Die Share-Pflaume, eine fermentierte Pflaume, genießt in der TCM aufgrund ihrer entgiftenden und regulativen Wirkung auf den Darm fast schon Kultstatus.

- **Bio-Apfelessig.** Man muss Apfelessig nicht unbedingt pur trinken, mit Wasser aufgespritzt erhält man einen wunderbaren Enzym- und Probiotika-Mix. Allerdings sollte man auf die Qualität achten. Befindet sich am Flaschenboden ein Bodensatz (vielleicht sogar mit Fäden), dann hat man ein gutes Produkt in der Hand.

- **Fermentierter Rote Rüben-Saft „Zakwas".** Dieses Getränk ist nicht nur Grundlage der berühmten Rote-Rüben-Suppe, die in Osteuropa sehr beliebt ist, es ist auch eine richtige Wohltat für den Darm. Die spezielle Kombination der Zutaten verdrängt pathogene Bakterien sowie Candida und ist alleine dadurch ein ganz wunderbares Immunstimulans, um gesund über die kalten Monate des Jahres zu kommen (Rezept siehe Kasten). Abgesehen davon ist das Getränk eine Nährstoffbombe, enthält probiotische Bakterien und L-Glutamin, das die Darmschleimhaut regenerieren kann.

- **Fermentiertes Alles.** Generell können Sie fast alles fermentieren und sich ihre Lieblingsrezepte aussuchen. Im Internet gibt es haufenweise Anleitungen wie man Gemüse und Obst einlegen und fermentieren kann. Das funktioniert mit Paprika, Karotten, Zwiebeln und vielen anderen Sorten, ja sogar Zitronen. Am Anfang muss man sich etwas damit beschäftigen, aber im Prinzip ist es recht leicht, vor allem, weil die Bakterien ohnehin die meiste Arbeit übernehmen.

Vorsicht bei Histaminunverträglichkeit! So wunderbar fermentierte Nahrungsmittel sind, leidet man an einer starken Histaminunverträglichkeit, sind sie nicht das geeignete Mittel, um die Darmflora wiederherzustellen. Denn fermentierte Lebensmittel enthalten mehr Histamin, was empfindlichen Menschen Probleme bereiten kann. In dem Fall wäre es besser, auf prä- und probiotische Produkte ohne Histamin auszuweichen (beispielsweise Bakterienstämme in Kapsel- und Pulverform oder durch Kaskadenfermentation hergestellte Präparate).

Fermentierter Saft aus roten Rüben – „Zakwas"

Die Zutaten:

- 1 kg rote Rüben aus biologischer Landwirtschaft
- 1 ganze Knoblauchknolle (Knoblauchzehen schälen)
- 2 Liter abgekochtes und abgekühltes Wasser
- Ein paar Pimentkörner
- Ein paar Lorbeerblätter
- Ein paar Pfefferkörner (wer mag)
- Salz
- Eventuell eine Scheibe Roggen-Sauerteigbrot, ist nicht unbedingt notwendig (ich persönlich lasse es weg)

Und so geht's:

- Die roten Rüben waschen, schälen und in ca. 1cm dicke Scheiben schneiden. In einem großen Einmachglas (oder auch Tontopf) schlichten, abwechselnd die roten Rüben, Knoblauch, Gewürze übereinanderstapeln.
- Salz im Wasser auflösen und ins Einmachglas gießen, sodass alle Rüben unter der Wasseroberfläche sind (es ist wichtig, dass sie nicht herausragen, notfalls mit einem Keramikteller oder sauberen Stein andrücken)
- Das Einmachglas mit einem Tuch (mit Gummiband fixieren) oder Tondeckel zudecken und an einer warmen Stelle für fünf bis sieben Tage stehen lassen. Die Fermentationszeit hängt von der Temperatur ab (je wärmer es ist, desto schneller). Wenn man das Sauerteigbrot oder einen Rest von einem vorher hergestellten Rüben-Ferment hineingibt, geht's noch schneller.
- Das Ferment kann man abseihen und in saubere, dicht schließende Gläser füllen. Bei kalter Lagerung fermentiert das nicht weiter und ist genussfertig.
- Und die roten Rüben? Die kann man für wunderbare Salate verwenden, wir essen sie zum Beispiel am liebsten als Beilage zu Spinatknödeln.

Hier gibt es ein Anleitungsvideo:
www.magdalenastampfer.at/fermentieren

In der Brühe liegt die Kraft

Ein stark unterschätztes Nährstoffdepot schlummert in Knochen, aus denen eine Kraftbrühe gekocht werden kann. Meist stürzt man sich auf Filets und Schnitzel, dabei enthalten gerade die verschmähten Knochen die wertvollsten Substanzen. Inhaltstoffe wie Kollagen, Prolin, Glyzin und Glutamin unterstützen die Reparatur der Darmwand enorm. Es gibt auch Nahrungsergänzungsmittel mit L-Glutamin zu kaufen, um diesen heilenden Effekt herbeizuführen, doch hat die Knochenbrühe nicht nur einen preislichen Vorteil, sie bringt auch eine ganze Reihe Mineralstoffe mit. Unter anderem gehören Magnesium, Calcium, Silizium und Schwefel dazu und das in bioverfügbarer Form, das heißt, unser Körper kann sie optimal aufnehmen, was auch die Entgiftungsleistung verstärkt.
Zur Herstellung der Knochenbrühe werden meist Rinderknochen verwendet, aber auch Lamm-, Hühner-, Puten- oder Wildknochen eignen sich wunderbar. Wichtig ist, dass es sich um Bio-Knochen handelt. Bio-Rinderknochen bekommt man nicht immer im herkömmlichen Supermarkt, sie sind aber bei Bio-Bauern erhältlich und auch beim Fleischhauer bestellbar. Sie werden oft eingefroren angeboten, das heißt, man kann auf Vorrat kaufen und diesen dann nach und nach verarbeiten.
Je nach Geschmack kann das klassische Hühnersuppenrezept etwas verfeinert werden indem ein paar Rinderknochen mitgekocht werden (zuerst die Hühnerteile und die Knochen lange köcheln lassen, erst am Ende das Gemüse hinzufügen). Oder man bleibt bei der klassischen Variante der Knochenbrühe und lässt die gewaschenen Rinderknochen stundenlang auf kleiner Flamme köcheln. Je länger die Kochzeit, desto mehr Inhaltsstoffe werden gelöst, wichtig ist aber, dass die Brühe nicht wild kocht, sondern dass sie nur ziehen lässt. Mit ungefähr neun bis zwölf Stunden Köchel-Zeit liegt man schon gut (manche schwören auf 24-48 Stunden), dann die Brühe abseihen und in gereinigte Einmachgläser füllen. Nach dem Abkühlen im Kühlschrank lagern. Wem das zu aufwendig ist, kann fertige Bio-Knochenbrühe auch im Internet bestellen oder auch in ausgewählten Geschäften kaufen.
Die beim Kochen der Brühe freigesetzten Stoffe wirken entzündungshemmend.[(275)] Das ist auch der Grund, warum Hühnerbrühe als Grippe- und Erkältungsmittel eingesetzt wird.

Für Kinder klingt das Angebot, einen Sud aus Rinderknochen zu trinken, nur zu Halloween lustig, ansonsten werden sie das wohl verweigern (ein Schuss Sojasauce könnte helfen). Das macht aber nichts, man kann die Kraftbrühe wunderbar als Basis für verschiedenste Gerichte verwenden, beispielsweise für Cremesuppen, Saucen, Eintöpfe, Gulasch, Curry-Varianten oder auch Smoothies.

Spezial-Präparate

Wie die vorigen Abschnitte gezeigt haben, kann mit der Auswahl der richtigen Nahrungsmittel der Darm wiederaufgebaut werden. Meine Oma hätte sich angesichts der vorigen Ausführungen zu natürlichem Essen, fermentierten Nahrungsmitteln und Kraftbrühe gewundert, was ihren täglichen Speiseplan heute so besonders und erwähnenswert macht und wozu man für diese Erkenntnisse irgendwelche Studien benötigt. Wir haben uns von der früheren, bewährten Ernährungsweise weit entfernt und müssten nur wieder dorthin zurückkehren, um unserer Gesundheit Gutes zu tun. Es müssen nicht unbedingt neuartige Diäten und Superfood-Smoothies sein, wenn wir uns mehr wie unsere Ur-/Großeltern ernähren, dann haben wir schon gewonnen.
Eine Reihe von natürlichen Substanzen und Nahrungsergänzungsmitteln, die uns unterstützen können, möchte ich aber trotzdem vorstellen. Das Hauptaugenmerk sollte aber auf einer gesünderen Ernährungsweise liegen. Viele Anbieter werben mit ihren Produkten damit, dass sie Ernährungsfehler wieder ausbügeln können. Das heißt, dass man weiterhin Schrott essen kann, durch die Einnahme bestimmter Mittel aber keine oder weniger Beschwerden hat. Das ist aber nicht der Sinn der Sache. Als Unterstützung gibt es tatsächlich eine Reihe von Substanzen, die in der Naturheilkunde zum Darmaufbau und zur Linderung von allergischen Symptomen verwendet werden.

- **Kokosnuss-Produkte**, allen voran Kokosöl, sind nicht nur leicht verdaulich, sondern enthalten auch die wertvolle Laurinsäure. Diese ist für ihre antiviralen und antimikrobiellen Eigenschaften bekannt, wobei aber die guten, probiotischen Bakterien verschont bleiben. Kokosöl hilft auch, Pilzbelastungen zu beseitigen.[276]

Kokosöl lässt sich nicht nur innerlich anwenden, es ist auch eine Wohltat für die Haut. Ob Sonnenbrand, Akne oder einfach nur zur Faltenvorbeugung, Kokosöl kann (fast) alles. In der Küche kann man es zum Braten einsetzen.

- **Die Spirulina-Alge** wird aufgrund ihres Nährstoffreichtums geschätzt, aber auch aufgrund ihrer probiotischen Wirkung. Damit hilft Spirulina dem Immunsystem und unterstützt bei Infektionen. Im Kampf gegen Candida-Besiedelung ist Spirulina ebenfalls ein guter Begleiter. Man kann es entweder in Kapsel- oder Tablettenform einnehmen oder auch als Pulver in diverse Shakes oder Smoothies mischen. Wie bei allen Algen unbedingt auf die Qualität achten!

- Humin- und Fulvinsäuren wie sie in **Trinkmoor** oder **Shilajit (Mumijo)** enthalten sind, eignen sich wunderbar, die Entgiftung und die Reparatur der Darmschleimhaut zu unterstützen. Aufgrund ihrer entzündungshemmenden Wirkung und der Fähigkeit, die Verdauung zu regulieren, sind sie seit Jahrzehnten beliebt. Mir persönlich sind Moorprodukte sympathischer, da sie regionaler sind, was aber die Wirkung von Mumijo keineswegs schmälern soll. Es wird jedenfalls nicht umsonst das „schwarze Gold des Himalaya" genannt.

- **L-Glutamin** ist eine Aminosäure, die in der Kraftbrühe vorkommt, aber auch als Präparat angeboten wird, meist in Form von Pulver. Ein Mangel an dieser Substanz führt zum Leaky-Gut-Syndrom und eine ausreichende Aufnahme unterstützt den Aufbau der Darmschleimhaut.[(277)] Übertreiben sollte man es damit aber nicht, außer man möchte wie ein Bodybuilder aussehen, denn diese Aminosäure hilft auch beim Muskelaufbau. L-Glutamin wird für die körpereigene Herstellung von Glutathion benötigt, das für eine effiziente Entgiftung von Bedeutung ist.

- Der Heilpilz **Hericium** (Igelstachelbart) wird nicht nur aufgrund seiner positiven Auswirkungen auf den Magen-Darm-Trakt geschätzt, sondern auch wegen seiner stimmungsaufhellenden Eigenschaften. Der Pilz wirkt beruhigend und entzündungshemmend auf die Darmschleimhaut.[278]

- **Kudzu/Kuzu** ist eine japanische Wurzel, die man in Pulverform kaufen kann. Kuzu ist für seine wohltuenden Eigenschaften auf die Magen-Darm-Schleimhaut bekannt und hilft hervorragend bei Sodbrennen. Dabei lässt man einen Teelöffel des Pulvers in etwa 200 ml Wasser auflösen und kocht das Gemisch kurz auf (nicht lange kochen, es soll nur kurz blubbern). Dieses Süppchen könnte man auch mit **Umeboshi Paste** und fermentierter **Misopaste** kombinieren, dann wird es zu einem wahren Magen-Darm-Schmeichler und Säure-Basen-Regulator. Kuzu wird auch zum Binden von Saucen verwendet und stellt somit nebenbei eine gesunde Einbrennvariante dar.

Probiotika – der Bakterien-Nachschub

Inzwischen gibt es einen Gute-Bakterien-Trend, massenweise werden Produkte mit probiotischen Bakterienstämmen angeboten, meist in Pulver- oder Kapselform. Nicht alle Produkte sind gleich gut und es gibt große Unterschiede, was Qualität und Quantität der angebotenen Bakterien betrifft. Nach einer Antibiotika-Behandlung ist es immer sinnvoll, den Bakterienkahlschlag abzufangen und die Darmflora mit Probiotika beim Wiederaufbau zu unterstützen. Die Einnahme zusätzlicher Bakterien sollte zeitlich beschränkt sein. Ziel ist, die Darmflora durch eine gesunde Ernährung in Balance zu halten, schließlich ist der Darminhalt von dem abhängig, was wir essen.
Bei bestehenden Beschwerden sind Prä- und Probiotika aber eine enorme Hilfe (Präbiotika sind Substanzen, die den „guten" Bakterien als Nahrung dienen). Es hat sich gezeigt, dass die Einnahme von Probiotika nicht nur die Darmschleimhaut heilt, sondern auch bei Allergien einen beruhigenden Effekt auf das Immunsystem hat.[279][280]
Folgende Qualitätskriterien helfen bei der Auswahl probiotischer Präparate:

- Ausreichend hohe Zahl der probiotischen Kolonien (KBE-Wert), zwischen 15 bis 100 Milliarden Keime

- Biozertifizierte Produkte sind vorzuziehen, da es einen Unterschied macht, wie die Bakterienkulturen gewachsen sind
- Es sollte gewährleistet sein, dass die Stämme die Magensäure überstehen, also entweder Resistenz der Keime gegen die Säuren und/oder eine magensäureresistente Kapsel
- Bakterienanzahl am Ende der Haltbarkeitsfrist (nicht die zum Produktionszeitpunkt) ist wichtig
- Kombination unterschiedlicher Stämme

Natürlich fermentierte Nahrungsmittel sind solchen Präparaten aber vorzuziehen, es sei denn, man leidet an einer Histaminunverträglichkeit. Es gibt auch flüssige Nahrungsergänzungsmittel mit Probiotika, die durch natürliche Fermentation entstehen, wie beispielsweise fermentierte Kräutergetränke, Pflanzenextrakte mit Mikroorganismen oder kaskadenfermentierte flüssige Konzentrate. Letztere enthalten durch das spezielle Verfahren der Kaskadenfermentation kein Histamin. Bei Kindern haben sich fermentierte Getränke bewährt, die mit Stevia gesüßt sind und somit besser angenommen werden.

Die folgende Liste der speziellen Eigenschaften diverser Bakterienstämme basiert auf den Büchern von Dr. Josh Axe und Dr. Casey Adams.(281)(282)

Bifidobacterium bifidum unterstützt die Produktion von Vitaminen im Darm, hemmt Krankheitserreger, stärkt das Immunsystem und beugt Durchfällen vor. Ist in ständigem Wettbewerb mit Candida albicans, weshalb ein übermäßiges Pilzwachstum die Bifidum-Kolonien dezimiert. Reduziert Allergien, wichtig für eine gesunde Leberfunktion.

Bifidobacterium longum ist für seine entzündungshemmenden und immunmodulatorischen Eigenschaften bekannt. Baut die Darmwand wieder auf und hilft nicht nur generell bei Allergien, sondern auch bei Juckreiz oder verstopfter Nase. Ist gut für die Leber, denn dieser Stamm erleichtert die Entgiftung von toxischen Metallen. Hilft bei der Aufnahme von Nährstoffen, produziert aber auch B-Vitamine. Ist normalerweise wichtiger Bestandteil von Muttermilch.

Bifidobacterium breve vertreibt pathogene Keime und hilft so die gesunde Bakterienbesiedelung voranzutreiben. Stärkt die Abwehrkräfte und ist für seine Wirksamkeit bei allergischen Symptomen bekannt.

Bifidobacterium infantis hilft die Verdauung zu regulieren (egal ob Verstopfung oder Durchfall) und lindert das Reizdarm-Syndrom. Reduziert allergische Reaktionen, unter anderem durch eine Normalisierung der Th1/Th2-Balance. Wie der Name schon sagt, ist dieser Stamm gerade bei der ersten Bakterienbesiedelung bei Kindern von Bedeutung.

Lactobacillus casei unterstützt das Immunsystem und hilft bei der Verdrängung von Infektionen. Diese Bakterienart ist im Kolostrum und in Rohmilch zu finden und ist ein Wunderwuzzi unter den Probiotika. Ob bei der Reduktion von Allergie- und Asthma-Symptomen oder bei der Stärkung des Immunsystems, *L. casei* spielt gern die erste Geige. Verdrängt viele schädliche Keime. Fördert unter anderem das Ausheilen von Atemwegserkrankungen, die Nährstoffaufnahme sowie die Leberfunktion.

Lactobacillus acidophilus ist einer der am besten untersuchten Bakterienstämme. Wird oft bei Laktose-Intoleranz eingesetzt, da er bei der Laktose-Aufspaltung hilft. Abgesehen davon verdrängt dieser Stamm pathogene Pilze und Bakterien, wie Candida albicans, E. Coli, Salmonellen oder auch Staphylokokken. Lindert außer allergischen Symptomen auch Blähungen und Völlegefühl, stellt Vitamin K her und kann den Cholesterinspiegel senken.

Lactobacillus bulgaricus ist ein wichtiger Stamm beim Kampf gegen pathogene Bakterien im Magen-Darm-Trakt und wirkt fast wie ein natürliches Antibiotikum. Kann der Magensäure problemlos widerstehen und neutralisiert Giftstoffe. Hilfreich beim Aufbau der Darmschleimhaut, unterstützt die Besiedelung der nützlichen *Bifidobakterien*. Wurde in Bulgarien bei der Produktion von Kefir und Joghurt eingesetzt, daher die Bezeichnung.

Lactobacillus brevis ist sehr widerstandsfähig und stärkt das Immunsystem, in dem die natürlichen Killer-Zellen gestärkt werden und pathogene Keime abgetötet werden.

Lactobacillus rhamnosus hat sich in zahlreichen Untersuchungen bei der Stärkung des Immunsystems und der Reduzierung von allergischen Reaktionen bewährt (kann sogar die IgE-Antwort positiv beeinflussen). Fördert die Darmflora-Balance durch Wiederherstellung der Darmbarriere. Wird auch bei allergischen Hauterkrankungen (atopische Dermatitis, Ekzeme) mit Erfolg eingesetzt. Last but not least auch gut für die Psyche, da *Lactobacillus rhamnosus* Stresshormone abbauen und Angstzustände lindern kann. Auf diesem Stamm basiert der sogenannte Brottrunk, der in Drogerien und Reformhäusern kostengünstig erhältlich ist.

Lactobacillus salivarius kommt in der Darmflora der meisten Menschen vor und ist ein wichtiger Bestandteil bei der Milchsäureproduktion. Wird aufgrund seiner keimtötenden Wirkung geschätzt. Ob es sich um Brust- oder Zahnfleischentzündungen, Reizdarm oder Colitis ulcerosa handelt, mit diesem Stamm werden sie unter bestimmten Voraussetzungen erfolgreich in die Schranken gewiesen.

Bacillus subtilis stärkt das Immunsystem und unterstützt das darmassoziierte Immunsystem (GALT). Tötet schädliche Bakterien wie beispielsweise Salmonellen ab.

Bacillus coagulans verbessert die Nährstoffaufnahme und ist entzündungshemmend.

Saccharomyces boulardii ist eine probiotische Hefe, die Candida verdrängen und ein natürliches Mikrobiom wiederherstellen kann. Nachgewiesen wurde die entgiftende, entzündungshemmende und antimikrobielle Wirkung. Wird gern bei Hautproblemen eingesetzt.

Was chinesische Kräuter und arabische Kamele gemeinsam haben

Gemäß dem bekannten Spruch, dass gegen jedes Leiden ein Kraut gewachsen ist, gibt es auch bei allergischen Erkrankungen wirksame Mittel aus der Natur. Die Auswahl ist gar nicht so klein, nur leider erfährt man nur selten von diesen Möglichkeiten.

Die Traditionelle Chinesische Medizin beispielsweise behandelt Allergien schon seit Jahrhunderten mit Kräutermischungen. Einige davon wurden auch wissenschaftlich auf ihre Unbedenklichkeit und Effektivität untersucht. Unter dem Namen *Wu Mei Wan* oder in wissenschaftlichem Englisch *Food Allergy Herbal Formula (FAHF)* verbirgt sich eine Reihe von Kräutern, Pilzen und Wurzeln, die erstaunlich gut gegen Allergien wirken. Zum Einsatz kommen dabei unter anderem der recht bekannte Heilpilz Reishi, aber auch Eisenhutwurzel, chinesischer Goldfaden, Ginseng und gewöhnlichere Zutaten wie Ingwer und Zimt. Im Jahre 2001 konnte man in einem Mäusemodell belegen, dass die Mixtur beeindruckende Eigenschaften hat. Sogar anaphylaktische Schocks konnten damit verhindert werden und das nach nur sieben Wochen Einnahmezeit. Nach zwei Wochen dieser Behandlung waren bereits die IgE-Werte gesunken, ebenso die Entzündungsparameter.[(283)]

Trotz intensivster Forschungen in der *Mount Sinai Klinik* in den USA konnten die Wissenschaftler nicht herausfinden, was die entzündungshemmenden und allergielindernden Effekte eigentlich bewirkt. Jahrelang hat man erfolglos versucht, die wichtigste Substanz zu isolieren. Die seit Jahrhunderten bewährte Kräuter-Synergie lässt sich wohl nicht auf einen einzelnen Wirkstoff reduzieren. Man wollte eine Einzelsubstanz herausfiltern, die man dann synthetisch hätte nachbauen können. Das Geheimnis der Rezeptur ließ sich aber nicht lüften und das Interesse nahm wieder ab. Außerdem sind Patente für traditionelle Kräutermischungen schwer durchsetzbar, wobei es für *FAHF-2*, die neue Variante der Mischung, bereits eine US-Patentanmeldung gibt.

Inzwischen konnte man auch in Untersuchungen an Menschen zeigen, dass *FAHF* nicht nur sicher ist, sondern auch funktioniert.[(284)] Das wussten die alten chinesischen Heilmeister schon lange, schließlich hätten sie kaum auf eine Rezeptur gesetzt, die ihre Patienten vergiftet. Denn sie wurden nur dann bezahlt, wenn es ihren Patienten gut ging.[285] Die individuelle Dosierung und eventuelle Anpassung der Rezeptur sollte selbstverständlich mit einem TCM-Arzt abgesprochen werden. Wie dem auch sei, die Wirkung ist seit langem belegt. Die Mischung könnte jederzeit von Ärzten weltweit verschrieben und bei vielen Betroffenen mit Erfolg eingesetzt werden.

Es gibt auch Belege für andere, effektive Behandlungsmöglichkeiten, die sich aber das Schicksal des Ignoriert-Werdens mit der Kräutermischung teilen. Ein gutes Beispiel dafür ist Kamelmilch. Diese kann auch bei Menschen eingesetzt werden, die auf Kuhmilch allergisch sind. Kamele kauen zwar die ganze Zeit, sind aber eigentlich keine Wiederkäuer und die unterschiedliche Physiologie zeigt sich auch in deren Milch. Kamelmilch hat eine andere Zusammensetzung als Kuhmilch, da sie kein Beta-Lactoglobulin sowie ein anderes Beta-Casein enthält. Dafür ist sie voller Immunglobuline, Vitamin C, Eisen und Calcium.

So gewöhnungsbedürftig die Idee klingen mag, Kamelmilch zu trinken, so erfolgreich war sie auch in der Behandlung von Allergien, wie israelische Forscher in einer Studie zeigen konnten.[286] Die Versuchspersonen waren acht Kinder im Alter zwischen vier Monaten und zehn Jahren, alle mit stark ausgeprägten, unterschiedlichen Nahrungsmittelallergien (gemeinsam war allen eine Allergie auf Kuhmilch). Die Kinder zeigten teils starke Reaktionen, von Durchfällen, Erbrechen, Ausschlägen über Asthma bis hin zu anaphylaktischen Schocks. Zwei Wochen wurde diesen Kindern nur Kamelmilch und sonst kein anderes Nahrungsmittel verabreicht. Um die schützenden Eiweiße und Immunglobuline nicht zu zerstören, durfte die Kamelmilch nicht erhitzt werden (wurde aber tiefgekühlt geliefert). Verglichen mit konventionellen Behandlungsmethoden waren die Ergebnisse spektakulär: „All eight children in this study reacted well to the camel milk and recovered fully from their allergies." (alle Kinder vertrugen die Kamelmilch gut und die bestehenden Allergien gingen vollständig zurück). Innerhalb von 24 Stunden ging es allen Kindern bedeutend besser, nach vier Tagen waren die Symptome verschwunden. Andere Nahrungsmittel, die vorher unverträglich waren, konnten nach dem Behandlungszeitraum ohne Probleme gegessen werden. Die Autoren wiesen darauf hin, dass Kamelmilch auch bei anderen Erkrankungen

wie beispielsweise Autismus erfolgreich eingesetzt werden kann, wie auch andere Studien zeigten.[(287)]
Die von den Forschern bereits 2005 geforderten, groß angelegten klinischen Studien, die eine breite Anwendung ermöglichen würden, konnten aufgrund von fehlender Finanzierung bis heute nicht durchgeführt werden. Was der Tatsache, dass Kamelmilch im arabischen Raum seit hunderten von Jahren zur Stärkung des Immunsystems und einer Reihe von gesundheitlichen Problemen verwendet wird, keinen Abbruch tut.

Natürliche Allergie-Hemmer

Abgesehen von den genannten Beispielen, gibt es eine Reihe an Präparaten, die für eine Erleichterung der Allergie-Symptomatik verwendet werden können. Die Liste erhebt keineswegs den Anspruch auf Vollständigkeit, soll aber zeigen, dass es viele Alternativen gibt:

- Der Heilpilz **Reishi**, der in dem *FAHF*-Rezept enthalten ist, ist ein Star in der Mykotherapie. Unter seinem botanischen Namen *Ganoderma Lucidum* findet man eine große Anzahl von Studien, die sich mit den entzündungshemmenden und immunmodulatorischen Eigenschaften dieses Pilzes befassen. Mittlerweile wurden die Mechanismen bis hin zu jenen auf Molekularebene untersucht. Ein Alleskönner unter den Heilpilzen, wird er bei einer Reihe von Erkrankungen, von der Höhenkrankheit bis Krebs eingesetzt. Und auch erfolgreich bei Allergien.[(288)]

- Auch hiesige Pflanzen und Kräuter haben sich bei der Behandlung von Allergien bewährt. In der **Gemmotherapie** setzt man beispielsweise auf die natürlichen Histaminsenker *Ribes nigrum*, *Betula pendula* oder *Fagus sylvatica*.[(289)] Ist die Leber besonders angeschlagen, kommt auch *Rosmarinus officinalis* zum Einsatz. Bei allergischem Asthma wird zusätzlich zu den genannten auch *Alnus glutinosa*, *Rosa canina* oder *Sambucus nigra* verwendet. Diese Gemmomazerate werden mit größter Sorgfalt aus den Knospen der genannten Pflanzen gewonnen und können bei fachkundiger Behandlung vieles bewirken.

- **Schwarzkümmelöl** ist nicht nur in der Lage, den Darm aufzubauen, sondern auch die Allergiebereitschaft des gesamten Organismus zu senken.[290] Wie wir wissen, verlaufen diese zwei Aspekte parallel, allerdings hat das Schwarzkümmelöl noch zusätzlich histaminsenkende Eigenschaften. Es ist quasi ein natürliches Anti-Histaminikum und wird deshalb gerne bei Allergien, Ekzemen und Asthma eingesetzt. Es kann innerlich und äußerlich angewandt werden.

- **Quercetin** ist als Antioxidans und krebshemmendes Mittel bekannt, gilt aber auch als natürliches Anti-Histaminikum. In den letzten Jahren sind die positiven Eigenschaften auf die Darmwand in den Vordergrund getreten.[291]
  Kapern, Liebstöckel, Zwiebeln enthalten hohe Mengen Quercetin, dieses ist aber auch in Tomaten, Schnittlauch, Brokkoli, Äpfeln und Heidelbeeren enthalten. Mittlerweile werden Nahrungsergänzungsmittel mit extrahiertem Quercetin angeboten.

- **Vitamin C** ist nicht nur ein starkes Antioxidans, es hilft auch beim Histaminabbau. Allerdings ist natürliches Vitamin C weit besser bioverfügbar, als synthetisches. Chemisch gesehen handelt es sich in beiden Fällen um Ascorbinsäure, die natürliche Form kann aber besser vom Organismus aufgenommen werden. Präparate die beispielsweise auf Extrakten von Acerola, Sanddorn oder Hagebutten (Rosa canina) basieren, sind dem synthetischen Vitamin C vorzuziehen. Ist der Darm bereits in Mitleidenschaft gezogen und die Vitamin C Aufnahme gestört, kann man auf Infusionen zurückgreifen.

- Bestimmte **Grüntee-Sorten** wie **Oolong-Tee** (ein halb-fermentierter Grüntee) oder **Benifuuki-Tee** sind die beliebtesten Anti-Allergie-Tees.[292] Letzterer hat sich in Doppelblindstudien bei Pollenallergikern als wirksam erwiesen.[293] In Kombination mit Ingwerextrakt zeigt sich der anti-entzündliche Effekt sogar noch stärker. Die Teezubereitungen fördern die Bakterienvielfalt im Darm und werden aufgrund der entzündungshemmenden Eigenschaften seit Jahrhunderten bei der Behandlung von chronischen, entzündlichen Erkrankungen geschätzt.[294] Ein paar Tassen täglich können durch die enthaltenen Polyphenole nachweislich Stress reduzieren, was beim aufgebrachten Nervensystem von Allergikern ein ganz wunderbarer (Neben-)Effekt ist.[295][296]

- Ein weiterer Tee, der histaminsenkend und entgiftend wirkt, ist **Zistrosen-Tee** (Cistus incanus). Aufgrund seiner antiviralen, pilz- und keimtötenden sowie toxinausleitenden Wirkung bekannt, ist er auch bei Allergien ein guter Tee-Kandidat.

Hinweis: Es sollte generell, aber besonders beim Einkauf von Tee auf Bio-Qualität geachtet werden. Denn Tee gehört zusammen mit Kaffee zu den am höchsten pestizidbelasteten Pflanzen.

Die Suche nach dem Trigger

Damit die Dauerentzündung im Körper ausheilen kann, muss man herausfinden, was unserem Organismus so stark zusetzt. Damit sind nicht nur die generelle Toxinbelastung und der Stresslevel gemeint, sondern auch der punktuelle Auslöser unangenehmer Reaktionen.
Liegt bereits auf eine Substanz eine Sensibilisierung vor, kommt das System nicht zur Ruhe, wenn es ständig damit in Kontakt kommt. Das kann ein Bestandteil der Nahrung sein, aber auch etwas, das wir einatmen oder berühren. Generell werden wir bei einem „zu viel" sensibilisiert, das heißt, unser Körper ist in dem Moment nicht in der Lage, mit den Belastungen fertig zu werden und reagiert in Folge überempfindlich.
So kann eine wochenlange Stressphase im Job, eine punktuelle, zu hohe Toxinbelastung, eine Trennung oder ein Todesfall das Fass zum Überlaufen bringen. Vielleicht war der Darm schon jahrelang angeschlagen und irgendwann bricht dann der letzte Schutzwall und die Symptome machen sich bemerkbar. Unter Umständen hat man jahrelang friedlich mit der Hausstaubmilbe gelebt, aber nach einer Antibiotika-Behandlung leidet man plötzlich an Niesanfällen. Man hat immer Erdbeeren vertragen, aber seit der Kündigung reagiert man darauf mit einem Ausschlag. Die vielen möglichen Auslöser sind oft schwer eruierbar, deshalb sollte man sich selbst beobachten und seine eigenen Beschwerden analysieren. Natürlich ist es essentiell, das generelle Belastungslevel zu senken. Wenn wir unserem Körper immer wieder mit genau der Substanz auf die Nerven gehen, die ihn gerade stört, dann erschwert das klarerweise den Heilungsprozess.

Wenn Sie noch nicht wissen, worauf Sie schlecht reagieren, dann helfen diese Fragen weiter.

- **Seit wann habe ich dieses Problem?**

- **Was hat sich in diesem Zeitraum (oder in den Wochen davor) in meinem Leben verändert?** Diese Frage sollte alle Lebensumstände umfassen, in denen es Veränderungen gegeben hat. Es müssen keine großen Umstellungen wie ein Jobwechsel oder ein Umzug sein. Was habe ich begonnen/aufgehört zu essen/zu trinken? Welche Medikamente habe ich eingenommen? Welche medizinischen Eingriffe gab es, wurde beispielsweise etwas an den Zähnen vorgenommen? Wie war meine generelle Lebenssituation? Habe ich eine neue Creme, ein neues Shampoo, ein neues Waschmittel?

- **Wann werden die Beschwerden besser, wann schlechter?** Werden die Atembeschwerden nur in bestimmten Räumen schlechter oder an der frischen Luft? Treten die Verdauungsprobleme nur an bestimmten Tagen auf? Bekommen wir immer im Urlaub Kopfschmerzen? Während man den Kaffee im Kaffeehaus wunderbar verträgt, könnte dasselbe Getränk in einem Styroporbecher unangenehme Reaktionen auslösen. Details sind wichtig.

Ein juckender Bauch schläft nicht gern

„Monika ist 32 Jahre alt und im vierten Monat schwanger. Sie freut sich riesig auf das Kind, hat aber seit drei Wochen einen juckenden Ausschlag am Bauch. Alle durchgeführten Allergietests verliefen negativ, sie hat auch früher keine Hautprobleme gehabt. Der Gynäkologe hat ihr bestätigt, dass der Ausschlag für das Baby ungefährlich ist und das derartige Hautveränderungen in der Schwangerschaft vorkommen können. Auch die Hautärztin hat sie beruhigt, der Ausschlag sei wohl schwangerschaftsbedingt und würde von selbst wieder verschwinden, sobald das Baby auf der Welt ist. „Aber so lange halte ich das nicht aus! Ich kann kaum schlafen, weil es so juckt, ich werde noch verrückt!"
Bevor ich mich an die kinesiologische Testung mache, frage ich noch nach, was sie derzeit alles einnimmt. „Eigentlich nichts, nur so ein Magnesiumpräparat." Seit wann sie das denn nehme? Sie sagt: „Seit drei Wochen." Nun wird sie kurz still und stellt selbst fest: „Genauso lang wie ich den Ausschlag habe!"
Das Rätsel um den Ausschlag war ganz ohne kinesiologische Austestung und Balance gelöst. Nach Absetzen des Präparats verschwand auch die juckende Hautreizung und Monika kümmerte sich um eine verträglichere Alternative.

Haut- und Hausdurchsuchung

Nicht immer treten die Symptome genau an der Stelle auf, an der unser Körper Kontakt mit der problematischen Substanz hat, aber häufig ist genau das der Fall. Bestehen Hautveränderungen auf der Kopfhaut, dann sollte ein paar Tage lang beobachtet werden, mit welchen Substanzen der Kopf in Berührung kommt: Shampoo, Spülung, Mütze, Kissen und so weiter. Sind die Handinnenflächen betroffen, analysiert man genau, was man so alles angreift. Es sind schon Fälle vorgekommen, da war der Schaltknüppel im neuen Auto das Problem oder ein Metallarmband. Eine noch so kleine Sache kann tatsächlich ausschlaggebend sein. Was wir an unseren Körper lassen, sollte also eine Art Forschungsschwerpunkt für uns werden.

Hilfreich ist, das eigene Heim aufzuräumen und gründlich zu reinigen. In Wohnräumen sind folgende Faktoren mögliche Auslöser:

Schimmelpilze. Abdeckungen, Wände, aber auch Zimmerpflanzen sollten wir uns mal genauer ansehen. Ebenso Klimaanlagen, die zu richtiggehenden Pilz- und Bakterienschleudern werden können. Je nach Pilzart werden die Sporen zu unterschiedlichen Zeiten freigesetzt, deshalb sind sie zeitlich nicht gut zuzuordnen. Weißer Belag auf der Erde, Schimmelflecken auf den Wänden oder schwarze Ränder auf den Silikonfugen im Bad sind als Alarmsignale zu werten. Schimmelpilze entwickeln sich überall dort, wo Feuchtigkeit herrscht.

Hausstaubmilben. Wenn die Matratze ein Familienerbstück ist, sollten wir uns vielleicht von ihr trennen, weil die Hausstaubmilben-Population wahrscheinlich schon erschreckende Ausmaße angenommen hat. Hausstaubmilben fühlen sich am wohlsten in feuchten, warmen Räumen und nisten sich rund ums Bett ein, in Kissen, in der Bettwäsche und in der Matratze. Fühlt man sich in der Früh am schlechtesten, dann könnte die Hausstaubmilbe die Ursache sein. Auch alte Teppichböden oder Sofas sind Plätze, an denen Milben gerne verweilen.
Die Hausstaubmilben vertragen keine Minustemperaturen und keine Temperaturen über 60° Celsius. Demnach kann man vorbeugend die Matratze und das Kopfkissen…bügeln (allerdings nicht mit Dampf,

nur trocken). Aus gutem Grund hat Oma hat die Bettwäsche ins Fenster und an die frische Luft gehängt, denn die Milben mögen es gar nicht, wenn es kalt und hell ist.
Es kann auch an der Zeit sein, Matratze & Co. komplett zu erneuern und das Raumklima so zu gestalten, dass Hausstaubmilben sich darin nicht wohlfühlen.

Haushaltschemikalien. Wir sollten besonders achtsam sein, was wir auf die Flächen und in die Luft in unseren Wohnräumen sprühen. Denn auch diese Stoffe nehmen wir auf. Bei Desinfektionsmitteln ist besondere Vorsicht angebracht, weil diese das Allergierisiko noch erhöhen können. Inzwischen gibt es exzellente Haushaltsreiniger auf biologischer Basis oder auf Grundlage von effektiven Mikroorganismen. Der Einsatz von Chemiekeulen und Reizstoffen ist somit vollkommen überflüssig.

Kleidung. Nicht nur synthetische Fasern können unsere Haut reizen, auch das Waschmittel oder der völlig unnötige Weichspüler. Wir tun der Umwelt und auch uns einen Gefallen, wenn wir auf Bio-Waschmittel umsteigen.

Kosmetik. Je einfacher und biologischer desto besser. Unter den hautreizenden Stoffen sei besonders auf *Sodium Lauryl Sulfat (SLS)* hingewiesen, das vor allem wegen seiner schäumenden Wirkung in vielen Kosmetika verwendet wird. Es trocknet die Haut aus und verursacht Hautreizungen. Paraffin, Parabene, Silikon und natürlich Aluminium sind weitere Stoffe, die wir meiden sollten. Nicht jede Sonnenallergie wird durch Sonnenstrahlen verursacht, oft liegt es an der Sonnencreme. In Verbindung mit Hitze und Sonneneinstrahlung kommen bei den toxischen Substanzen der Creme Prozesse in Gang, die nicht gut für unsere Haut sind.
Dr. Josh Axe empfiehlt in seinem Buch *„Dreck macht gesund“* sich vielleicht gar nicht täglich zu duschen, um die natürliche Bakterienbarriere nicht zu stören. Das ist für die meisten von uns wahrscheinlich eine gewöhnungsbedürftige Vorstellung, aber es ist schon hilfreich, sich nicht immer mit Peelings und Extremschaum die Haut abzureiben. Möglichst schonende Duschgels, die die Haut nicht austrocknen, sind

vorzuziehen. Bei Babys und Kleinkindern kann man aber die Frequenz des Badens ein wenig reduzieren, wenn sie nicht gerade geschwitzt haben oder im Matsch gelandet sind. Das hilft, die natürliche Balance der Haut aufrecht zu halten.

Was tut mir gut und was nicht? Das Ernährungs-Reset

Bei der Suche nach den Nahrungsmitteln, die Ihnen nicht guttun, ist Ihr Körper der Chef. Das Problem dabei ist allerdings, dass er wegen der großen Menge an Reizen, Fehlernährung und Überarbeitung überfordert ist und deshalb Falschmeldungen aussendet. Befinden wir uns gerade mitten in der Zuckersucht, dann sendet uns der Körper tatsächlich das Signal, dass wir noch mehr Zucker in uns hineinstopfen sollen. Wir entwickeln Heißhunger auf Zucker. Doch das ist nicht das, was der Körper wirklich benötigt, nur ist die Darmflora von den zuckerfressenden Mikroben „sabotiert" worden. Es ist so, als ob der „Körper-Computer" völlig falsch programmiert wäre und der Informationsaustausch nicht mehr funktioniert.

Um wieder an zuverlässige Daten zu gelangen, müssen wir den Körper also zuerst neu aufsetzen. Dazu müssen Sie sich nicht neu inkarnieren, es genügt völlig, dem Körper mal eine Pause zu gönnen. Das bedeutet, ihm nur ganz sicher verträgliche Nahrungsmittel zu geben, bis sich das System beruhigen und ordnen kann und Sie dann überhaupt spüren können, was unangenehme Reaktionen auslöst.

Wenn wir etwas nicht vertragen, aber dennoch häufig zu uns nehmen, dann kann sich die Darmschleimhaut nicht regenerieren. Dabei ist zu beachten, dass manche Nahrungsmittel verspätete Reaktionen hervorrufen und man mindestens drei Tage lang etwas meiden muss, damit die Reaktion abklingen kann und wir einen Unterschied wahrnehmen.

Der Plan ist folgender: Man isst mindestens drei Tage lang eine darmschonende, eingeschränkte Kost und führt danach der Reihe nach weitere Nahrungsmittel wieder ein. So spürt man, welches Essen welche Reaktion im Körper auslöst und wie der Magen-Darm-Trakt reagiert. Wichtig sind aber auch andere Beobachtungen, wie der allgemeine Energie-Level, der Zustand unserer Haut und eventuelle andere Symptome.

Es gibt eine Reihe von Auslassungsdiäten, im Folgenden stelle ich zwei Varianten vor, die sich in der Praxis gut bewährt haben. Grundsätzlich sollte man vor jeder Fasten- oder Ernährungskur ärztlichen Rat einholen und abklären, ob aus medizinischer Sicht nichts dagegen spricht.
Eine Auslassungsdiät ist dann sinnvoll, wenn wir eine Unverträglichkeit vermuten, aber nicht wirklich einordnen können oder auch nicht wissen, ob die verstopfte Nase etwas mit unserer Ernährung zu tun hat oder nicht. Wenn wir bereits wissen, dass wir auf Milch nicht gut reagieren oder dass der Schimmelpilz unter dem Bett unsere Atembeschwerden verursacht, dann muss man natürlich keine Diät zu Reset- und Recherchezwecken durchführen. Als Entgiftungs- und Entlastungskur wären die genannten Methoden trotzdem noch interessant.
Die erste Möglichkeit eines Ernährungs-Resets ist die Reiskur, die aus der Traditionellen Chinesischen Medizin (TCM) stammt, die zweite ist eine vom Allergologen Dr. Leo Galland konzipierte Methode. Beide beginnen relativ streng, danach darf die Auswahl der Nahrungsmittel Stück für Stück erweitert werden. Es existieren noch andere Auslassungsdiäten, die ebenfalls empfehlenswert sind, beispielsweise die Reset-Methode von Melissa und Dallas Hartwig.
Suchen Sie sich die Methode aus, die Ihnen am meisten zusagt. Wichtig ist, diese Kuren nicht als Strafe oder Verzicht zu sehen, sondern als Möglichkeit, die Gesundheit zu verbessern und sich selbst etwas Gutes zu tun.

Die Reiskur

Eine altbewährte aus der TCM stammende Methode ist die Reiskur, bei der nicht nur der Darm wieder in Schwung kommt und entlastet wird, sondern auch generell die Gesamtenergie steigt. Ihre Wirkung beruht auf dem ungewöhnlich hohen Gehalt an Kalium, Kalzium, Magnesium, Phosphor, Kupfer, Mangan, Eisen, Zink, Bor sowie der reichlichen Ausstattung mit B-Vitaminen und Vitamin E. Zusätzlich wird man während der Reiskur mit wertvollen Ballaststoffen versorgt, die dabei helfen, den Darm aufzuräumen.
Für die Kur sollte Naturreis verwendet werden. Es gibt auch Varianten mit anderen Getreidesorten oder mit weißem Reis, doch diese-

sind nicht so empfehlenswert. Beim geschälten und polierten Reis sind nur noch wenige Nährstoffe enthalten und andere Getreide können Gluten enthalten, das bei einem ohnehin schon angeschlagenen Darm keine gute Option ist. Reis ist glutenfrei und zudem ein Nahrungsmittel, auf das nur sehr wenige Menschen in Europa allergisch reagieren.
Es gibt verschiedene Arten dieser Reiskur, manche kombinieren sie von vornherein mit viel Gemüse und Obst, doch zum Zweck einer Reinigungs- und Auslassungsdiät wählen wir eine gesündere und wirkungsvollere Variante. Die strengste Abwandlung ist die, in der man ausschließlich Reis ohne Gewürze verspeist, doch so strikt muss man nicht sein, um Erfolg zu haben.
Die Idee ist schnell erklärt: man darf so viel Reis und Gemüsebrühe/Misosuppe essen wie man möchte, aber sonst nichts anderes zu sich nehmen als Wasser und ungezuckerte Kräutertees.

Reis

- Vollkornreis, am besten Bio-Vollkornreis. Wichtig ist es, den Reis gut durchzukochen (gegebenenfalls die auf der Packung angegebene Zeit überschreiten). Man kann ihn optional auch sehr lange kochen, um Reis-Congee herzustellen. Dazu kocht man den Reis mindestens zwei Stunden mit viel Wasser, damit einer Art Reis-Suppe entsteht. Die ist noch leichter verdaulich, sehr bekömmlich und gilt in der TCM vollkommen zu Recht als Heilnahrung.
- Man darf den Reis mit Naturkristallsalz/Himalaya-Salz (kein herkömmliches Kochsalz) oder natürlich fermentierter Sojasauce würzen, sofern sie keine Farbstoffe, keinen Weizen etc. enthält (z.B. Shoyusauce oder Tamari-Sauce)

Misosuppe oder Gemüsebrühe:

In guten japanischen Lebensmittelgeschäften/Asia-Shops oder Bio-Märkten gibt es die sogenannte Misopaste zu kaufen. Je heller die Paste, desto besser schmeckt sie. Es kann ein Vollkornreismiso sein, aber bitte kein glutenhaltiges Miso verwenden.
Zubereitung: Etwas Karotten, Zwiebeln, Süßkartoffeln oder anderes Gemüse kleinschneiden und in Wasser kochen, bis es weich ist. Dann etwas Suppe abschöpfen und darin die Misopaste auflösen (ca. ein

Esslöffel pro Tasse Suppe). Wichtig: Misopaste soll nie gekocht werden, weil dadurch wertvolle Enzyme verloren gehen. In die Misosuppe können auch noch ein paar Algen gegeben werden (z.B. Wakame Algen), in den ersten Tagen sollte man aber auf das Gemüse aus der Gemüsebrühe verzichten.
Mag man kein Miso, kann man auch nur die Gemüsebrühe inklusive Algen verwenden.
Variation: Manche Menschen verwenden lieber die bereits genannte Knochenbrühe als Basis für die Misosuppe, weil diese eine Enzym- und Mineralstoffbombe ist und die Entgiftung noch weiter vorantreibt.

Wasser & Tee:
Während der Reiskur ausreichend Wasser trinken. Ungesüßte Tees können ebenfalls getrunken werden und helfen bei der Entgiftung. Besonders gut eignen sich Sencha, Bancha oder Oolong Tee, eventuell auch leberstärkende Teezubereitungen oder Ausleitungs-Tees. Der Oolong-Tee wird oft Wunder-Tee genannt, weil er für seine entzündungshemmenden, reinigenden und auch antioxidativen Eigenschaften bekannt ist.

Die Reiskur soll drei bis zehn Tage durchgehalten werden. Wenn man an Gewichts- oder Hautproblemen leidet, sollte man die längere Variante anpeilen, hat man häufig kalte Hände und Füße, dann ist eine Kur von kürzerer Dauer besser. Mit drei, vier strengen Tagen sind wir aber, was das Aufsetzen des inneren Computers betrifft, auf gutem Weg. Erfahrungsgemäß sind der zweite und dritte Tag die schwierigsten, es ist also ratsam, beispielsweise am Freitag anzufangen, damit diese Tage auf das Wochenende fallen.
Treten während der Reiskur Kopfschmerzen auf, dann ist das ein Zeichen dafür, dass die Leber Toxine freisetzt und die Entgiftung voll im Gange ist. In diesem Fall helfen Einläufe mit lauwarmem Wasser (Irrigatorset ist in der Apotheke erhältlich, Anleitungen dazu gibt es im Internet). Auch wenn Einläufe gewöhnungsbedürftig sind, helfen sie dem Körper bei der Ausscheidung von Giftstoffen und sind bei auftretenden Entgiftungserscheinungen eine große Unterstützung. Sollte man sich dazu nicht überwinden können, dann kann man die Reiskur mit entsprechenden Tees unterstützen, die bei der Toxinausscheidung

helfen oder auf Algen wie Chlorella (auf Qualität achten) zurückgreifen. Wird die Reiskur im Winter durchgeführt, kann es sein, dass man kälteempfindlicher ist als üblich. Das ist ganz normal und regelt sich schnell von selbst.
In den meisten Fällen setzt im Laufe der Reiskur Entspannung und innere Ruhe ein. Die Gelassenheit basiert darauf, dass der Körper nur noch wenige Essensinformationen erhält, Reis und Miso. Viele Menschen verspüren während der Reiskur nach einer anfänglichen Phase der Müdigkeit einen wahren Energieschub. Der Schlaf wird besser, die Verdauung funktioniert wieder richtig und auch der Stuhl verändert sich. Durch den Vollkornreis wird die Peristaltik in den Gedärmen wieder ordentlich in Gang gebracht.

Die Methode von Dr. Galland

Da das Wort Auslassungsdiät nicht gerade sexy klingt, empfiehlt Dr. Leo Galland in seinem Buch *„The Allergy Solution"* einen *Three-Day-Power-Wash* und dann die *Re-Entry-Food-Challenge.* Hört sich gleich besser an, ist aber im Grunde ein Weglassen und späteres Wiederausprobieren der Nahrungsmittel, die am häufigsten Reaktionen verursachen. Das Buch ist wirklich lesenswert, weil die Autoren auch sehr gute Tipps zur Linderung der Symptome geben und je nach Art der Allergie auf etwaige Nahrungsergänzungsmittel eingehen. Wobei der dortige Gebrauch von Adjektiven der Superlative für Leser aus unseren Breiten ungewöhnlich erscheint. Dem eigentlichen Inhalt tut dies keinen Abbruch, so *amazing* das alles ist.
Eine tatsächlich tolle Idee ist aber die Konzentration auf nährstoffreiche und entzündungshemmende Nahrungsmittel während der von Dr. Galland vorgeschlagenen Drei-Tages-Kur. Das beruhigt nicht nur den Darm, sondern generell das Immunsystem und ist gerade für Allergiker eine elegante Lösung. Das Rezept beinhaltet Substanzen, die bei der Entgiftung helfen sowie viele Flavonoide, das sind sekundäre Pflanzenstoffe, die nachweislich Allergien hemmen können.[(297)]
Dabei nimmt man zum Frühstück und als Nachmittagssnack einen speziellen Smoothie zu sich, mittags und abends eine Suppe. Dazwischen trinkt man außer Wasser vier Tassen Oolong Tee. Und sonst

nichts, keine Eier, keinen Zucker, kein Brot oder ähnliches. Man sollte sich nicht überessen, darf sich aber satt essen. Das heißt, man darf ruhig noch einen Smoothie oder noch eine Portion Suppe genießen. Klarerweise empfiehlt es sich, zu Bio-Zutaten zu greifen.

Mehr zu Dr. Galland

Dr. Leo Galland, Jonathan Galland
The Allergy Solution. Unlock the Surprising, Hidden Truth About Why You Are Sick and How to Get Well. 2016, Hay House, Inc. Carlsbad CA

Anmerkung: Wenn man auf irgendeine Zutat allergisch ist, dann diese natürlich weglassen. Hat man eine Latex- oder Birkenpollenallergie, dann die Avocado weglassen (Avocados können bei diesen Menschen allergische Symptome hervorrufen). Bei einer Latex-Allergie keine Bananen essen (Kreuzallergie). Wenn man Erdbeeren nicht verträgt, kann man sie durch Heidelbeeren ersetzen. Bei Fruktose-Intoleranz mit der Menge der Früchte aufpassen. Bei Nieren- oder Blasenproblemen die Menge an Petersilie und Grünkohl abklären, um Nebenwirkungen zu vermeiden.

„Immune Balance Smoothie" nach Dr. Galland (Frühstück und Nachmittagssnack)

1 Tasse Erdbeeren (frisch oder tiefgefroren)
1 Avocado
1 Tasse Rucola, klein gehackt
6 Blätter Römersalat (Kochsalat), klein gehackt
2 Esslöffel Chia-Samen (frisch gemahlen)
1 Tasse Grüner Tee (5 Minuten ziehen lassen), noch heiß hinzufügen
1 mittlere Banane, falls gewünscht

Alles in den Blender geben, mixen und schluckweise trinken. Wenn man den Smoothie kalt bevorzugt, ist das auch in Ordnung (wenn man den Smoothie in den Kühlschrank gibt, wird er noch cremiger).

„Immune Balance Soup" nach Dr. Galland (Mittagessen und Abendessen)

3 Tassen Karotten, in Scheiben geschnitten
3 Esslöffel Olivenöl, kaltgepresst
1 Tasse Petersilie, gehackt (inkl. Stiele wenn gewünscht)
2 Tassen Frühlingszwiebeln, gehackt (nur grüne Teile)
350 Gramm Brokkoli, klein geschnitten
90 Gramm junger Grünkohl („baby kale")
1 Teelöffel Kurkuma
¼ Teelöffel schwarzer Pfeffer (frisch gemahlen, je nach Geschmack darf es mehr Pfeffer sein)
Salz nach Geschmack
1 Esslöffel Winterrettich, gerieben (kurz vor dem Servieren hinzufügen)

Die Karotten in Olivenöl zehn Minuten lang dünsten, dann restliches Gemüse und Gewürze hinzufügen, kurz zusammen erwärmen, zwölf Tassen Wasser hinzufügen und das Ganze zum Kochen bringen. Zugedeckt für 20 Minuten köcheln lassen und kurz vor dem Servieren geriebenen Winterrettich hinzufügen. Frischer Winterrettich enthält ein Enzym, das die gesundheitsfördernden Effekte von Brokkoli noch verstärkt. Würzen und genießen. Kann nach dem Abkühlen auch püriert werden (dann gegebenenfalls wieder erwärmen).

Oolong Tee (zwischen den Mahlzeiten)
Zwischen den Mahlzeiten Oolong Tee genießen (vier Tassen täglich, aber nicht mehr) und generell auf ausreichende Wasserzufuhr achten.

Es kann durchaus sein, dass sich während dieser drei Tage Reaktionen zeigen, diese haben meistens mit der Umgewöhnung zu tun. Wer früher viel Zucker oder Kaffee zu sich genommen hat, kann Entzugserscheinungen wie Unruhe, Gereiztheit oder sogar Kopfschmerzen bekommen. Trinkt man aber genug Wasser und geht die drei Tage ruhig an, dann hält sich das in Grenzen. Bei Entgiftungserscheinungen wie ständiger Müdigkeit oder Kopfschmerzen helfen auch Darmeinläufe, da sie das Energielevel anheben und Giftstoffe schneller aus dem

Körper befördern. Man sollte für diese Drei-Tages-Kur eher ein langes Wochenende einplanen und sie nicht in einer stressigen und arbeitsintensiven Woche durchführen.

Speiseplan – Testwoche(n)

Nachdem mindestens drei Tage der Reis- oder der Smoothie/Suppen-Kur vorbei sind, kann man damit beginnen, nach und nach andere Lebensmittel in den Speiseplan aufzunehmen. Dabei behält man den Reis oder die Smoothie/Suppen-Kombination sowie den Oolong Tee noch bei. Sich dabei Notizen zu machen, ist hilfreich. Es genügen kurze Einträge über das Wohlbefinden, den Stresslevel und was man genau an welchem Tag zu sich genommen hat.

Wenn etwas nicht passt:
Wichtig ist es, die Reaktion des Körpers auf die neu eingeführte Nahrung genau zu beobachten. Wenn Symptome auftreten, stoppt man die Testung neuer Nahrungsmittel und geht wieder einen Schritt zurück, als noch keine negativen Reaktionen auftraten. Man behält den vorherigen Speiseplan so lange bei, bis die Symptome ganz abgeklungen sind (das könnte ein bis vier Tage dauern) und beginnt erst danach, neue Nahrungsmittel auszuprobieren. Die Einführung neuer Lebensmittel ist in Phasen unterteilt, damit man nicht durcheinanderkommt.

Die ersten Tage nach der Kur:
Je nachdem, für welche Methode man sich zuerst entschieden hat, fällt die Ergänzung etwas anders aus.
Lebensmittel, die nun hinzukommen können: Karotten (gelbe und orange), Brokkoli, Karfiol, Fisolen, evtl. Avocado (außer bei Birken- oder Latex-Allergie) und Naturreis. Wenn man Fleisch isst, dann Hühnerfleisch oder Lammfleisch.
Gewürze: Salz, Pfeffer, Kurkuma, eventuell Tamari-Sauce guter Qualität
Geht dieser Speiseplan mindestens zwei Tage lang gut, kann man zum nächsten Schritt übergehen.

2. Schritt:

Dieser Abschnitt dauert meistens fünf Tage. Nun kann man die Auswahl erweitern, beim Smoothie und beim Oolong Tee bleibt man aber weiterhin. Wenn man die Reiskur gemacht hat, könnte man jetzt zusätzlich den Smoothie von Dr. Galland hinzunehmen (bei Fruktose-Intoleranz ist bei den Früchten Vorsicht geboten).

Es ist generell ratsam, nicht zu viele neue Nahrungsmittel auf einmal einzuführen, sondern alle schön der Reihe nach, damit etwaige Übeltäter besser identifiziert werden können.

Mit folgenden Zutaten kann man seinen Speiseplan erweitern:

- Alle Gemüsesorten, die man mag, bis auf Nachtschattengewächse, also *keine* Kartoffeln, Tomaten, Paprika oder Melanzani. Das Gemüse kann man gekocht oder roh genießen, empfehlenswert sind Süßkartoffeln, Kürbis, Kohl, Kraut, Karotten, Zucchini, Pastinaken, rote Rüben, Artischocken, Radieschen, Gurke, Kohlrabi, Salat…
- Bohnen, Erbsen, Linsen und andere Hülsenfrüchte (langes Einweichen erleichtert die Verdauung)
- Optional: Rind- und Lammfleisch (falls man nicht vorher schon Lammfleisch verwendet hat), nicht mehr als zwei Mal die Woche
- Wenn man mag, Bio-Kaffee (ohne Zucker und schwarz oder mit Reismilch / Kokosnuss-Milch)
- Frische Früchte, aber noch keine Zitrusfrüchte. Nicht mehr als drei Portionen täglich, wenn man jemals allergische Reaktionen auf Früchte gehabt hat oder unter Fruktose-Intoleranz leidet, dann natürlich weglassen.
- Kräuter und weitere Gewürze, mit Paprika, Chili etc. noch vorsichtig sein (zählen zu Nachtschattengewächsen, die man noch meiden sollte)
- Kokosöl, Olivenöl

In dieser Phase wichtig:

- Keine Nachtschattengewächse
- Kein Mais (ist ein Getreide)
- Keine Nüsse oder Erdnüsse, kein Kakao (auch keine Schokolade)
- Keine Trockenfrüchte, kein Sirup, keine Fruchtsäfte
- Kein raffinierter Zucker

In dieser Phase könnte man aufgrund des hohen Nährstoffgehalts wochenlang bleiben, der Zeitraum sollte aber mindestens fünf Tage betragen. Sollten irgendwelche Reaktionen auftreten, dann wieder einen Schritt zurückgehen, als noch keine Symptome aufgetreten sind und man sich gut gefühlt hat. Wenn fünf Tage lang alles gut vertragen wird, kann die nächste Phase angegangen werden.

3. Schritt:
Jetzt darf man den Speiseplan immer mehr erweitern, die Testdauer neuer Nahrungsmittel beträgt jeweils zwei Tage, an denen man das Lebensmittel zwei Mal täglich verspeisen kann. Wird das gut toleriert, holt man sich das nächste auf den Teller und arbeitet sich so immer weiter vor. Folgendes darf man nun hinzufügen:

- Eier aus biologischer Landwirtschaft
- Fisch. Nach Möglichkeit Bio-Fisch oder Fisch aus Wildfang, am besten Saibling, Forelle, aber auch Bio-Lachs, Flunder, Sardinen, Seezunge. Schalentiere, Thunfisch und Schwertfisch aufgrund der Quecksilberbelastung besser meiden.
- Nüsse und Samen (bis auf Erdnüsse). Besonders vorteilhaft sind Walnüsse und Kürbiskerne.
- Tomaten, Paprika, Melanzani und andere Nachtschattengewächse. Zu viel Schärfe allerdings meiden, deshalb noch keine Chili-Schoten.
- Kartoffeln
- Zitrusfrüchte aus biologischem Anbau

Hat man aus diesen Nahrungsmittelgruppen alles ausprobiert und fährt damit gut, hat man schon viel erreicht. Mit diesen Speisen könnte man sich gesund, schmackhaft und abwechslungsreich ernähren, ohne noch etwas zusätzlich zu benötigen. Aufmerksamen Lesern wird aufgefallen sein, dass diese Ernährungsweise gluten- und laktosefrei ist. Da bei Allergien meist die Darmschleimhaut beeinträchtigt ist, können glutenhaltige Getreide und Milchprodukte besonders schädigend sein, deshalb sollte man mit der Wiedereinführung dieser Produkte vorsichtig sein. Meistens ist es ratsam, die glutenfreie Zeit noch länger durchzuhalten und bei Milchprodukten auf die Herkunft und den Herstellungsprozess zu achten.

Muss das wirklich sein? Gibt es nicht einen Test...?

Bei dem großen Aufwand kommt die berechtigte Frage, ob das nicht über einen Allergietest viel einfacher und schneller herausgefunden werden könnte. Natürlich, ein Allergietest ist mitunter ein wichtiger Puzzlestein, doch das Problem mit den Testmethoden ist, dass sie nicht immer richtige Ergebnisse liefern.
Auf meiner Website www.magdalenastampfer.at finden Sie die klassischen aber auch die alternativen Testmethoden mit genaueren Beschreibungen der Vor- und Nachteile.
Die Test-Schwierigkeit liegt darin begründet, dass man auf Katzenhaare oder Pollen allergisch sein kann und diese im Test aufscheinen, das wahre Problem aber trotzdem im Darm liegt. Oder dass falsch positive oder falsch negative Ergebnisse ermittelt werden und man am Ende auch nicht schlauer ist als vorher. Die meisten Allergenextrakte zu Testzwecken sind aus dem rohen Nahrungsmittel hergestellt, verspeist werden die Allergene aber meist gekocht (oder verarbeitet) und das hat einen großen Einfluss auf die Reaktion.[(298)] Zudem ist das wahre Leben nicht einfach auf ein Labor übertragbar, die Kombination der Nahrungsmittel im Alltag hat mit der Einzeltestung oft nicht viel gemeinsam.
Deshalb sollten Sie sich nicht nur auf Allergietests verlassen, sondern sie immer mit Ihren eigenen Erfahrungen und Empfindungen vergleichen. Man kann laut Blutbefund auf etwas sensibilisiert sein, hat aber partout keine Beschwerden. Kein Testverfahren kann die Signale Ihres Körpers so gut wie Sie entschlüsseln, nur achtet man im Alltag oft zu wenig darauf. So sind ein wenig Detektivarbeit und Selbstbeobachtung gefragt.

Was sich gut per Labor-Tests nachweisen lässt:

- Darm-Durchlässigkeit (Intestinal Permeability Assessment)
- Laktose-Intoleranz
- Fruktose-Intoleranz
- Histamin-Sensibilität

Ein neuer Alltag

Nach und nach kann man nun andere Speisen ausprobieren, vielleicht auch solche, die nicht so gesund sind, aber durch das Verbot besonders anziehend waren. Oft wird man erstaunt sein, wie man sich nach dem Verzehr bestimmter Nahrungsmittel fühlt, denn früher wäre einem der Unterschied kaum aufgefallen.

Der große Vorteil dieser Umstellung liegt auch darin, dass man durch die Pause ein gutes Gespür wiedererlangt, was einem generell guttut und was nicht. Dadurch fühlen sich Süßigkeiten oder Fast Food Burger nicht mehr so reizvoll an, denn wenn man wieder richtig spürt, was solche „Nahrung" für den Körper bedeutet, verzichtet man gerne darauf.

Die süße Kalorienbombe wird nicht mehr so begehrenswert sein, wenn man deutlicher merkt, was sie im Körper anstellt. Die gesunde Ernährungsweise wird sich keineswegs nach Verzicht anfühlen, da Fertiggerichte nach einem Reset eher künstlich als gut schmecken. Im Gegenteil, man wird sich vielmehr darüber wundern, wie man Fast Food jemals mit Genuss verbunden hat.

Man sollte seinen Alltag so planen, dass man die meiste Zeit naturbelassene Lebensmittel zu sich nehmen kann. Dass das nicht immer möglich ist, liegt auf der Hand. Doch wenn wir uns die meiste Zeit ordentlich ernähren, dann ist es auch nicht weiter schlimm, wenn dann und wann etwas nicht so Gesundes dabei ist. Ab und zu mal einen Ausrutscher kann die Darmflora gut kompensieren, nur mit einem Dauerbeschuss kommt sie nicht zurecht. Nach den Testwochen sollte die Grundlage der Ernährung weitgehend glutenfrei sein und vorwiegend aus Nahrungsmitteln aus biologischer Landwirtschaft bestehen. Um den optimalen Darmbetrieb aufrecht zu erhalten, sollte man möglichst entzündungshemmende Lebensmittel zu sich zu nehmen.

Es ist durchaus ratsam, sich damit zu beschäftigen, welche Nahrung Entzündungen fördert und welche sie mildert. Fast Food, Süßigkeiten, Transfette aus Chips und Fertiggerichten stehen jedenfalls ganz oben auf der Liste der „Darm-Brandstifter". Man sollte sich daher das Spiel mit dem Feuer gut überlegen. Die „Feuerwehr" sind unter anderem grüne Gemüse wie Spinat oder Brokkoli, Gewürze wie Curry, Kurkuma oder Ingwer, fermentierte Nahrungsmittel, gute Öle wie Olivenöl und

Kokosöl und natürlich die Knochenbrühe. Auch Omega-3 Fettsäuren aus Fischen, Fischölen oder Algenölen besitzen eine entzündungshemmende Wirkung.

Entzündungsfördernd	**Entzündungshemmend**
• Zucker und Süßigkeiten • Schweinefleisch • Thunfisch • Konventionelle Kuhmilchprodukte • Weißmehl, stark verarbeitete Kohlenhydrate • Hoch erhitzte Lebensmittel • Fertigprodukte • Fast Food • Transfette, gehärtete Fette (z.B. bei Chips, Margarine) • Alkohol • Künstliche Zusatzstoffe	• Grüne Gemüse wie Brokkoli, Mangold, Grünkohl, Spinat... • Kurkuma • Ingwer • Knoblauch • Zwiebeln • Algen • Omega-3-Fettsäuren (Fischöl, Algenöl, Lachs) • Natives Olivenöl extra • Kokosöl • Fermentierte Nahrungsmittel von Kefir, Kimchi bis zu Sauerkraut • Knochenbrühe • Kirschen • Ananas (enthält das Enzym Bromelain) • Grüner Tee

Den Klienten, die sich empören, wie schwer es wäre, auf gute Ernährung zu achten, erwidert die Ernährungsexpertin Melissa Hartwig: „Schwer? Das ist nicht schwer. Krebs zu besiegen ist schwer. Aus einer Heroin-Sucht rauszukommen ist schwer. Aber auf seine Ernährung zu achten, das ist nicht schwer." Fühlt man sich im eigenen Körper nach und nach viel wohler, dann wird es sogar richtig leicht.

Manche Menschen begegnen einer gesunden Ernährungsweise tatsächlich mit einer tiefgehenden Ablehnung. Im Grunde wissen sie, wie gesunde Ernährung funktionieren würde, aber es gelingt ihnen nicht, sie durchzuziehen. Dieses innere Sabotage-Programm ist klarerweise mehr als hinderlich, weil man aus dem Teufelskreis nicht herauskommt. Man fühlt sich schlecht, hat unterschiedlichste Beschwerden und „funktioniert“ nicht richtig. Über den eigenen Körper ärgert man sich, als wäre es ein widerspenstiges Ding, das sich die Seele da ausgesucht hat.

Achtet man auf seine Ernährung, achtet man automatisch auch auf seinen Körper. Essen kann so durchaus ein Ausdruck von Selbstliebe und Achtsamkeit sein. Wenn wir uns partout nicht mit dem beschäftigen wollen, was uns guttut, stellt sich die Frage, warum das so ist. Warum schaffen wir es nicht, uns gut um uns selbst zu kümmern? Warum ist alles andere immer wichtiger? Mit diesen Fragen beschäftigt sich das nächste Kapitel.

Allergien und Emotionen

Wie wir gesehen haben, können Ernährungsfehler und Toxine unser inneres Gleichgewicht empfindlich stören. Doch auch unser alltäglicher Stresslevel und unsere emotionale Balance sind im Allergiegeschehen wichtig und stellen bei vielen Betroffenen sogar die entscheidenden Komponenten dar.

Wie wir gesehen haben, hat die Darmflora einen großen Einfluss auf unser psychisches Wohlbefinden, aber auch unsere Emotionen schlagen sich unweigerlich in körperlichen Reaktionen nieder. Es wäre daher unlogisch, dies außer Acht zu lassen. Noch dazu ist Schätzungen zufolge bei 75 Prozent der Patienten Stress der eigentliche Grund, warum sie einen Arzt aufsuchen. Berücksichtigt man, dass Stress mit vielen unterschiedlichen Erkrankungen wie Depressionen, Krebs bis hin zu Schlaganfällen in Verbindung gebracht wird, ist diese hohe Zahl nachvollziehbar.

Seit Jahrhunderten werden Allergien auch mit psychischem Stress in Verbindung gebracht. Früher basierte das auf Beobachtungen und Schilderungen der Patienten, inzwischen wurde das mittels Versuchen gemessen und belegt. Innere Unruhe verstärkt allergische Reaktionen[(299)], einschneidende Erlebnisse lassen die Zahl der ins Krankenhaus eingelieferten Asthmapatienten in die Höhe schnellen[(300)] und höhere Stressbelastung ist auch mit höheren IgE-Werten verbunden. Je höher die Stresswerte in der Kindheit sind, desto eher entgleitet das Immunsystem auf die allergische Schiene.[(301)]

Welche Persönlichkeitsmerkmale mit allergischen Erkrankungen in Verbindung stehen, wurde ebenfalls durch Studien untersucht. So interessant diese Beobachtungen und Parallelen sind, man sollte sie mit etwas Distanz betrachten. Mitunter kann man aber etwas für sich herauslesen. Beispielsweise hat man herausgefunden, dass Depressionen, Angstzustände und Panikattacken bei Personen, die an allergischer Rhinitis leiden, viel häufiger vorkommen, als in der allergielosen Kontrollgruppe.[(302)] Eine andere Forschungsarbeit kam zu dem Schluss, dass Heuschnupfenpatienten eher sensible, schüchterne und introvertierte Personen sind.[(303)]

Eine im Jahr 2016 durchgeführte Untersuchung von über 5.700 Heuschnupfenpatienten aus Großbritannien konnte wiederum folgende

Eigenschaften herausarbeiten, die für die Betroffenen typisch sind: Gewissenhaftigkeit und emotionale Labilität (sie waren also eher neurotisch). Bei den Patienten mit neurotischen Zügen war aber unklar, ob diese schon vor dem Heuschnupfen bestanden haben oder erst durch die allergische Erkrankung verstärkt wurden.[304]

Es ist uns allen klar, dass Stress nicht gut ist, die Frage ist aber, wie wir den Stresspegel überhaupt senken können. Die Reduzierung von Stress ist etwas höchst Individuelles, da unsere heutige Wahrnehmung und unsere Reaktionen einfach sehr stark von unserer Biographie abhängen. Hat jemand in der Kindheit traumatische Dinge erlebt, dann wirkt sich das auf den späteren Stresslevel aus. Wir gehen unterschiedlich mit denselben Belastungen um, deshalb gibt es keine allgemeinen Regeln, die für alle gelten.

Im folgenden Abschnitt werden Erfahrungen und Beobachtungen erörtert, die nicht unbedingt hundertprozentig auch auf Sie übertragbar sind. Es muss nicht alles auf Sie zutreffen, aber vielleicht ist etwas dabei, das Ihnen auf Ihrem persönlichen Weg aus der Stressspirale weiterhilft. Es geht darum, einen Weg zu finden, der eine tiefe Entspannung des Körpers ermöglicht.

In manchen Ratgebern werden Tipps gegeben, die mir persönlich nur Stress machen würden. So habe ich einmal gelesen, dass man seine digitalen Fotos ordnen sollte, um sich zu entspannen. Der Gedanke daran, stundenlang am Computer zu sitzen, um meine Digitalaufnahmen zu ordnen, verursacht bei mir kein wohliges Gefühl. Es ist aber nicht ausgeschlossen, dass das für manche Menschen entspannend sein kann. Es gibt keine allgemeingültige Anleitung, die in exakt zehn Schritten erfolgreiche Entspannung oder Linderung von Allergiesymptomen garantiert.

Gerade dann, wenn unser Körper schon mit Beschwerden zu kämpfen hat, ist es aber höchste Zeit, aufzuhorchen und sein Inneres sprechen zu lassen. Viel zu oft machen wir mit Beteuerungen wie „so schlimm ist es doch gar nicht“, „das halte ich aus“ und „ich muss da alleine durch“ weiter, statt inne zu halten, durchzuatmen und zuzugeben, dass etwas nicht stimmt und wir Hilfe brauchen.

Eine Frage, die ich beim Erstgespräch in der Praxis immer stelle, ist: Was ist der größte Stressfaktor in deinem Leben? Was zieht dir am meisten Energie ab? Im Grunde wissen wir das meistens, wir gehen es nur nicht immer an oder eben erst, wenn der Leidensdruck so groß wird, dass die Ablenkungs- und Verdrängungsstrategie nicht mehr funktioniert.

Es liegt in der Familie

Dass es Familien gibt, in denen Asthma oder Allergien häufiger vorkommen, ist unbestritten. Die Frage ist allerdings, ob das genetisch bedingt und wirklich bis zum Lebensende codiert ist. Schließlich hat sich mittlerweile gezeigt, dass unsere Gene ein- und ausschaltbar sind, nämlich durch Faktoren wie Ernährung, Umwelteinflüsse, und da wären wir wieder, durch Stress.(2)

Das Gen ist nicht beschädigt oder zerstört, es ist vielleicht nur „aktiviert“ und das heißt nicht, dass es so bleiben muss. Auch wenn Allergien in der Familie gehäuft vorkommen, muss das nicht in Stein gemeißelt sein. „Das liegt bei uns in der Familie“ ist zwar eine wichtige Information, aber keine endgültige Erklärung und auf keinen Fall ein Grund, seine Erkrankung als gegeben und unabänderlich hinzunehmen. Es sollte vielmehr ein Anreiz sein, sich genauer damit auseinanderzusetzen, was man von seinen Vorfahren mitbekommen hat.

Es ist sehr gut möglich, dass man von ihnen energetisch etwas übernommen hat. Es kann natürlich auch sein, dass man als Kind einen großen Teil der Toxinbelastung der Eltern (vor allem der Mutter) abbekommen hat. In diesem Fall ist keine genetische Komponente im Spiel, aber das Immun- und Nervensystem von Anfang an überfordert. Hat die Mutter ein schwaches Nervenkostüm und eine allergische Reaktionslage, bekommt das Baby im Bauch das ebenfalls zu spüren. Es bedarf später vielleicht nur einer Kleinigkeit, um die innere Balance zum Kippen zu bringen. Dann entstehen allergische Reaktionen, ganz ohne genetische Einflüsse. Schließlich bildet sich unser persönliches Mikrobiom aus dem Familienmikrobiom heraus. Wir bekommen nicht nur Gene vererbt, sondern auch Bakterien und Toxine, abgesehen von Einstellungen und Glaubenssätzen.

Um unsere Belastungsfaktoren zu verringern ist es notwendig, sich mit der eigenen und familiären Toxin- und Stress-Geschichte auseinanderzusetzen. Die Atmosphäre, in der wir aufwachsen, hat unweigerlich Auswirkungen auf unseren Körper. Geht es den Eltern schlecht, beeinflusst das auch das Wohlbefinden des Kindes. Ein Beispiel: Bei asthmatischen Kindern ist die Lungenfunktion umso schlechter, je depressiver die Eltern sind.(305) Es ist kaum anzunehmen, dass Mama und Papa erst aufgrund der Lungenbeschwerden des Sprösslings depressiv geworden sind. Die schwermütige Stimmung der Eltern hatte Einfluss auf das Kind. Gerade bei Symptomen, die in Familien öfter vorkommen, stellt sich die Frage, ob hier genetische oder energetische Komponenten die entscheidende Rolle spielen. Wenn man sich damit noch nie beschäftigt hat, mag das ein wenig gewöhnungsbedürftig klingen, wir tun aber gut daran, die Macht der Familiengeschichte nicht zu unterschätzen.

In der Aufstellungsarbeit (Familienstellen) spricht man von Verstrickungen, Schamanen würden es als Erblast der Ahnen bezeichnen, in der psychologischen Fachliteratur wird dieses Phänomen „transgenerationale Traumatisierung" genannt. Der letzte Begriff ist mittlerweile so gut erforscht, dass sich sogar der Deutsche Bundestag damit beschäftigt hat. Man kann sich auf dessen Website ein PDF-Dokument zum derzeitigen Sachstand downloaden.(306) Kern dieser Thematik ist, dass sich ein Trauma auch an folgende Generationen übertragen kann. Diese später geborenen Angehörigen haben die traumatischen Erlebnisse zwar nicht selbst erlebt, leiden aber trotzdem an den Folgen.

Was früher beispielsweise bei Familienaufstellungen beobachtet (und oft gelöst) werden konnte, ist heute belegbar. Bei Nachkommen von traumatisierten Menschen konnte jedenfalls in vielen Untersuchungen eine höhere Anfälligkeit für psychische Probleme festgestellt werden.(307) Ob es sich um die Nachkommen von Holocaust-Überlebenden oder von Kriegsopfern aus Ex-Jugoslawien, Ruanda oder Kambodscha handelt: Der Stress einer Generation kann schwere Auswirkungen auf das Leben der nächsten haben.(308)

Die genauen Übertragungsmechanismen sind noch nicht geklärt, aber inzwischen ist die „Vererbung" von Traumafolgen auch als klinischer Befund anerkannt. Nicht immer muss ein extremes Trauma vorliegen, wir übernehmen auch „alltäglichere" Sichtweisen und Emotionen. Eine überängstliche Mutter erzeugt in uns die Vorstellung, dass die Welt sehr gefährlich ist und man immer auf der Hut sein muss. Durch einen strengen Vater, der immer alles kritisiert, kann ein Kind

zur Überzeugung gelangen, dass es nicht gut genug ist und alles falsch macht. Der Kreativität der einschränkenden Glaubenssätze und Gefühle sind kaum Grenzen gesetzt.
Da es sich oft um Gefühle handelt, die „immer schon so waren“, weil wir sie von Geburt oder von jüngster Kindheit an kennen, fällt es oft nicht auf, wie viel Energie wir dadurch verlieren. Man hat sich so an den schweren Familienrucksack gewöhnt, dass man nicht auf die Idee kommt, wie leicht man im Leben voranschreiten könnte, wenn man den Ballast abwerfen würde. Egal, um welche Symptome es sich handelt: Heilung geschieht schneller, wenn mehr Energie zur Verfügung steht.
Das bei Allergien überreizte Nervensystem, das sich in einer Art permanenter Kampfposition befindet, kann beruhigt werden, wenn wir unsere Familienthemen angehen. Kein Familiensystem gleicht dem anderen. Auch wenn Geschwister dieselbe Herkunftsfamilie aufstellen würden, es würden sich durchaus dieselben Traumata zeigen, doch auf unterschiedliche Familienmitglieder gibt es auch unterschiedliche Auswirkungen. Jeder von uns siehtdie Welt anders, auch wenn wir aus derselben Familie stammen.
Unabhängig davon, welches Erbe wir angetreten haben und welche Karten uns das Schicksal ausgeteilt hat: Wir haben es in der Hand, was wir damit tun.

Ich hab‘ das auch!

Wenn Symptome oder Eigenheiten für eine Familie charakteristisch sind, ist es besonders wichtig, die Zusammenhänge zu erkennen und etwaige Verstrickungen aufzulösen, damit unser Körper heilen kann. Die besten Therapien, Diäten oder Nahrungsergänzungsmittel werden nicht ihre volle Wirkung entfalten können, wenn sich die Seele gegen die Heilung versperrt. Auch wenn wir gesund werden wollen, unsere inneren Programme können diesen Plan mit unglaublicher Effizienz sabotieren.
Abgesehen davon, dass wir von den Zellen von Opa und Oma, Mama und Papa abstammen, wirken unbewusste Mechanismen mit. Es ist möglich, dass uns ein schweres Schicksal von einem Vorfahren noch

immer beeinflusst, wie beispielsweise übernommene Emotionen, Glaubenssätze oder Krankheitssymptome.
Manchmal hat man das Gefühl, dass man für einen Elternteil verantwortlich ist und das erschwert den Weg zu Heilung, da man nicht sein eigenes Leben lebt, sondern die Verantwortung für das Wohlergehen von Mutter oder Vater übernommen hat. Kann man sich schwer abgrenzen, wenn es dem anderen schlecht geht, könnte dies an einer solchen Übernahmedynamik liegen. Man schwingt sich so auf die Gefühlsebene des anderen ein, dass man sich erst wieder beruhigen kann, wenn der andere „versorgt" ist. Der Elternteil ist traurig, das Kind auch. Es spürt die Traurigkeit so stark, als wäre es die eigene. Das Kind versucht dem Elternteil zu helfen, denn erst wenn es Mutter oder Vater wieder gut geht, kann sich auch das Kind endlich wieder gut fühlen.
Alles Mögliche wird versucht, damit es dem anderen besser geht. Dabei verliert man aber oft sich selbst aus den Augen. Das kann passieren, wenn man die Bezugsperson als schwach erlebt und dann das Gefühl hat, helfen zu müssen. Oder sich selbst „verbiegt", um den anderen glücklich zu machen. Dabei kann es sich um die Mutter, den Vater, aber auch beispielsweise die Großmutter oder einen Onkel handeln. Es gibt hier keine strengen Regeln, weil jede Familiengeschichte anders ist.
Es ist aber auf jeden Fall sinnvoll, sich bei bestimmten Symptomen, Eigenheiten oder Problemen Gedanken darüber zu machen, wer ebenfalls an diesem Zustand leidet (oder gelitten hat).

Ich kann auch nicht, so wie du

Eigentlich hätte sie gar nicht so viel Stress in ihrem Leben, berichtet Cornelia. „Ich bin wirklich glücklich", sie habe einen tollen Partner, es laufe gut. Das mit ihrer Pollenallergie gehe ihr nur so schrecklich auf die Nerven, weil sie den Frühling nie genießen kann, dabei ist sie ein aktiver Mensch und betreibt gerne Sport. Sie ernähre sich bewusst und sei ansonsten gesund. Was sie an der Allergie am meisten stört? „Dass es mich so einschränkt. Ich kann nicht so, wie ich will." Wenn ich sie nachspüren lasse, welches Gefühl sie damit verbindet, antwortet sie selbst ein wenig erstaunt: „Da werde ich dann traurig. Im Alltag nervt mich das aber eher!"
Es stellt sich heraus, dass Cornelia energetisch stark mit ihrer bereits verstorbenen Großmutter verbunden ist. Die hatte es mit dem dominanten Großvater alles andere als einfach und durfte als Kind auch keine Schule besuchen, weil das damals nur den Buben in der Familie vorbehalten war. Eigentlich hatte sie davon geträumt, Schneiderin zu werden, aber dazu ist es nie gekommen. Der Familie und dem Betrieb zuliebe hat sie verzichtet. Was Cornelia beruflich macht? Grafik-Design, und das sehr erfolgreich.
Es ist, als würde ihre Seele das schwere Schicksal der Großmutter mittragen. Der berufliche und private Erfolg ist nur annehmbar, wenn sie auf einer anderen Ebene eine Einschränkung hat, eben die Allergie. So wie die Großmutter eingeschränkt war, ist es auch die Enkelin. Als könnte sie das Gute nicht annehmen, weil es die Oma so schwer hatte. Ich lasse Cornelia an die Großmutter denken, Tränen fließen. Cornelia bekommt als Aufgabe, das schwere Schicksal der Großmutter zu achten, ihre Geschichte aber energetisch bei ihr zu lassen. Was die Großmutter wohl dazu sagen würde? „Geh' Kind, sei ned so deppert. I gfrei mi, wennst glücklich bist!" sagt Cornelia und muss nun tränenüberströmt lachen.
Die folgenden Wochen und auch den nächsten Frühling klappt es ohne Cortisonspray und Cornelia verrät mir, dass sie öfters an die Großmutter denke, aber nun ein wohliges Gefühl hat. „Ich glaub die freut sich wirklich, wenn es mir gut geht!"

Symptome können auch verbinden

Einige Familiendynamiken entziehen auf den ersten Blick der Logik: Man leidet vielleicht an dem gleichen Krankheitssymptom wie ein Vorfahre, auch wenn man mit diesem in keinem guten Verhältnis steht oder ihn sogar ablehnt. Oder man übernimmt die Probleme von jemandem, den man gar nicht gekannt hat. Beispielsweise hat der Vater die Familie verlassen und man hat ihn nie als Vater erlebt und will ihn auch nicht kennenlernen. Dann kann es sein, dass auf der bewussten Ebene der Konflikt und die Ablehnung im Vordergrund stehen, der Anteil des „inneren Kindes" in uns hätte aber gern eine Verbindung zu dieser Person. Im Grunde hätte man gern einen Vater gehabt und weil man diese Beziehung nicht haben kann, entwickelt man zumindest dieselbe Krankheit. Als würde die gemeinsame Erkrankung eine Beziehung herstellen: „Wir gehören zusammen, die Krankheit verbindet uns."

Es kann auch vorkommen, dass man etwas von der Großmutter hat, die man aber nicht kennenlernen konnte, weil sie schon verstorben war, als man geboren wurde. Trotzdem kann sie auf uns einwirken, besonders dann, wenn sie ein schweres Schicksal zu tragen hatte. Aus einer inneren Loyalität heraus tragen wir dann etwas von dem Schicksal mit, denn ohne die Oma hätte es uns gar nicht gegeben. Gerade wenn es jemand schwer hatte oder sein Leben nicht so leben konnte, wie er gerne gewollt hätte, kann eine Dynamik entstehen, die man „Lebenshemmung" nennt. Man ist in seinem eigenen Leben gehemmt und kann sein Potential nicht ausleben (obwohl man „technisch gesehen" könnte, bewegt man sich ständig mit angezogener Handbremse durchs Leben).

Weil die anderen es so schwer hatten, fällt es uns schwer, es leichter zu haben, als wäre es nicht angebracht oder nicht erlaubt. Als wäre es unangenehm, es besser zu haben als die anderen. Nur drei Beispiele dazu, obwohl man seitenweise damit fortfahren könnte: Gab es in der Familiengeschichte oft finanzielle Schwierigkeiten, fühlt es sich seltsam an, reich zu werden. Steckten die Frauen in der Familie meist in unglücklichen Beziehungen fest, haben wir vielleicht Probleme damit, eine schöne Partnerschaft zu genießen. Haben wir ein Geschwisterchen, das ständig krank ist oder sogar an einer Behinderung leidet, hält uns mitunter etwas davon ab, erfolgreich und völlig gesund durchs Leben zu gehen.

Der Wunsch nach Bindung zu unserem Familiensystem ist sehr stark, auch wenn wir vordergründig vielleicht nicht so viel mit unserer Familie zu tun haben (wollen). Der Einzige zu sein, der es anders macht, kann sich befremdlich anfühlen. Um dazuzugehören, beugen wir uns manchmal unausgesprochenen Familienregeln.

Eine gute Möglichkeit, verborgene Dynamiken aufzuspüren und aufzulösen, stellen sogenannte Symptomaufstellungen dar. Diese können in Einzelsitzungen oder in der Gruppe durchgeführt werden. Grundsätzlich funktioniert eine Symptomaufstellung wie eine Familienaufstellung, nur dass eben ein Darsteller/Platzhalter für das jeweilige Symptom gewählt wird. Durch diese Methode kann man erkennen, was das Symptom bedingt, wem es eigentlich gehört und was es stärker oder schwächer werden lässt. Durch die Auflösung der dahinterliegenden Themen muss das Symptom nichts mehr aufzeigen und kann gehen. Was etwas seltsam klingt, wenn man es noch nie erlebt hat, ist eine wunderbare und tiefgehende Methode, die Ursache des eigenen Leidens zu entschlüsseln.

Symptome durch Familienstellen lösen

Dr. med. Ilse Kutschera, Christine Schäffler
Was ist nur los mit mir? Krankheitssymptome und Familienstellen.
Kösel Verlag, 2002

Sandra Konrad
Das bleibt in der Familie: Von Liebe, Loyalität und uralten Lasten.
Piper, 2013

Thomas Schäfer
Wenn der Körper Signale gibt. Wege zur Gesundheit durch Familienaufstellungen MensSana, 2012

Der widerspenstige Körper

Allergien und Unverträglichkeiten werden von den meisten Betroffenen verständlicherweise als einschränkend erlebt. Vielen fällt es schwer, diese vermeintliche Schwäche zu akzeptieren. In der Praxis erlebt man häufig einen gewissen Frust, der gegen den eigenen Körper gerichtet ist – warum verträgt *der da* das alles nicht? Als wäre der Körper kein Teil von uns, sondern ein trotziges Gebilde aus Zellen, dass uns partout mit Symptomen auf die Nerven gehen will.
Ein wichtiger Schritt ist, sich genauer damit auseinanderzusetzen, wie wir uns selbst und unseren Körper wahrnehmen und damit auch die Allergie. Die Beziehung zu unserem Körper ist stark von unserer Biographie geprägt. Hat man als Kind viel Kritik zu seinem Aussehen hören müssen, dann nimmt man das in dem Alter nicht nur sehr persönlich, man macht diesen zu dicken / zu dünnen / zu schwachen / … Körper für die seelischen Schmerzen verantwortlich. *Wäre dieser Körper nur so wie er sein sollte, würde mich niemand beleidigen.* Als hätten diejenigen Recht, die so abwertend urteilen. Statt auf jene sauer zu sein, die einen beleidigen, gibt man seinem eigenen Körper die Schuld. Man hört auf, ihn gern zu haben und gut mit ihm umzugehen. Dieses Sabotageprogramm kann sich auch im Erwachsenenalter zeigen, wenn man sich schwertut, auf seine Ernährung zu achten und sich etwas Gutes zu tun. Lehnt man seinen Körper aus welchen Gründen auch immer ab, dann ist die Motivation gering, gut auf ihn zu achten. Es ist auch möglich, dass man in der Kindheit gelernt hat, immer stark sein zu müssen. Mit den Unverträglichkeiten fühlt man sich dann wie ein Weichei, zeigen sie doch allen Bekannten beim Abendessen, dass man Schwächen hat und nicht immer stark sein kann. Dann ist man nicht bereit, sich damit zu beschäftigen, was man verträgt oder nicht, denn der Körper soll einfach funktionieren und basta. Es kann aber auch umgekehrt vorkommen, dass man die gewünschte Aufmerksamkeit der Bezugspersonen nur durch Symptome und Schwachsein erhalten hat. Ganz gesund zu sein würde dann bedeuten, dass man keine Aufmerksamkeit mehr bekommt.
Häufig kommt es auch vor, dass man in einer unberechenbaren Atmosphäre aufgewachsen ist und sich gar nicht auf sich selbst konzentrieren konnte. Man musste immer schauen, wie es den anderen geht, um

entsprechend reagieren zu können, beispielsweise um sich sicher oder geliebt zu fühlen. Die eigenen Bedürfnisse wurden hintangestellt oder man hat völlig verlernt, auf sie zu hören. Hat niemand unsere Wünsche berücksichtigt, war es in der Kindheit vielleicht schlauer, unsere Bedürfnisse gar nicht mehr wahrzunehmen. Denn so wurde man seltener enttäuscht. Das führt aber dazu, dass man seinen eigenen Körper auch nicht mehr gut spürt.

Möglichkeiten gibt es so viele, wie es Biographien gibt. Sie kennen Ihre Geschichte selbst am besten. Sich mit der Frage auseinanderzusetzen, wie man seinen eigenen Körper wahrnimmt, ist schon ein enormer Schritt Richtung Heilung, weil da viele Themen verborgen sein können, die gelöst werden wollen. Je besser unsere Psyche und unser Körper miteinander verbunden sind und zusammenarbeiten, desto schneller macht man in der Heilung Fortschritte, im Grunde bei jeder Erkrankung. Lehnt man aber Aspekte seines Selbst ab, dann stellt das einen Stolperstein auf dem Weg zur Gesundheit dar.

Kommt man alleine nicht weiter, kann es notwendig sein, professionelle Hilfe in Anspruch zu nehmen. Sich für diese Fragen Zeit zu nehmen und sich ehrlich damit auseinanderzusetzen ist der Schlüssel zur Lösung. Ob das nun bei einem Waldspaziergang oder bei einem Therapeuten passiert, ist nicht so wichtig.

Diagnose: Zweifache Kontaktallergie

Sonja, 18 Jahre alt, kommt wegen eines hartnäckigen Ausschlags an den Händen zu mir. Sie arbeitet als Friseurin, doch war sie nun monatelang wegen der Hautprobleme im Krankenstand. Sie war bereits beim Arzt, die verschriebene Salbe lindert zwar die Symptome, aber sollten sich diese langfristig nicht bessern, steht wohl eine berufliche Umschulung an. Denn im Friseurgeschäft hat sie täglich mit verschiedensten chemischen Substanzen zu tun. Bleibt sie ein paar Tage zuhause, bessern sich auch die Symptome.

Der Beruf mache ihr eigentlich Spaß. Eigentlich, denn der Chef vermiest ihr ein wenig den Alltag. Er ist sehr kritisch und hat eine sehr forsche Art. „Wenn der mal nicht da ist, dann atmen alle Mitarbeiter auf!“, erklärt mir Sonja. Die Tätigkeit an sich und die Ar-

beit mit den Kunden gefallen ihr, aber die tägliche Kritik setzt ihr zu. „Ich bin schon ganz gestresst, wenn ich den sehe und denke mir schon aus, was er wohl als nächstes beanstanden wird!“ Es stellt sich heraus, dass der Ausschlag und die damit verbundene Berufsunfähigkeit auch einen „Vorteil“ haben: Sie muss dann nicht in die Arbeit gehen und sich die abwertenden Bemerkungen anhören, die sie emotional verletzen. Die Diagnose Kontaktallergie stimmt sozusagen in zweierlei Hinsicht: körperlich und emotional, denn Sonja hält den Kontakt zum Chef nicht aus.
In der kinesiologischen Balance stellt sich heraus, dass sie schon in ihrer Kindheit viel Kritik einstecken musste, was ihr körperliches Aussehen betrifft. „Wie schaust denn du aus“, „Iss‘ nicht so viel, bist eh schon so dick“ und ähnliche Aussagen haben sich in ihre Seele eingebrannt. Und in genau diese Wunde „sticht“ nun der Chef, dem man es nicht Recht machen kann.
Im Laufe der Sitzung und der Auflösung der Emotionen werden Sonja die Parallelen zu ihrer Kindheit bewusst. Der Chef steht quasi „stellvertretend“ für ihren Stiefvater, dem sie auch nie so gepasst hat, wie sie war. Im Dialog mit dem inneren Kind kann sie Frieden schließen und ein energetisches Schutzschild aufbauen, sodass die „Gift-Pfeile“ des Chefs nicht mehr bei ihr ankommen. Dem inneren Kind sagt sie nun: „Du bist in Ordnung so wie du bist. Ab jetzt beschütze ich dich, egal was die anderen sagen.“ Ein Folgetermin ist nicht mehr notwendig.

Die Allergie-Persönlichkeit?

Hippokrates hielt Wut und Feindseligkeit als die treibende Kraft hinter asthmatischen Anfällen und war somit einer der ersten Mediziner, die sich mit der Frage nach der Persönlichkeitsstruktur von Allergikern beschäftigt haben. Nach dem Zweiten Weltkrieg wurde das systematisch untersucht. Man wollte möglichst genau einteilen, welche Personen aufgrund ihrer psychischen Merkmale für Allergien besonders anfällig sind und welche nicht. Da es den IgE-Wert im Blut als das „einzig wahre" Allergiekriterium noch nicht gab, durfte man sich bis in die 1960er Jahre auch in hoch angesehenen wissenschaftlichen Zeitschriften Gedanken darüber machen.

Der Psychiater Eric Wittkower merkte 1952 in seinem Artikel *„Psyche and Allergy"* zwar an, dass sich das äußere Verhalten stark unterschied, aber dass Allergiker etwas gemeinsam hatten: Eine tiefsitzende emotionale Unsicherheit und ein großes Bedürfnis nach elterlicher Liebe und Schutz.[(309)] Diese Merkmale würden klarerweise oft überdeckt oder kompensiert, lägen aber der Erkrankung zugrunde, sodass Situationen, in denen der Verlust der „mütterlichen Liebe" drohe, die meisten Attacken zufolge hätten. Ob Asthma, Ekzeme oder Urticaria, alle drei würden das Weinen symbolisieren. Der Asthmatiker unterdrückt das Weinen, der an Ekzemen Leidende weint über die Haut, der Urticaria-Patient weint in die Haut. In den angeführten klinischen und experimentellen Beispielen gibt der Autor unter anderem an, wie ausgiebiges Weinen einen Ausschlag zum Verschwinden gebracht habe. Bemerkenswert sind nicht nur die damaligen Erkenntnisse, sondern mit welcher Seriosität und Genauigkeit psychische Faktoren damals behandelt wurden.

Wogegen die Allergie gerichtet ist, ob gegen Katzen, Milch, Pollen oder Hausstaubmilbe, kann durchaus auch Symbolcharakter haben. Was genau stört uns (vielleicht völlig unbewusst) an der Katze oder an der Milch? Welche Erinnerungen, welche Assoziationen löst das entsprechende Allergen bei uns aus? Psychosomatik-Lexika sind da durchaus eine interessante Quelle, wobei mir persönlich der individuelle Aspekt am wichtigsten ist.

Nicht immer treffen Enzyklopädien auf unsere höchst persönliche Geschichte zu. Es hilft, sich einige Gedanken darüber zu machen, aber solche Hinweise sind keine fixen Regelwerke. Die Erdbeere wird als ein Symbol für Sexualität und Fruchtbarkeit gesehen, Weizen als das männliche Prinzip, Milch als das weibliche, doch man kann ein erfülltes Sexleben haben und einfach keine Erdbeeren mögen, weil man sich von diesen auf einem Ferienlager eine Lebensmittelvergiftung geholt hat. So hilfreich verschiedene Ratgeber oder Erklärungsmodelle auch sein mögen: Die Lösung kommt nicht von außen, sondern von innen. Und sieht bei jedem anders aus.

Katzenallergie – Eine Katze macht was sie will

Ein sehr schönes Beispiel stammt nicht aus meiner Praxis, sondern von meiner Kollegin Heike Eberhart-Hirschmann. Hier die Geschichte: Herbert, ca. 40 Jahre alt, scheint von Kinesiologie und „solchen Sachen“ nicht viel zu halten, möchte es trotzdem probieren, weil ihn seine Katzenallergie plagt.
Im Laufe der Sitzung testet das Thema „Beruf“. Berufliche Schwierigkeiten gäbe es keine, „das passt eh alles.“ Auf die Frage, was er beruflich macht, antwortet er knapp, er wäre Installateur. Wie es zur Berufsentscheidung gekommen ist? „Das hat der Papa ausgesucht, aber es ist eh ein guter Beruf.“ Er wäre zufrieden. Nach genauerem Nachfragen stellt sich heraus, dass sich Herbert als Jugendlicher in Wirklichkeit etwas Anderes ausgesucht hätte. Fußball habe ihn damals am meisten interessiert. Im Erzählen taut er nun doch auf und gerät ins Schwärmen über den Sport und wie viel Spaß ihm das alles gemacht habe. Aber der Wunsch, auch beruflich in diese Richtung tätig zu werden, wurde nie ernst genommen. Herbert hat sich dem Willen des Vaters gebeugt. Als die Erinnerungen wieder hochkommen, bricht Herbert in Tränen aus, weil es ihn so berührt, zu sehen, wie sehr er diesen Anteil eigentlich vermisst hat. Dieser Teil seiner Persönlichkeit hatte nie Platz. Nach der Sitzung meldet er sich lange Zeit nicht. Vielleicht erschien ihm die alternative Herangehensweise doch zu seltsam? Nach über einem Jahr möchte er allerdings wieder einen Termin ausmachen, zu einem ganz anderen Thema. Und die Katzenallergie? „Die ist weg“, schreibt er knapp.

Eine Gemeinsamkeit haben viele Allergiker: In den meisten Fällen ist das Nervensystem in einer Art Alarm- und Kampfbereitschaft und es kommt nicht zur Ruhe. Äußere Gegebenheiten werden bedrohlicher wahrgenommen, als sie es tatsächlich sind. Angst und Unsicherheit spielen in vielen Fällen eine große Rolle, als wäre irgendwo in der Biographie das Gefühl des Vertrauens abhandengekommen.
Allergiker sind oft mit der Welt um sie herum (oder bestimmten Aspekten davon) nicht im Reinen. Sie lehnen sich aber nicht offen auf, sondern leiten den Angriff um, vielleicht auch auf Kleinigkeiten oder eben Allergene. Ruediger Dahlke spricht in diesem Zusammenhang von aufgestauten Aggressionen, die sich dann mithilfe der Allergene entladen. Oft kämpfen wir auf der bewussten Ebene zu wenig für uns selbst, stehen nicht ganz zu unserem Inneren oder setzen uns nicht genug durch. Die Wut gilt dann der Welt, der Gesellschaft, den äußeren Umständen und so weiter. Wir hätten gerne, dass es anders ist und lehnen die Gegebenheiten im Außen ab, schieben aber dadurch die Verantwortung für unsere Probleme von uns weg. Die äußeren Umstände sind dann schuld, so zumindest die Projektion. Das kann sich dann in Angriffslust gegen die uns umgebende Welt zeigen.
Je mehr unser Handeln unserem innersten Wesenskern entspricht, je mehr wir zu unserem wahren Selbst stehen, desto weniger muss sich das Nervensystem über die Welt um uns herum aufregen.

Die eigene Geschichte

In vielen Fällen lassen sich in Biographien von Allergikern tiefgehende Schockerlebnisse finden, durch die das Vertrauen ins Leben erschüttert worden ist. Das können Unfälle, traumatische Erlebnisse oder auch lebensgefährliche Situationen gewesen sein, auch „chronische" Zustände wie eine unberechenbare Atmosphäre zuhause oder das Gefühl, sich auf niemanden verlassen zu können. Erfahrungen, die zu einer erhöhten Alarmbereitschaft des Körpers geführt haben, sodass das Nervensystem im Dauereinsatz ist. Im Endeffekt müssen wir einen Weg finden, unseren Körper ins Hier und Jetzt zu bringen und ihm klarmachen, dass bestimmte Ereignisse vorbei sind. Das funktioniert beispielsweise in einem inneren Dialog

sehr gut, in dem man dem Ich von damals die Zusammenhänge erklärt. Bewährt hat sich dabei das Schreiben eines Briefes, in dem das Kind / die Person von damals dem Erwachsenen von heute die Ereignisse schildert und aufschreibt, was es am meisten gestört und verletzt hat. Anschließend schreibt man als Erwachsener zurück, gibt dem Kind Unterstützung, aber auch die Information, dass das längst vorbei ist. Dieser Briefwechsel kann gegebenenfalls ein wenig andauern.
Mit inneren Bildern funktioniert das auch gut, falls man nicht gerne schreibt. Die genaue Methode ist zweitrangig, wichtig ist nur, die innere Verbindung zu sich selbst herzustellen und ernst zu nehmen. In den meisten Fällen geht es darum, bestimmten Gefühlen, die wir mitunter jahrzehntelang mit uns getragen haben, auch Zeit und Raum zu geben und sie nicht dauernd zu verdrängen. Denn das Unterdrücken kostet nicht nur unglaublich viel Energie, es blockiert uns mehr, als wir uns vorstellen können.

Kontakt mit dem Inneren Kind – Buchtipp

Stefanie Stahl
Das Kind in mir muss Heimat finden. Der Schlüssel zur Lösung (fast) aller Probleme.
Kailash Verlag, 2015

Ich glaube, also bin ich (so)

Durch unsere Erfahrungen in der Vergangenheit werden unsere Einstellungen zum Leben und zu der uns umgebenden Welt geprägt. In dem Moment, in dem sie gebildet werden, passen sie zur Situation und sind auch nachvollziehbar. Manchmal laufen sie in unserem Unbewussten aber wie ein Tonband ständig weiter, obwohl sie vielleicht nicht mehr notwendig wären oder völlig veraltet sind. So wie wir die Welt sehen und bewerten, so empfinden wir sie auch.
Nachfolgend einige (meist unbewusste) Glaubenssätze, die vielleicht tief im Verborgenen schlummern und unser heutiges Handeln bestimmen. Glaubenssätze sind Einstellungen, mit denen wir durchs Leben

schreiten und sich wie Regeln über alles andere legen. Ein einschränkender Glaubenssatz kann es enorm erschweren, sich innerlich zu beruhigen, weil man immer versucht, ihm gerecht zu werden oder ihn zu kompensieren.

Beispiele von Glaubenssätzen	...und deren Folgen im Alltag
Ich bin nichts wert	Ich muss meinen Wert beweisen und zwar durch Arbeit / Geld / Aufopferung
Ich kann mich auf niemanden verlassen	Ich muss alles alleine machen und kontrollieren
Die Welt ist gefährlich	Ich muss auf der Hut sein, dass nichts passiert und ständig aufpassen
Ich bin nicht gut genug	Ich muss es perfekt machen (damit es endlich gut genug ist)

Wie man gut sehen kann, sind die als Beispiel angeführten Glaubenssätze richtiggehende Entspannungsblockaden. Wie kann man sich entspannen, wenn die Welt gefährlich ist oder man seinen Wert ständig durch Arbeit beweisen muss?
Ein guter Selbsttest hierbei ist sehr einfach (und doch so schwierig): Nichts tun! Wenn wir das Handy ausschalten und einfach mal eine halbe Stunde (für die ganz Mutigen eine ganze Stunde) ohne Ablenkung, ohne Fernsehen, ohne Radio sitzen bleiben, dann erfahren wir eine ganze Menge über uns selbst. Damit ist keine geführte Meditation gemeint, die uns auf eine Südseeinsel führt, sondern nur langweiliges Dasitzen und sich selbst spüren. Sich fragen: Wie geht es mir wirklich? Welche Wünsche habe ich? Was will ich?
In vielen Fällen fühlt sich dieser vermeintliche „Entspannungsmoment" nicht entspannend an. Wir haben mitunter genau das Gefühl, das uns immer antreibt, bestimmte Dinge zu tun oder zu lassen. Vielleicht fällt uns der dazugehörige Glaubenssatz sogar ein und aufgrund welcher Erfahrungen er entstanden ist. Das, was im Inneren verborgen ist, will im Grunde nur gesehen und ernst genommen werden, dann muss es sich keine versteckten Wege durch unseren Organismus bahnen.

Liebe geht durch den Magen (oder auch nicht)

Die Probleme mit dem Essen begleiten sie schon das ganze Leben lang, berichtet Maria (51 Jahre). Ihr wäre schon aufgefallen, dass sie mehr vertrage, wenn sie entspannt ist. Aber der Darm und die vielen Unverträglichkeiten machten ihr sehr zu schaffen und wie solle sie sich entspannen, wenn sie kaum wisse, ob die nächste Mahlzeit zu Durchfall führt oder nicht.
Die kinesiologische Testung führt uns in die Kindheit. „Da habe ich auch schon Probleme mit dem Essen gehabt!“ Es stellt sich heraus, dass sie oft alleine sein musste und auch schon als Baby in einem Zimmer am Dachboden schlief, während sich der Rest der Familie einen Stock tiefer aufhielt. „Ich bin halt so nebenhergelaufen, meist war alles andere wichtiger“, erzählt sie nachdenklich. „Wenn ich nicht gegessen habe, dann haben sie sich Sorgen gemacht und sich mehr um mich gekümmert.“ Der Glaubenssatz war somit: „Ich erhalte Liebe, wenn ich NICHT esse.“ Im Umkehrschluss heißt das: „Wenn ich esse, werde ich nicht geliebt.“ Dass das auf den Magen- und Darm-Trakt schlagen kann, ist sofort klar. Der Weg zur Heilung führt so über die Entladung der Emotionen, die mit dem Essen in Verbindung stehen und einer liebevollen Annahme des „Inneren Kindes“.
Als ich Maria das nächste Mal treffe, erzählt sie begeistert: „Letztens habe ich mich auf einer Feier total gehen lassen und lauter ungesundes Zeug gegessen, auch die Krautrouladen von meiner Tante. Sogar Sachertorte! Und es war nichts. Das wäre vorher gleich nach hinten losgegangen,“ lacht sie.

Den Symptom-Code knacken

Ein körperliches Symptom ist nur eine Botschaft. Wenn wir nicht auf unseren Körper hören, ist es die einzige Möglichkeit, die er hat, um etwas aufzuzeigen. Wir werden nicht krank, weil wir Pech haben oder weil der Körper boshaft ist. Auch wenn es nicht gleich offensichtlich ist, hat jedes Symptom eine Ursache. Irgendwo ist etwas aus dem Gleichgewicht gekommen und nun versucht der Organismus, die Balance wiederherzustellen. Wenn wir uns ständig überanstrengen und uns zu wenig Ruhe gönnen, zieht unser Körper den Stecker: Wir werden krank und müssen dann im Bett liegen bleiben. Das ist sozusagen die Rechnung dafür, dass wir unsere Grenzen zuvor überschritten haben.
Stellt man sich das Symptom nicht wie einen Feind vor, den man mit allen Mitteln bekämpfen muss, sondern wie einen freundlichen Boten, der eine Nachricht übermittelt, tun sich erstaunliche Erkenntnisse auf. Auch wenn man das Symptom sofort loswerden möchte, kommen wir in Wirklichkeit weiter, wenn wir uns diesem zunächst annähern und es verstehen wollen. Sobald das Rätsel hinter dem Symptom geknackt wurde und es nicht mehr notwendig ist, verschwindet es sowieso, ganz ohne Kampf.
Manchmal hilft es, dem Symptom einen Namen zu geben oder sich sogar ein Tier oder eine Person dazu vorzustellen, es sozusagen zu personifizieren. Dann kann man es leichter fragen. Diese Idee stößt bei einigen Betroffenen zunächst auf Ablehnung, das liegt nicht unbedingt (nur) daran, dass man die Vorstellung so abstrus findet, sondern an der inneren Ablehnung gegenüber dem Symptom. Man will es schnell abschütteln und sich nicht damit beschäftigen. Wollen wir das Symptom aber verstehen, kommen wir nicht umhin, diesen Unwillen zu überwinden.
Am besten nimmt man sich für die Fragen ein wenig Zeit, zum Beispiel im Rahmen einer Meditation oder während eines Aufenthaltes in der Natur. Es kann aber auch im Bett gleich nach dem Aufwachen stattfinden. Nicht die Tätigkeit ist wichtig, sondern der ruhige Moment, in dem man ehrlich in sich hinein schauen kann.

Folgende Fragen haben sich als hilfreich erwiesen, wenn sie ehrlich beantwortet werden:

Was ist der größte Stressfaktor in meinem Leben?

Woran hindert mich mein Symptom?

Wozu zwingt es mich?

Wann genau taucht es auf?

Was erlaubt mir mein Symptom?

Was würde mir das Symptom zu meinem Leben sagen, wenn es könnte?

Ein Symptom kann auch von Vorteil sein, so hält uns der fiebrige Infekt von der Familienfeier fern, zu der wir ohnehin nicht gehen wollten. Das Symptom kann wie ein Schutzschild fungieren, wir müssen uns der Situation nicht stellen, haben also davon einen scheinbaren Vorteil und nehmen die Erkrankung in Kauf. So können Symptome eine Reihe von Scheinvorteilen haben, von A wie Aufmerksamkeit bis Z wie Zusammenhalt. Wenn man krank ist und im Bett liegt, wird man von der Familie / dem Chef / der nervigen Bekannten in Ruhe gelassen.
Gelingt es uns nicht, auf der emotional-energetischen Ebene die Grenze zu setzen, übernimmt das der Körper mithilfe von Beschwerden. Man kann sehr viel über sich selbst und das Symptom lernen, wenn man sich auf solche Gedankenspiele einlässt.
Findet man den Zugang dazu gar nicht, ist es oft ratsam, professionelle Hilfe in Anspruch zu nehmen. Denn jeder von uns hat seine blinden Flecken, die von anderen Personen viel leichter aufgespürt werden können als von uns selbst. Schließlich sind wir ja meist aus gutem Grund betriebsblind. Jedenfalls passen unsere Symptome zu unseren persönlichen Themen meist wie die Faust aufs Auge.

Zum Abschluss

Im Grunde ist der Weg aus der Allergiespirale ein Weg zurück zu uns selbst. Oft müssen wir unser wahres Wesen von einer Schicht aus alten Glaubenssätzen, familiären Mustern und Toxinen befreien. Der Weg dorthin ist nicht immer einfach, er ist es aber wert, beschritten zu werden. Je mehr wir zu unserer wahren Natur auf psychischer und biochemischer Ebene zurückfinden, desto weniger Gründe gibt es, überempfindlich zu reagieren.
Dass wir in einer Welt leben, in der vieles nicht so ist, wie es uns verkauft wird, ist zwar durchaus ärgerlich, aber je mehr wir uns informieren und unsere Gesundheit selbst in die Hand nehmen, desto mehr können wir verändern.

Meine Aufgabe, Ihnen die notwendigen Informationen zu liefern, ist nun erfüllt. Jetzt sind Sie dran! Viel Erfolg.

Danke.

Auch wenn ich das Buch selbst verfasst habe, war ich dabei nicht alleine, sondern wurde die gesamte Zeit über tatkräftig unterstützt. Wirklich alle zu nennen, die zum Entstehen dieses Buches beigetragen haben, würde den Rahmen sprengen und wahrscheinlich noch zig Seiten füllen, deswegen werde ich es etwas einschränken. All jenen, die eher im Hintergrund gewirkt haben, bin ich aber nicht weniger dankbar.

Zu allererst danke ich meinem Mann Christian, ohne den dieses Buch wohl erst nach meiner Pensionierung entstanden wäre (wenn überhaupt). Du machst oft ganz unglaubliche Dinge, als wäre es das selbstverständlichste auf der Welt. Dafür und dass du kein einziges Mal gegähnt hast, als ich dir von neuen Erkenntnissen und Anekdoten aus diversen Archiven und Bibliotheken erzählt habe, danke ich dir. Meinen Kindern danke ich dafür, dass sie so sind wie sie sind und es auch kein einziges Mal seltsam gefunden haben, dass ihre Mama ein Buch schreibt. Besonders lustig fanden sie natürlich das Kapitel über Würmer. Meine Mutter findet öffentliche Dankesbekundungen unglaublich peinlich, meinem Vater sind sie glaube ich ziemlich wurscht (vor allem während der Kartoffelernte). Trotzdem: Danke!!! Als Tochter einer Ärztin und eines Chemikers war mir dieses Buch wohl schon in die Wiege gelegt.

Meinen Freunden danke ich für tiefe und lustige Freundschaften, sodass ich mich mit diesem Buch getrost etwas unbeliebt machen kann. Veri, danke für deine Hilfe und dass ich immer auf dich zählen kann. Besonderer Dank gebührt auch Heike für ihre überbordende Begeisterung und ihren wunderbaren Tipp, was man bei Schreibblockaden am besten tun sollte („Schreiben!“).

Ich danke auch all jenen Wissenschaftlerinnen und Forschern, die mir auf meine persönlichen und schriftlichen Anfragen geantwortet haben oder die mich durch ihre Arbeit inspiriert haben. Siglinde Rustenbach danke ich für ihre Offenheit und dass sie die Akten aus der DDR mit ihren Geschichten noch spannender gemacht hat. All das zu lesen, was Margie Profet geschrieben hat, war für mich eine unglaubliche Freude.

Was wäre dieses Buch ohne Archive und Bibliotheken! Ganz besonders danke ich Lisa Werthenbach aus dem Bundesarchiv Berlin, Andrea Straub und Günter Kindl von der Universitätsbibliothek für Medizin in Wien, Steffi Voß von der Staats- und Landesbibliothek Dresden sowie Doris Schneider-Wagenbichler von der Österreichischen Nationalbibliothek.

Meinem Verlag und dem dahinterstehenden Team muss ich auch etwas sagen: Eine so respektvolle Zusammenarbeit ist alles andere als selbstverständlich und ich weiß das sehr zu schätzen. Dr. Jutta Ziegler danke ich besonders für die wertvollen Hinweise und Verbesserungsvorschläge und Barbara Gaugl für die professionelle Koordination und die netteste Autorenbetreuung überhaupt.

Last but not least möchte ich mich bei meinen Klientinnen und Klienten bedanken, für das Vertrauen und dass sie ihre persönlichen Themen und Geschichten mit mir teilen. Ein so interessanter Beruf ist ein wahres Privileg.

Quellenverweise

1. Ring, J., Bachert, C., Bauer, C.-P., Czech, W. (Hrsg.). Weißbuch Allergie in Deutschland. 3. Auflage. Urban und Vogel, 2010.
2. Bauer, Joachim. Das Gedächtnis des Körpers: Wie Beziehungen und Lebensstile unsere Gene steuern. Piper, 2004.
3. Lipton, Bruce. Intelligente Zellen: Wie Erfahrungen unsere Gene steuern. KOHA Verlag, 2011.
4. Genetic Risk Factors for the Development of Allergic Disease Identified by Genome-Wide Association. Portelli, M A, E Hodge, and I Sayers. 45.1, 2015, Clinical and Experimental Allergy, S. 21–31.
5. Katharina Kluin, Arnd Schweitzer. Eine Impfung gegen die Allergie.Stern. www.stern.de/gesundheit/allergie/therapie/hyposensibilisierung-eine-impfung-gegen-die-allergie-3358484.html
6. Interessensgemeinschaft Allergenvermeidung. [Online-Zitat vom: 7. Mai 2018.] https://www.allergenvermeidung.org/uploads/tx_scpress/2011-02_Allergie-Impfung-final.pdf
7. Bettina Wedi, Alexander Kapp. Allergien kausal behandeln. Subkutane und sublinguale Immuntherapie. München: Urban & Vogel, 2007.
8. Reconsideration of the immunotherapeutic pediatric safe dose levels of aluminum. James Lyons Weiler, Robert Ricketson. Juli 2018, Journal of Trace Elements in Medicine and Biology, Bd. 48.
9. Aluminum vaccine adjuvants: are they safe? Tomljenovic L, Shaw CA. 18 (17), 2011, Current Medicinal Chemistry.
10. Allergy treatments containing aluminum may cause new allergy, study suggests. ScienceDaily. [Online] Dezember 2010. https://www.sciencedaily.com/releases/2010/12/101214085545.htm.
11. EAACI: A European Declaration on Immunotherapy. Designing the future of allergen specific immunotherapy. 2:20, 2012, Clinical and Translational Allergy .
12. Ree, Ronald van. Allergenicity of genetically modified food. EAACI. 2013.
13. Pirquet, Clemens von. Allergie. Münchner Medizinische Wochenschrift. 53, 1906.
14. Smith, Matthew. Another Person‘s Poison. The History of Allergy. s.l. : Columbia University Press, 2015.
15. Leo Galland, Jonathan Galland. The Allergy Solution. s.l. : Hay House, 2016.
16. Sugar Industry and Coronary Heart Disease Research. A Historical Analysis of Internal Industry Documents. JAMA Internal Medicine. 2016, 176(11): 1680-1685.
17. O'Connor, Anahad. Coca-Cola Funds Scientists Who Shift Blame for Obesity Away From Bad Diets. New York Times, Well. [Online] 9. August 2015. http://well.blogs.nytimes.com/2015/08/09/coca-cola-funds-scientists-who-shift-blame-for-obesity-away-from-bad-diets
18. Growing time lag threatens Nobels. Nature. 2014, Bd. 508, 108.

19. Ioannidis, John. Why Most Published Research Findings Are False. PLoS Med. 2005, 2 (8).
20. Unreliable Resarch: Trouble At The Lab. The Economist. 08. Oct 2013.
21. Buranyi, Stephen. Is the staggeringly profitable business of scientific publishing bad for science? The Guardian. 27. 06 2017.
22. The contribution of cytotoxic chemotherapy to 5-year survival in adult malignancies. Graeme Morgan, Robyn Ward, Michael Barton. 8, 2004, Clinical Oncology, Bd. 16, S. 549–560 .
23. Kreiß, Christian. Gekaufte Forschung. Wissenschaft im Dienst der Konzerne. Europa Verlag., 2015.
24. Gartner, Gerald und Hametner, Markus. Datenbank: Hat Ihr Arzt Zahlungen der Pharmaindustrie erhalten? Der Standard. 30.11.2016.
25. Prof. Dr. Rudolf Valenta, Alwin Schönberger. Das Anti-Allergie Buch. München/Berlin: Piper, 2016.
26. The function of allergy: Immunological defense against Toxins. Profet, Margie. 1, März 1991, The quarterly review of Biology, Bd. 66.
27. McDermott, Terry. Darwinian Medicine -- It's A War Out There And Margie Profet, A Leading Theorist In A New Science, Thinks The Human Body Does Some Pretty Weird Things To Survive. The Seattle Times. 1994, 31. Juli.
28. A Beneficial Role for Immunoglobulin E in Host Defense against Honeybee Venom. Marichal T, Starkl P, Reber LL, Kaselnikoff J, Oettgen HC, Tsai M, Metz M, Galli SJ. 5, 14. November 2013, Immunity , Bd. 39.
29. IgE Antibodies, FcεRIα and IgE-mediated Local Anaphylaxis Can Limit Snake Venom Toxicity. Starkl P, Marichal T, Gaudenzio N, Reber LL, Sibilano R, Tsai M, Galli SJ. 1, Jänner 2016 , J Allergy Clin Immunol, Bd. 137.
30. Research Reinforces Potential Allergies-Glioma Connection. Martin, Mike. 5, 7. März 2012, Journal of the National Cancer Institute, Bd. 104.
31. The production of the so-called "rose-cold" by means of an artificial rose. J.N.MacKenzie. 1886, American Journal of Medical Sciences.
32. How a plastic rose might make you wheeze. Lesser, Frank. 8. November 1984, S. 21.
33. Schuh, Hans. Leiden am Lifestyle. Die Zeit. 5. Mai 1995.
34. Das experimentelle Asthma bronchiale des Meerschweinchens. Noelpp B., Noelpp-Eschenhagen J. 1951, International Archives of Allergy, Bd. 2. zit. nach „Zur Psychosomatik der Allergie insbesondere des Asthma Bronchiale", Clemens de Boor, 1965.
35. The Association Between Adverse Childhood Experiences and Risk of Cancer in Adulthood: A Systematic Review of the Literature. Holman DM, Ports KA, Buchanan ND, Hawkins NA, Merrick MT, Metzler M, Trivers KF. Suppl 1, November 2016, Pediatrics, Bd. 138.
36. Associations Between Adverse Childhood Experiences, High-Risk Behaviors, and Morbidity in Adulthood. Campbell JA, Walker RJ, Egede LE. 3, Mar 2016, American Journal of Preventive Medicine, Bd. 50.

37. Relationship of Childhood Abuse and Household Dysfunction to Many of the Leading Causes of Death in Adults. Felitti VJ1, Anda RF, Nordenberg D, Williamson DF, Spitz AM, Edwards V, Koss MP, Marks JS. 4, 1998, American Journal of Preventive Medicine, Bd. 14.
38. Alterations in intestinal permeability. M C. Arrieta, L. Bistritz, J.B. Meddings. 10, Dezember 2006, Gut, Bd. 55.
39. Zonulin and its regulation of intestinal barrier function: the biological door to inflammation, autoimmunity, and cancer. Fasano, A. 1, 2011, Physiological reviews, Bd. 91.
40. Gliadin, zonulin and gut permeability: Effects on celiac and non-celiac intestinal mucosa and intestinal cell lines. Drago S1, El Asmar R, Di Pierro M, Grazia Clemente M, Tripathi A, Sapone A, Thakar M, Iacono G, Carroccio A, D'Agate C, Not T, Zampini L, Catassi C, Fasano A. 4, Apr 2006, Scandinavian Journal of Gastroenterology, Bd. 41.
41. Campbell-McBride, Natasha. GAPS – Gut and Psychology Syndrome. Wie Darm und Psyche sind beeinflussen. Unimedica, 2015. Bd. 2. Auflage.
42. Air pollution and children: neural and tight junction antibodies and combustion metals, the role of barrier breakdown and brain immunity in neurodegeneration. Calderón-Garcidueñas L, Vojdani A, Blaurock-Busch E, Busch Y, Friedle A, Franco-Lira M, Sarathi-Mukherjee P, Martínez-Aguirre X, Park SB, Torres-Jardón R, D'Angiulli A. 3, 2015, Journal of Alzheimer's Disease., Bd. 43.
43. Effects of zeolite supplementation on parameters of intestinal barrier integrity, inflammation, redoxbiology and performance in aerobically trained subjects. Manfred Lamprecht, corresponding author Simon Bogner, Kurt Steinbauer, Burkhard Schuetz, Joachim F. Greilberger, Bettina Leber, Bernhard Wagner, Erwin Zinser, Thomas Petek, Sandra Wallner-Liebmann, Tanja Oberwinkler, Norbert Bachl, Gert Schippinger. Journal of the International Society of Sports Nutrition.
44. Serum zonulin is associated with presence and severity of atopic dermatitis in children, independent of total IgE and eosinophil. Sheen YH, Jee HM, Kim DH, Ha EK, Jeong IJ, Lee SJ, Baek HS, Lee SW, Lee KJ, Lee KS, Jung YH, Sung M, Kim MA, Han MY. 8, Aug 2018, Clinical and Experimental Allergy, Bd. 48.
45. Caesarean section delivery and the risk of allergic disorders in childhood. Renz-Polster, H., David, M.R., Buist, A.S., Vollmer, W.M., O'Connor, E.A., Frazier, E.A. et al. 11, 2005, Clinical & Experimental Allergy, Bd. 35.
46. Cesarean delivery may affect the early biodiversity of intestinal bacteria. Biasucci, G., Benenati, B., Morelli, L., Bessi, E., and Boehm, G. 9, 2008, The journal of nutrition, Bd. 138.
47. Kim Fleischer Michaelsen, Lawrence Weaver, Francesco Branca und Aileen Robertson. Stillen und Ernährung von Neugeborenen und Kleinkindern. World Health Organization. 2003. Regionale Veröffentlichungen der WHO, Europäische Schriftenreihe, Nr. 87.
48. The effects of antibiotics on the microbiome throughout development and alternative approaches for therapeutic modulation. Langdon, A., Crook, N., and Dantas, G. 1, 2016, Genome Medicine, Bd. 8.

49. Mayer, Emeran. Das Zweite Gehirn. Wie der Darm unser Stimmung, unsere Entscheidungen und unser Wohlbefinden beeinflusst. riva Verlag, 2016.
50. Consumption of Fermented Milk Product with Probiotic Modulates Brain Activity. Tillisch K, Labus J, Kilpatrick L, Jiang Z, Stains J, Ebrat B, Guyonnet D, Legrain-Raspaud S, Trotin B, Naliboff B, Mayer EA. 7, 2013, Gastroenterology , Bd. 144 .
51. Hay fever, hygiene and household size. Strachan, David. 6710, November 1989, British Medical Journal, Bd. 299.
52. Measles and atopy in Guinea-Bissau. Shaheen SO, Aaby P, Hall AJ, Barker DJ, Heyes CB, Shiell AW, Goudiaby A. 9018, Juni 1996, Bd. 347.
53. The hygiene hypothesis and the sharp gradient in the incidence of autoimmune and allergic diseases between Russian Karelia and Finland. Kondrashova A, Seiskari T, Ilonen J, Knip M, Hyöty H. 6, Juni 2013, APMIS, Bd. 121.
54. Does a higher number of siblings protect against the development of allergy and asthma? A review. Karmaus W, Botezan C. 3, 2002, Journal of Epidemiology and Community Health, Bd. 56.
55. Which factors explain the lower prevalence of atopy amongst farmers' children? Remes ST, Iivanainen K, Koskela H, Pekkanen J. 4, 2003, Clinical & Experimental Allergy, Bd. 33.
56. The farming environment protects mice from allergen-induced skin contact hypersensivity. C. P. Frossard, V. Lazarevic, N. Gaıa, S. Leo, C. Doras, W. Habre, J. Schrenzel, D. Burger and P. A. Eigenmann. 6, Juni 2017, Clinical And Experimental Allergy, Bd. 47.
57. Which aspects of the farming lifestyle explain the inverse association with childhood allergy? Perkin MR, Strachan DP. 6, 2006, Journal of Allergy and Clinical Immunology, Bd. 117.
58. Can intestinal helminth infections (geohelminths) affect the development and expression of asthma and allergic disease? Cooper, P.J. 3, 2002, Clinical and Experimental Immunology, Bd. 128.
59. Helminth therapy or elimination: epidemiological, immunological, and clinical considerations. Linda J Wammes, Harriet Mpairwe, Alison M Elliott, Maria Yazdanbakhsh. 11, 2014, The Lancet Infectious Diseases, Bd. 14.
60. Reduced helminth burden increases allergen skin sensitization but not clinical allergy: a randomized, double-blind, placebo-controlled trial in Vietnam. Flohr C, Tuyen LN, Quinnell RJ, Lewis S, Minh TT, Campbell J, Simmons C, Telford G, Brown A, Hien TT, Farrar J, Williams H, Pritchard DI, Britton J. 1, 2010, Clinical and Experimental Allergy, Bd. 40.
61. Anthelminthic treatment during pregnancy is associated with increased risk of infantile eczema: randomised-controlled trial results. Mpairwe H, Webb EL, Muhangi L, et al. 3, 2011, Pediatric Allergy and Immunology, Bd. 22.
62. Human helminth therapy to treat inflammatory disorders- where do we stand? Helmby, Helena. 12, 2015, BioMed Central immunology, Bd. 16.
63. Svoboda, Elizabeth. Can hookworms protect against allergies? The New York Times. 1. Juli 2008.

64. Host-parasite relationships as determinants of heavy metal concentrations in perch (Perca fluviatilis) and its intestinal parasite infection. Brázová T, Hanzelová V, Miklisová D, Šalamún P, Vidal-Martínez VM. 122, Dezember 2015, Ecotoxicology And Environmental Safety.
65. Mouse models of allergic asthma: acute and chronic allergen challenge. Anthony T. Nials, Sorif Uddin. 2008, Disease Models & Mechanisms, S. 213-220.
66. Oral administration of ovalbumin after sensitization attenuates symptoms in a mouse model of food allergic enteropathy. Hiraide E, Morinaga M, Hidaka H, Yamada S, Takeyama J, Kitamura N, Kaminuma O, Hiroi T, Du W, Ohashi-Doi K, Nakajima-Adachi H, Hachimura S. 10, Oktober 2017, Bioscience, biotechnology, biochemistry, Bd. 81.
67. Adjuvant effects of aluminium hydroxide-adsorbed allergens and allergoids – differences in vivo and in vitro. Heydenreich, B., Bellinghausen, I., Lund, L., Henmar, H., Lund, G., Adler Würtzen, P. and Saloga, J. 3, 2014, Clinical & Experimental Immunology, Bd. 176.
68. Paul Ehrlich Institut. [Online] [Zitat vom: 13. 04 2017.] http://www.pei.de/DE/arzneimittelsicherheit-vigilanz/archiv-sicherheitsinformationen/2014/ablage2014/2014-01-21-sicherheitsbewertung-von-aluminium-in-therapieallergenen.html .
69. Comparison of Adjuvant and Adjuvant-Free Murine Experimental Asthma Models. Conrad, M L et al. 8, Clinical and Experimental Allergy, Bd. 39, S. 1246–1254.
70. There is (still) too much aluminium in infant formulas. Shelle-Ann M Burrell and Christopher Exley. 10, 2010, BMC Pediatrics, Bd. 63.
71. Boseley, Sarah. Formula milk exposes babies to high levels of aluminium, experts warn. The Guardian. 10. Oktober 2013.
72. Review article: the management of heartburn in pregnancy. Richter, JE. 9, 2005, Alimentary pharmacology & therapeutics, Bd. 22.
73. Anti-ulcer drugs promote IgE formation toward dietary antigens in adult patients. Untersmayr E, Bakos N, Schöll I, Kundi M, Roth-Walter F, Szalai K, Riemer AB, Ankersmit HJ, Scheiner O, Boltz-Nitulescu G, Jensen-Jarolim E. 6, 2005, FASEB Journal, Bd. 19.
74. Untersmayr, Eva. Mechanisms of type I food allergy. Dissertation, 2006.
75. Untersmayr, Eva. Antacid medication: a risk to develop food allergy ; an experimental example with Beluga caviar. Dissertation, 2002.
76. Magensaft als Allergen-Killer. 3, 2005, Ärztewoche.
77. Aluminium based adjuvants and their effects on mitochondria. Ohlson L, Exley C, Darabi A, Sandén E, Siesjö P, Eriksson H. November 2013, J Inorg Biochem, S. 229-36.
78. Evidence that Food Proteins in Vaccines Cause the Development of Food Allergies and Its Implications for Vaccine Policy. Arumugham, Vinu. 137, Journal of Developing Drugs, Bd. 4.
79. Michael F. Powell, Mark J. Newman. Vaccine Design. The Subunit and Adjuvant Approach. Springer, 1995.
80. Lindblad, Erik B. Mineral Adjuvants. [Buchverf.] Derek O'Hagan Hrsg. Virgil Schijns. Immunopotentiators in Modern Vaccines. Elsevier, 2006.

81. Adverse reactions after injection of adsorbed diphtheria-pertussis-tetanus (DPT) vaccine are not due only to pertussis organisms or pertussis components in the vaccine. Gupta RK, Relyveld EH. 10, 1991, Vaccine, Bd. 9.
82. Gesundheit, Bundesministerium für. Aluminium - Toxikologie und gesundheitliche Aspekte körpernaher Anwendungen. 2014.
83. Aluminium in the central nervous system (CNS): toxicity in humans and animals, vaccine adjuvants and autoimmunity. Shaw Ca, Tomljenovic L. 2-3, Jul 013, Immunol Res, Bd. 56, S. 304-16.
84. Systematic review of potential health risks posed by pharmaceutical, occupational and consumer exposures to metallic and nanoscale aluminum, aluminum oxides, aluminum hydroxide and its soluble salts. Calvin C. Willhite, Nataliya A. Karyakina, Robert A. Yokel, Nagarajkumar Yenugadhati, Thomas M. Wisniewski, Ian M. F. Arnold, Franco Momoli and Daniel Krewski. (Suppl. 4), Okt. 2014, Critical reviews in toxicology, Bd. 44.
85. Ulrich Wahn, Hugh A. Sampson (Hrsg.). Allergy, Immunity and Tolerance in Early Childhood. Elsevier Academic Press, 2016.
86. Pilot comparative study on the health of vaccinated and unvaccinated 6- to 12-year-old U.S. children. Anthony R Mawson, Brian D Ray, Azad R Bhuiyan, Binu Jacob. 3, 2017, Journal of Translational Science, Bd. 3.
87. Programmed vaccination may increase the prevalence of. 4, 2016, American Journal of Rhinology and Allergy, Bd. 30, S. e113-e117.
88. Systemic allergic reactions to gelatin included in vaccines as a stabilizer. Sakaguchi M, Inouye S. 5, 2000, Japanese journal of infectious diseases, Bd. 53.
89. A clinical analysis of gelatin allergy and determination of its causal relationship to the previous administration of gelatin-containing acellular pertussis vaccine combined with diphtheria and tetanus toxoids. Nakayama T, Aizawa C, Kuno-Sakai H. 2 Pt 1, Feb 1999, The journal of allergy and clinical immunology, Bd. 103.
90. Removal of gelatin from live vaccines and DTaP-an ultimate solution for vaccine-related gelatin allergy. Kuno-Sakai H, Kimura M. 4, 2003, Bd. 31.
91. Ehrengut, Wolfgang. Erfahrungen eines Gutachters über Impfschäden in der Bundesrepublik Deutschland von 1955 - 2004. Books on Demand, 2004
92. Effects of diphtheria-tetanus-pertussis or tetanus vaccination on allergies and allergy-related respiratory symptoms among children and adolescents in the United States. Eric L. Hurwitz, Hal Morgenstern. 2, Februar 2000, Journal of Manipulative And Physiological Therapeutics, Bd. 23, S. 81-90.
93. Delay in diphtheria, pertussis, tetanus vaccination is associated with a reduced risk of childhood asthma. Kara L. McDonald, Shamima I. Huq, Lisa M. Lix et al. 3, 2008, Journal of Allergy And Clinical Immunology, Bd. 121.
94. Is infant immunization a risk factor for childhood asthma or allergy? Kemp T, Pearce N, Fithharris P, Crane J, Fergusson D, St George I, Wickens K, Beasley R. 6, 1997, Epidemiology, Bd. 8, S. 687-80.

95. Herlmut Stickl, Horst-Günther Weber. Schutzimpfungen. Grundlagen und Praxis. Stuttgart: Hippokrates Verlag, 1987.
96. Schutzimpfungen bei Allergikern, Teil 2, . Ehrengut, Wolfgang. 1973, Therapie der Gegenwart, S. Seite 1282.
97. Transiently increased IgE responses in infants and pre-schoolers receiving only acellular Diphtheria-Pertussis-Tetanus (DTaP) vaccines compared to those initially receiving at least one dose of cellular vaccine (DTwP). Holt PG, Snelling T, White OJ, Sly PD, DeKlerk N, Carapetis J, Biggelaar AV, Wood N, McIntyre P, Gold M. 35, Juli 2016, Vaccine, Bd. 34.
98. Do early childhood immunizations influence the development of atopy and do they cause allergic reactions? Grüber C, Nilsson L, Björkstén B. 6, Dezember 2001, Pediatric Allergy and Immunology, Bd. 12.
99. Early atopic disease and early childhood immunization – is there a link? C. Grüber1, J. Warner, D. Hill, V. Bauchau. 63, 2008, Allergy.
100. Infant immunization and family size. Reading R1, Surridge H, Adamson R. 4, 2004, Journal of public health, Bd. 26.
101. Childhood immunisation and family size. Li J, Taylor B. 1, 1993, Bd. 25.
102. Blakeslee, Laura. Vaccine status of children in the United States: Who is not vaccinating their children? s.l. : University of Wisconsin, 2008.
103. The Introduction of Diphtheria-Tetanus-Pertussis and Oral Polio Vaccine Among Young Infants in an Urban African Community: A Natural Experiment. Søren Wengel Mogensen, Andreas Andersen, Amabelia Rodrigues, Christine S Benn and Peter Aaby. März 2017, EBiomedicine.
104. Testing the hypothesis that diphtheria–tetanus–pertussis vaccine has negative non-specific and sex-differential effects on child survival in high-mortality countries. Peter Aaby, Christine Benn, Jens Nielsen, Ida Maria Lisse, Amabelia Rodrigues and Henrik Ravn. 3, 2012, BMJ Open, Bd. 2.
105. Statista. [Online] http://de.statista.com/statistik/daten/studie/186201/umfrage/impfstoffumsaetze-in-deutschland-seit-2006/.
106. Preise für 10 Ampullen des saisonalen Grippeimpfstoffs (in Euro) in 2005/2006 und 2009/2010. [Online] https://de.statista.com/statistik/daten/studie/150540/umfrage/preisentwicklung-der-impfstoffe-gegen-die-saisonale-grippe/.
107. Prevalence of asthma and atopy in two areas of West and East Germany. von Mutius E, Martinez FD, Fritzsch C, Nicolai T, Roell G, Thiemann HH. 2 Pt 1, Februar 1994, American journal of respiratory and critical care medicine, Bd. 149, S. 358-364.
108. Increased prevalence of sensitization against aeroallergens in adults in West compared with East Germany. Nicolai T, Bellach B, Mutius Ev, Thefeld W, Hoffmeister H. 8, 27. August 1997, Clinical and experimental allergy, Bd. 27, S. 886-92.
109. Differences in allergy trends between East and West Germany and possible explanations. Krämer, U., Oppermann, H., Ranft, U., Schäfer, T., Ring, J. und Behrendt, H. 2010, Clinical & Experimental Allergy, Bd. 40, S. 289–298.
110. In der DDR gab es nur halb so viel Allergien wie im Westen. Badische Zeitung. 3. 10 2015.

111. Early respiratory infections, asthma, and allergy: 10-year follow-up of the Oslo Birth Cohort. Nafstad P, Brunekreef B, Skrondal A, Nystad W. 2, Pediatrics, Bd. 116.
112. Early BCG and pertussis vaccination and atopic diseases in 5- to 7-year-old preschool children from Augsburg, Germany: Results from the MIRIAM study. Möhrenschlager, M., Haberl, V. M., Krämer, U., Behrendt, H. and Ring, J. 1, Februar 2007, Pediatr Allergy and Immunology, Bd. 18.
113. Thießen, Malte. Immunisierte Gesellschaft. Impfen in Deutschland im 19. und 20. Jahrhundert. Vandenhoeck & Ruprecht, 2017.
114. Gespräch mit Siglinde Rustenbach, 16. Mai 2017.
115. 115/830, BArch DQ. Bordetella-Adsorbat-Vakzine #050485.
116. Rückruf: GSK-Impfstoff kann verunreinigt sein. Pharmazeutische Zeitung. 10. 10. 2012.
117. BArch DQ 115/755 Diphterie-Pertussis-Tetanus-Impfstoff.
118. Why aluminum phosphate is less toxic than aluminum hydroxide. Berthon G, Daydé S. 11 (3), Juni 1992, Journal of the American College of Nutrition.
119. Aluminium compounds for use in vaccines. Lindblad, Erik B. 82, 2004, Immunology and Cell Biology.
120. Insight into the cellular fate and toxicity of aluminium adjuvants used in clinically approved human vaccinations. Matthew Mold, Emma Shardlow, Christopher Exley. Article number: 31578 , 2016, Scientific Reports, Bd. 6.
121. Factors Affecting the Efficiency of the Aluminum Adjuvant in Diphtheria and Tetanus Toxoids. Leo Levine, Joseph L. Stone and Louise Wyman. 4, Oktober 1955, The Journal of Immunology, Bd. 75.
122. BArch, DQ 1/26602, Protokoll der 66. Sitzung des Zentralen Gutachter-Ausschusses "Sera Impfstoffe".
123. Down-Regulation of IgE and IgG4 Antibodies to Tetanus Toxoid and Diphtheria Toxoid by Covaccination with Cellular Bordetella pertussis Vaccine. Christoph Grüber, Susanne Lau, Almut Dannemann, Christine Sommerfeld, Ulrich Wahn, Rob C. Aalberse. 4, 2001, Journal of Immunology, Bd. 167.
124. Schutzimpfungen im Kindesalter und perinatale Risikofaktoren. 26, 1980, Das deutsche Gesundheitswesen, Bd. 35.
125. S. Dittmann, W. Thilo. Vademekum für Impfärzte. 6. Auflage. 1980.
126. B. Schneeweiß, K. Müller. BArch DQ 1 / 10925, Kritische Bemerkungen zur Indikations- und Kontraindikationsstellung bei Schutzimpfungen im Kindesalter.
127. BArch DQ 1/12692, Information über die Entwicklung ausgewählter Infektionskrankheiten im Jahre 1988.
128. BArch DQ 1/12692, Zur Entwicklung ausgewählter Infektionskrankheiten im Jahre 1986. S. Seite 171.
129. Vorsorge als Ordnung des Sozialen. Impfen in der Bundesrepublik und der DDR. Thießen, Malte. 10, Zeithistorische Forschungen, Bd. 2013.
130. BArch, DQ1/15137, Presseinformationen zu Schutzimpfungen, gesunder Lebensweise und Nebenwirkungen von Medikamenten.
131. BArch, DQ 1/15138, Rundschreiben Impfwesen.

132. BArch DQ 1/13129, Band 2, Beratergruppe für Impffragen, Protokoll 13. Dezember 1989.
133. BArch, DQ 1/13107, Band 1, Jahresbericht Impfwesen 1989.
134. Thiessen, Malte. Vorsorge als Ordnung des Sozialen. Impfen in der Bundesrepublik und der DDR. Zeithistorische Forschungen. 2013, Heft 3.
135. Epidemiologisches Bulletin. Robert Koch Institut. 2000. 28. April 2000, Nr. 17.
136. BArch DQ1/15138 Rundschreiben zum Impfwesen.
137. BArch DQ 1/12080, Bericht über die Erfüllung des VW-Planes - Planteil Impfwesen - für Berlin, Hauptstadt der DDR. 25. März 1983.
138. BArch DQ1/12692, Epidemiologische Berichterstattung.
139. Geyer, Steven. "Mir ging es immer nur um den Schutz". Frankfurter Rundschau. 27. 02 2015.
140. BArch, DQ 1/2405, Brigadeeinsatz des Ministeriums für Gesundheitswesen im Bezirk Leipzig. 28. März 1981.
141. Dr. Clemens, Leiter der Bezirks-Hygieneinspektion Berlin. Bericht über die Erfüllung des VW-Planes, Planteil Impfungen. Bundesarchiv Berlin, Archivgut DDR, DQ1/12080. Berlin : s.n., 25. März 1983.
142. BARch, DQ 1/10925, Band 14, Dienstbesprechung beim Minister für Gesundheitswesen. 14. Februar 1972.
143. Beitrag zur Vervollständigung der Grundimmunisierung gegen Tetanus. Heinicke, J. 1971, Das deutsche Gesundheitswesen.
144. Linek, Jenny. Gesundheitsvorsorge in der DDR zwischen Propaganda und Praxis. Stuttgart : Franz Steiner Verlag, 2016.
145. Rainer Erices, Antje Gumz. "Hier läuft bald gar nichts mehr" - BStU-Quellen zur Entwicklung des Gesundheitswesens in der DDR. [Buchverf.] Rainer Erices (Hrsg.) Andreas Frewer. Medizinethik in der DDR. Moralische und menschenrechtliche Fragen im Gesundheitswesen. s.l. : Franz Steiner Verlag, 2015.
146. BArch DQ 1/10925, Impfstoffproduktionskapazitäten in der DDR. 1. März 1972.
147. BArch, DQ 1/10925, "Problemstudie zum Tetanus-Impfschutz in der DDR". 1973.
148. BArch DQ 1/10925, Briefe Frühjahr 1973.
149. Stellungnahme zu Punkt 2 des Protokolls der Kontrollberatung zur Sicherung der Versorgung mit Tetanus-, DT- und DPT-Impfstoff vom 05.02.1988, gezeichnet OMR Theodor18.02.1988, BArch DQ 1/13134.
150. Zott, A. Bericht zur Tetasorbat- bzw. Diphtherie-Tetasorbatproduktion und bestehenden Qualitätsproblemen, BArch DQ 1 /13134. 1986.
151. Brief von Prof. Dr. Franz an Gesundheitsminister Dr. Ludwig Mecklinger vom 16.06.1986. BArch DQ 1/13134.
152. Brief von Dr. Giesecke an OMR Theodor, Betreff Bereitstellung DT-Impfstoff, 25.11.1987, BArch DQ 1/13134.
153. Brief von Dr. Waltraud Thilo an Ministerialrat Dr. Petzold (HA III) vom 7. September 1989, BArch DQ 1/13134.
154. Schott, Christine. Die Realität sieht anders aus. Humanitas. 1990, 3.
155. BArch, DQ 1/10925, Problemstudie zum Tetanus-Impfschutz der Bevölkerung der DDR.

156. Braun, Tim. Viel Unwissen und Pharma-Kalkül. Stern. 7. November 2008.
157. Zu den Ursachen der großen regionalen Unterschiede von Antibiotika-Verordnungen durch Arztpraxen in Deutschland. Christian Tachnitz, Werner Handrick. 6, 2009, Ärzteblatt Sachsen, Bd. 20, S. 263-4.
158. BArch, DQ 1/6542, Dienstberatungen beim Minister, April - Mai 1974.
159. GERMAP 2012, Bericht über den Antibiotikaverbrauch und die Verbreitung von Antibiotikaresistenzen in der Human- und Veterinärmedizin in Deutschland. 2012.
160. U.S. outpatient antibiotic prescribing, 2010. Hicks LA, Taylor TH Jr, Hunkler RJ. 15, Apr 2013, The New England Journal of Medicine, Bd. 368.
161. Blaser, Martin J. Antibiotika Overkill. So entstehen moderne Seuchen. Herder, 2017.
162. Sophia Kräge, Norbert Koch-Klaucke, Florian Thalmann. Expertenrat. Warum wir öfter essen sollten wie in der DDR. Berliner Zeitung. 24. 08. 2017.
163. Bauer, Katja. Essen in der DDR. Ostdeutsche essen gerne Nostalgie-Gerichte. Stuttgarter Zeitung. 4. Oktober 2015.
164. Die Ernährungssituation und Ernährungswiese in der der DDR (1949-1989) und die Veränderungen nach der Wiedervereinigung am Beispiel Thüringens. Eulenstein, Deike. Heft 16, 2004, Kölner Ethnologische Beiträge.
165. Anordnung über Fremdstoffe in Lebensmitteln vom 10. August 1981. Gesetzblatt der Deutschen Demokratischen Republik.
166. Bekannte Marken aus der DDR. Die berühmtesten Ostprodukte. Garant Verlag GmbH, 2017.
167. Lebensmitteltoxikologie. Rainer Macholz, Hans-Jochen Lewerenz. Berlin : Akademie Verlag, 1989.
168. Poutrus, Patrice G. Die Erfindung des Goldbroilers. Über den Zusammenhang zwischen Herrschaftssicherung und Konsumentwicklung in der DDR. s.l. : Böhlau, 2002.
169. Kuhrt, Eberhard, Buck, Hannsjörg F., Holzweißig, Gunter (Hrsg.), [Hrsg.]. Die wirtschaftliche und ökologische Situation der DDR in den 80er Jahren. Springer, 1996.
170. Frede, Hrsg. Wolfgang. Handbuch für Lebensmittelchemiker. 3. Auflage. Springer, 2010.
171. Mull, R., Nordmeyer, H., Boochs, P.-W., Lieth, H. (Hrsg.),Pflanzenschutzmittel in Grundwässern. Eine interdisziplinäre Studie. Springer, 1995.
172. BArch DK 1/23235, Protokoll der Spezialistenberatung der RGW-Länder zur Abstimmung des Prognosesortimentes chemischer Pflanzenschutzmittel, Moskau, 29-31.01.1985.
173. BArch DK 1/27269, Pflanzenschutzmittel Roundup .
174. Aluminum and Glyphosate Can Synergistically Induce Pineal Gland Pathology: Connection to Gut Dysbiosis and Neurological Disease. Stephanie Seneff, Nancy Swanson, Chen Li. 1, 2015, Agricultural Sciences, Bd. 6.
175. Seichter, Sabine. Erziehung an der Mutterbrust. Eine kritische Kulturgeschichte des Stillens. s.l. : Beltz, 2014.

176. Studien zum Stillverhalten im Kreis Stadtroda. Scherner, N. 51, Kinderärztliche Praxis, Bd. 1983, S. 22-8.
177. Zur Säuglingsernährung in der DDR. Wolf-Rainer Cario, Norbert Bannert, Klaus Beyreiß, Christa Dittmer et al. 17, 1986, Zeitschrift für ärztliche Fortbildung, Bd. 80.
178. BArch, DQ 1/11985, Manasan Säuglingsnahrung .
179. BArch, DQ 1/11984, Säuglingsernährung mit “Manasan”, Band 1.
180. Dziadek, Siegfried. Bestleistung bleibt kein Berufsgeheimnis. Neues Deutschland. 15.. Mai 1974, Bd. 29, 133.
181. Die Schulanfängerstudie in West- und Ostdeutschland (SAWO): Trends von Allergien und Sensibilisierungen 1991–2000. Krämer U, Link E, Oppermann H, Ranft U, Schäfer T, Thriene B, Behrendt H, Ring J. 12, Dezember 2002, Das Gesundheitswesen, Bd. 64, S. 657-63.
182. Enterobius vermicularis and allergic conditions in Norwegian children. Bøås H, Tapia G, Rasmussen T, Rønningen KS. 10, 2014, Bd. 142.
183. Eulenstein, Deike. Die Ernährungsweise und -situation in der DDR und die Veränderung nach der Wiedervereinigung am Beispiel Thüringens. GRIN Verlag, 2007.
184. Spezifische und unspezifische Aspekte des Allergieprinzips mit Hinweisen zur Therapie und Prophylaxe allergischer Erkrankungen des Atmungssystems. Findeisen, D. 28, 1960, Das Deutsche Gesundheitswesen, Bd. 15, S. 1451.
185. Wir sprachen mit: Oberarzt Dr. med. habl Diether G. R. Findeisen. Neues Deutschland. 13. Oktober 1962, Bd. 17, Ausgabe 282.
186. Velasquez-Manoff, Moises. An Epidemic of Absence: A New Way of Understanding Allergies and Autoimmune Diseases. s.l. : Scribner, 2012.
187. Hunt for the origin of allergy – comparing the Finnish and Russian Karelia. T. Haahtela, T. Laatikainen, H. Alenius, P. Auvinen, N. Fyhrquist, I. Hanski, L. von Hertzen, P. Jousilahti, T. U. Kosunen, O. Markelova, M. J. Mäkelä, V. Pantelejev, M. Uhanov, E. Zilber and E. Vartiainen. 5, 2015, Clinical & Experimental Allergy, Bd. 45.
188. Circulating Vitamin D Concentrations in Two Neighboring Populations With Markedly Different Incidence of Type 1 Diabetes. Hanna Viskari, Anita Kondrashova, Pentti Koskela, Mikael Knip, Heikki Hyöty. 6, 2006, Diabetes Care, Bd. 29.
189. Microbial content of drinking water in Finnish and Russian Karelia – implications for atopy prevalence. L. von Hertzen, T. Laatikainen, T.Pitknen, T.Vlasoff, M.J.Mäkelä, E. Vartiainen, T. Haahtela. 3, 2007, Allergy, Bd. 62.
190. WHO Health Report. Health Systems: Improving Performance. s.l. : World Health Organization, 2000.
191. Comparison of the US and Soviet Economies: Evaluating the Performance of the Soviet System. 1985.
192. Contraindications to Vaccination in the Russian Federation. Tatochenko V, Mitjushin IL. 181 Suppl 1, Februar 2000, The journal of infectious diseases, S. 228-31.
193. Diphtheria Outbreak -- Russian Federation, 1990-1993. CDC Center of Disease Control. 1993.

194. Offizielles Internet Portal der Republik Karelien. Informationen über die Vorbereitungen für die Umsetzung des nationalen Projektes "Gesundheit". [Online] 21. Dezember 2005. [Zitat vom: 25. 07 2017.] http://gov.karelia.ru/Leader/Sovet/051221_health.html.
195. Федеральная целевая программа «Вакцинопрофилактика» на 1993-1997 годы, Постановление Правительства РФ от 5 июня 1994 г. Nr. 623 / Законодательство России.
196. Chervonskaya, Galina. ‚'Children in Russia have always been a subject for experiments in the study of vaccines". Realnoe Vremya, 14. 03 2017.
197. Heidi J. Larson et. al. The State of Vaccine Confidence 2016: Global Insights Through a 67-Country Survey. EBioMedicine. Oktober 2016, Bd. 12.
198. Braginskaya VP, Sokolova AF. Aktivnaya immunizatsyia i profilaktika postvakcinalnyich oslozhenyi u detey (Активная иммунизация и профилактика поствакцинальных осложнений у детей). Moskau : Medicina, 1977.
199. Garret, Laurie. Betrayal of Trust: The Collapse of Global Public Health. New York : Oxford University Press, 2001.
200. The state of medical libraries in the former Soviet union. Jarkin, Sergei V. (3), 2010, Health Information and Libraries Journal, Bd. 27.
201. Persönliche Korrespondenz mit Loren Graham. 18. 10 2017.
202. Warten auf erste Hoffnungszeichen nach dem Niedergang. Neue Zürcher Zeitung. 09. Juni 2001.
203. Underimmunization in Ohio's Amish: Parental Fears Are a Greater Obstacle Than Access to Care. Olivia K. Wenger, Mark D. McManus, John R. Bower, Diane L. Langkamp. 1, Jun 2011, Bd. 128.
204. Allergic disease and sensitization in Steiner school children. Flöistrup H, Swartz J, Bergström A, Alm JS, Scheynius A, van Hage M, Waser M, Braun-Fahrländer C, Schram-Bijkerk D, Huber M, Zutavern A, von Mutius E, Ublagger E, Riedler J, Michaels KB, Pershagen G. 1, Jan 2006, The journal of allergy and clinical immunology, Bd. 117.
205. Mettke, Thomas. Geschichte und Bedeutung des Lebensmittelrechts, Kommentar zum Lebensmittel- und Futtermittelgesetzbuch. [Online] 21. November 2017. http://www.lebensmittelrecht.com/lebensmittelrecht_pro/demo/LFGB/Kommentar_LFGB_03.pdf.
206. Grimm, Hans-Ulrich. Die Ernährungsfalle. Wie die Lebensmittelindustrie unser Essen manipuliert. Heyne, 2010.
207. Grimm, Hans-Ulrich. Chemie im Essen. Knaur, 2013.
208. John Emsley, Peter Fell. Wenn Essen krank macht. Wiley VCH, 2000.
209. Werbung mit Gesundheits-Versprechungen. Schluss mit leeren Behauptungen. Konsument. Das österreichische Testmagazin. 2012, 10.07.2017.
210. Lawrence, Felicity. Sugar rush. The Guardian. 15. February 2007.
211. "Ohne Zusatzstoffe" - Clean Labeling. Werbeaussagen kritisch beleuchtet. Verbraucherzentrale Nordrhein Westfalen, 2010.
212. Max Annas, Jürgen Binder. Genfood. Das aktuelle Handbuch. orange press, 2009.
213. Billigfleisch für Afrika. Die Zeit. 20. Jänner 2015.

214. Schumann, Harald. Die Hungermacher: Wie Deutsche Bank, Allianz und Co. auf Kosten der Ärmsten mit Lebensmitteln spekulieren. Fischer Taschenbuch, 2013.
215. Krämer, Walter. Leckeres Gift. Der Tagesspiegel. 16. September 2011.
216. Biologische Lebensmittel und Landwirtschaft. Wissenschaftliche Fakten und die Wahrnehmung des Verbrauchers. EUFIC, 2013.
217. Oberbeil, Klaus. Die tägliche Dosis Gift. Warum fast alles, was wir berühren, essen oder einatmen, chemisch belastet ist. Und wie wir uns davor schützen können. 2. Auflage. s.l. : Heyne, 2011.
218. Europäische Kommission. Gesundheit der Verbraucher, Wissenschaftliche Ausschüsse, Duftallergene. [Online] [Zitat vom: 10. November 2017.] http://ec.europa.eu/health/scientific_committees/opinions_layman/perfume-allergies/de/index.htm#7.
219. Jochen Taßler, Kim Otto. Gekaufte Expertise: Wie ein industrienaher Gutachter seit Jahrzehnten die Politik beeinflusst. WDR.
220. The Health Risks of Heavy Metal in Face Makeup. Environmental Defence. [Online] [Zitat vom: 21. November 2017.] https://environmentaldefence.ca/report/report-heavy-metal-hazard-the-health-risks-of-hidden-heavy-metals-in-face-makeup/.
221. Pretty Scary 2: Unmasking toxic chemicals in kids' makeup. Breast Cancer Fund. 2016.
222. Merlot, Julia. Ein Drittel der Kosmetika enthält hormonähnliche Stoffe. Spiegel Online. 24. Juli 2013.
223. Environmental Mercury and Its Toxic Effects. Kevin M. Rice, Ernest M. Walker, Jr, Miaozong Wu, Chris Gillette, and Eric R. Blough. 2, Mar 2014, Journal of Preventive Medicine and Public Health, Bd. 47.
224. Mercury Toxicity and Systemic Elimination Agents. Dietrich Klinghardt, Joseph Mercola. 2001, Journal of Nutritional & Environmental Medicine.
225. Die Toxikologie des Quecksilbers und seiner Verbindungen. Tore Syversen, Parvinder Kaur. 1-4, 2014, Perspectives in Medicine, Bd. 2.
226. Mercury exposure from „silver" tooth fillings: emerging evidence questions a traditional dental paradigm. Lorscheider FL, Vimy MJ, Summers AO. 7, 1995, FASEB Journal, Bd. 9.
227. Correlation of dental amalgam with mercury in brain tissue. Eggleston DW, Nylander M. 6, 1987, The journal of prosthetic dentistry, Bd. 58.
228. Mercury concentrations in the human brain and kidneys in relation to exposure from dental amalgam fillings. Nylander M, Friberg L, Lind B. 5, 1987, Swedish dental journal, Bd. 11.
229. Chewing releases mercury from fillings. Gay DD, Cox RD, Reinhardt JW. 1, 1979, The Lancet, Bd. 5.
230. Association between dental amalgam fillings and Alzheimer's disease: a population-based cross-sectional study in Taiwan. Sun YH, Nfor ON, Huang JY, Liaw YP. 1, 2015, Alzheimer's research & therapy, Bd. 7.
231. Association between History of Dental Amalgam Fillings and Risk of Parkinson's Disease: A Population-Based Retrospective Cohort Study in Taiwan. Hsu YC, Chang CW, Lee HL, Chuang CC, Chiu HC, Li WY, Horng JT, Fu E. 12, 2016, PLoS One., Bd. 11.

232. A Review of Mercury Exposure and Health of Dental Personnel. Natasha Nagpal, Silvana S. Bettiol, Amy Isham, Ha Hoang and Leonard A. Crocombe. 1, 2017, Safety and Health at Work, Bd. 8.
233. Maternal-fetal distribution and transfer of dioxins in pregnant women in Japan, and attempts to reduce maternal transfer with Chlorella (Chlorella pyrenoidosa) supplements. Nakano S, Noguchi T, Takekoshi H, Suzuki G, Nakano M. 9, 2005, Chemosphere, Bd. 61.
234. Glutathione levels in antigen-presenting cells modulate Th1 versus Th2 response patterns. Jeffrey D. Peterson, Leonore A. Herzenberg, Kristine Vasquez, Carl Waltenbaugh. 6, 17. März 1998, Proceedings of the National Academy of Sciences of the United States of America, Bd. 95.
235. Impact of food processing on the structural and allergenic properties of food allergens. Mills EN, Sancho AI, Rigby NM, Jenkins JA, Mackie AR. 8, 2009, Molecular Nutrition & Food Research, Bd. 53.
236. Electronic Rothamsted Archive. Datenbank.
237. Specter, Michael. Against The Grain. Should you go gluten-free? The New Yorker. 3. November 2014.
238. Reimer, Jürgen Stellpflug im Gespräch mit Jule. Glyphosat-Rückstände in Mehl, Brötchen und Haferflocken. Deutschlandfunk. 03. 09 2012.
239. Stürzenhofecker, Michael. Möglicher Interessenskonflikt bei Pflanzenschutzmittel-Bewertung. Die Zeit. 18. Mai 2016.
240. Neslen, Arthur. UN/WHO panel in conflict of interest row over glyphosate cancer risk. The Guardian. Bd. 17. Mai 2016.
241. Glyphosate, pathways to modern diseases II: Celiac sprue and gluten intolerance. Anthony Samsel, Stephanie Seneff. 4, Dec 2013, Interdisciplinary toxicology, Bd. 6.
242. Béle, Patric. 85% des tampons et serviettes hygiéniques contiendraient du glyphosate. Le Figaro. 29.10.2015.
243. David, Perlmutter. Dumm wie Brot. Wie Weizen schleichend ihr Gehirn zerstört. s.l. : Mosaik, 2014.
244. Dilloo, Ruediger. Von Kühen, vom Muh und der Milch. Die Zeit. 13. Juni 1997, 1997, 25.
245. Effect of homogenization and pasteurization on the allergenicity of bovine milk analysed by a murine anaphylactic shock model. Poulsen OM, Hau J, Kollerup J. 5, 1987, Bd. 17.
246. Zittlau, Jörg. Wie Milch auf unsere Körper wirkt. Welt. 17. 06 2013.
247. Kefir Improves Lactose Digestion And Tolerance in Adults with Lactose Maldigestion. Hertzler SR, Clancy SM. 3, Mai 2003, Journal of the American Dietetic Association, Bd. 16.
248. Bennett, Susanne. The 7-Day Allergy Makeover: The 7-Day Allergy Makeover: A Simple Program to Eliminate Allergies and Restore Vibrant Health from the Inside Out. s.l. : TarcherPerigee, 2014.
249. The study of food addiction using animal models of binge eating. Avena, Nicole M. 3, Dec 2010, Appetite, Bd. 55.
250. Nonnutritive sweeteners and cardiometabolic health: a systematic review and meta-analysis of randomized controlled trials and prospective cohort studies. Meghan B. Azad, Ahmed M. Abou-Setta, Bhupendrasinh F. Chauhan et al. 28, Juli 2017, Canadian Medical Association Journal, Bd. 189.

251. Splenda alters gut microflora and increases intestinal p-glycoprotein and cytochrome p-450 in male rats. Abou-Donia MB, El-Masry EM, Abdel-Rahman AA, McLendon RE, Schiffman SS. 21, 2008, Journal of Toxicology and Environmental Health, Bd. 71.
252. Kharrazian, Datis. Why Isn‘t My Brain Working?: A Revolutionary Understanding of Brain Decline and Effective Strategies to Recover Your Brain‘s Health. Elephant Press, 2013.
253. Nonsteroidal Anti-Inflammatory Drug-Induced Leaky Gut Modeled Using Polarized Monolayers of Primary Human Intestinal Epithelial Cells. Bhatt AP1, Gunasekara DB1, Speer J1, Reed MI1, Peña AN1, Midkiff BR, Magness ST, Bultman SJ, Allbritton NL, Redinbo MR. Nov 2017, ACS Infectious Diseases.
254. Microbiota Plays a Key Role in Non-Steroidal Anti-Inflammatory Drug-Induced Small Intestinal Damage. Otani K, Tanigawa T, Watanabe T, Shimada S, Nadatani Y, Nagami Y, Tanaka F, Kamata N, Yamagami H, Shiba M, Tominaga K, Fujiwara Y, Arakawa T. 1, 2017, Digestion, Bd. 95.
255. Risk of Inflammatory Bowel Disease with Oral Contraceptives and Menopausal Hormone Therapy: Current Evidence and Future Directions. Khalil, Hamed. 3, 2016, Drug Safety, Bd. 39.
256. Mechanisms of Acetaminophen-Induced Liver Necrosis. 196, 2010, Handbook of experimental pharmacology.
257. Candida Albicans Therapy Is there ever an end to it? Dental mercury removal: an effective adjunct. Zamm, AV. 4, 1986, Journal of Orthomolecular Medicine, Bd. 1.
258. Gut colonization by Candida albicans aggravates inflammation in the gut and extra-gut tissues in mice. Sonoyama K, Miki A, Sugita R, Goto H, Nakata M, Yamaguchi N. 3, Medical mycology, Bd. 49.
259. Inflammation and gastrointestinal Candida colonization. Kumamoto, Carol A. 4, Aug 2011, Current opinion in microbiology, Bd. 14.
260. Influence of Saccharomyces boulardii CNCM I-745on the gut-associated immune system. Stier H1, Bischoff SC2. 9, 2016, Clinical and Experimental Gastroenterology, Bd. 13.
261. Alcohol, Intestinal Bacterial Growth, Intestinal Permeability to Endotoxin, and Medical Consequences. Vishnudutt Purohit, J. Christian Bode,Christiane Bode, David A. Brenner, Mashkoor A. Choudhry, Frank Hamilton, Y. James Kang, Ali Keshavarzian,Radhakrishna Rao, R. Balfour Sartor, Christine Swanson, Jerrold R. Turnerk. 5, 2008, Alcohol, Bd. 42.
262. Histamine and histamine intolerance. Maintz L, Novak N. 5, May 2007, The American Journal of Clinical Nutrition, Bd. 85.
263. Exercise regulation of intestinal tight junction proteins. 12, Jun 2014, British Journal of Sports Medicine, Bd. 48.
264. Critchley, Mark. Lionel Messi diet: What it takes to be the world‘s best player. The Independent. 29. 04 2016.
265. Endurance exercise and gut microbiota: A review. Núria Mach, Dolors Fuster-Botellaa. 2, Jun 2017, Journal of Sport and Health Science, Bd. 6.
266. Exercise-Induced Anaphylaxis: An Update on Diagnosis and Treatment. Wojciech Barg, Wojciech Medrala, Anna Wolanczyk-Medrala. 1, 2011, Current Allergy and Asthma Reports, Bd. 11.

267. Role of Corticotropin-releasing Factor in Gastrointestinal Permeability. Bruno K Rodiño-Janeiro, Carmen Alonso-Cotoner, Marc Pigrau, Beatriz Lobo, María Vicario, Javier Santos. 1, 2015, Journal of neurogastroenterology and motility, Bd. 21.
268. Stress-related modulation of inflammation in experimental models of bowel disease and post-infectious irritable bowel syndrome: role of corticotropin-releasing factor receptors. Kiank C, Taché Y, Larauche M. 1, 2010, Brain, behaviour and immunity, Bd. 24.
269. Zu wenig Schlaf macht wirklich krank. Osterkamp, Jan. 31. August 2015.
270. Adverse effects of modest sleep restriction on sleepiness, performance, and inflammatory cytokines. Vgontzas AN, Zoumakis E, Bixler EO, Lin HM, Follett H, Kales A, Chrousos GP. 5, May 2004, Journal of Clinical Endicronology and Metabolism, Bd. 89.
271. Sleep deprivation predisposes allergic mice to neutrophilic lung inflammation. Nunes JOF, Apostolico JS, Andrade DAG, Ruiz FS, Fernandes ER, Andersen ML, Keller AC, Rosa DS. Juli 2017, The Journal of Allergy and Clinical Allergology.
272. The Effects of Microwave Radiation on Microbial Cultures. Slobodan M. Janković, Milorad Z. Milošev, Milan LJ. Novaković. 2, 2014, Hospital Pharmacology, Bd. 1.
273. Mercola, Dr. Joseph. How Your Microwave Oven Damages Your Health In Multiple Ways. Dr. Mercola. [Online] [Zitat vom: 05. 03 2018.] https://articles.mercola.com/sites/articles/archive/2010/05/18/microwave-hazards.aspx.
274. Organic Foods vs Supermarket Foods: Element Levels. Smith, Bob. 1, 1993, Journal of Applied Nutrition, Bd. 45.
275. Chicken soup inhibits neutrophil chemotaxis in vitro. Rennard BO, Ertl RF, Gossman GL, Robbins RA, Rennard SI. 4, Oct 2000, Chest, Bd. 118.
276. In vitro evaluation of antifungal activity of monolaurin against Candida albicans biofilms. Dalia Seleem, Emily Chen, Bruna Benso, Vanessa Pardi, Ramiro M. Murata. 4, 2016, PeerJ.
277. Possible Links between Intestinal Permeablity and Food Processing: A Potential Therapeutic Niche for Glutamine. Jean Robert Rapin, Nicolas Wiernsberger. 6, 2010, Clinics, Bd. 65.
278. Extracts from Hericium erinaceus relieve inflammatory bowel disease by regulating immunity and gut microbiota. Chen Diling, Yang Xin, Zheng Chaoqun, Yang Jian, Tang Xiaocui, Chen Jun, Shuai Ou, Xie Yizhen. 49, 2017, Oncotarget, Bd. 8.
279. Mechanism of Action of Probiotic Bacteria on Intestinal and Systemic Immunities and Antigen-Presenting Cells. Fong FL, Shah NP, Kirjavainen P, El-Nezami H. 3, 2016, International Reviews of Immunology, Bd. 35.
280. Probiotics and prebiotics in preventing food allergy and eczema. M, Kuitunen. 3, 2013, Current Opinion in Allergy and Clinical Immunology, Bd. 13.
281. Axe, Josh. Probiotics Benefits, Foods and Supplements. Dr. Axe Food is Medicine. [Online] [Zitat vom: 23. 11 2017.] https://draxe.com/probiotics-benefits-foods-supplements/.

282. Adams, Casey. Natural Solutions for Food Alergies and Food Intolerances. Wilmington, Delaware : Logical Books, 2011.
283. Food Allergy Herbal Formula-1 (FAHF-1) blocks peanut-induced anaphylaxis in a murine model. Li XM1, Zhang TF, Huang CK, Srivastava K, Teper AA, Zhang L, Schofield BH, Sampson HA. 4, Oct 2001, Journal of Allergy and Clinical Immunology, Bd. 108.
284. Chinese Herbal Therapy for the Treatment of Food Allergy. Julie Wang, Xiu-Min Li. 4, Aug 2012, Current Allergy and Asthma Reports, Bd. 12.
285. Hans-Ulrich Hecker, Elmar Thomas Peuker, Angelika Steveling, Heidelore Kluge. Handbuch Traditionelle Chinesische Medizin. s.l. : Haug, 2003.
286. Camel Milk for Food Allergies in Children. Yosef Shabo, Reuben Barzel, Mark Margoulis, Reuven Yagil. 12, Dezember 2005, The Israel Medical Association Journal , Bd. 7.
287. Nutritional and Therapeutic Characteristics of Camel Milk in Children: A Systematic Review. 7, November 2015, Electronic Physician, Bd. 7.
288. Suppression of inflammatory and allergic responses by pharmacologically potent fungus Ganoderma lucidum. Bhardwaj N, Katyal P, Sharma AK. 2, 2014, Recent patents on inflammation & drug discovery, Bd. 8.
289. Chrischta Ganz, Louis Hutter. Gemmotherapie. Knospen in der Naturheilkunde. 2015.
290. Effect of Nigella sativa (black seed) on subjective feeling in patients with allergic diseases. Kalus U1, Pruss A, Bystron J, Jurecka M, Smekalova A, Lichius JJ, Kiesewetter H. 10, Dec 2003, Phytotherapy research, Bd. 17.
291. Enhancement of tight junctional barrier function by micronutrients: compound-specific effects on permeability and claudin composition. Mercado J1, Valenzano MC, Jeffers C, Sedlak J, Cugliari MK, Papanikolaou E, Clouse J, Miao J, Wertan NE, Mullin JM. 11, Nov 2013, PLoS One., Bd. 8.
292. Green tea (Camelia sinensis) mediated suppression of IgE production by peripheral blood mononuclear cells of allergic asthmatic humans. Wu SY, Silverberg JI, Joks R, Durkin HG, Smith-Norowitz TA. 3, 2012, Scandinavian Journal of Immunology, Bd. 76.
293. In vitro and in vivo anti-allergic effects of 'benifuuki' green tea containing O-methylated catechin and ginger extract enhancement. Mari Maeda-Yamamoto, Kaori Ema, Ikuo Shibuichi. 2-3, Dec 2007, Cytotechnology, Bd. 55.
294. Chronic Inflammatory Diseases and Green Tea Polyphenols. Oz, Helieh S. 6, Jun 2017, Nutrients, Bd. 9.
295. Polyphenols, Antioxidants and the Sympathetic Nervous System. Bruno RM, Ghiadoni L. 2017, Current Pharmaceutical Design, Bd. 23.
296. Anti-Stress Effect of Oolong Tean in Women Loaded with Vigil. Hiroshi Kurihara, Ling Chen, Bi-feng Zhu, Zhao-dong He, Hiroshi Shibata, Yoshinobu Kiso, Takaharu Tanaka, Xin-Sheng Yao. 6, 2003, Journal of Health Science, Bd. 49.
297. Flavonoids inhibit histamine release and expression of proinflammatory cytokines in mast cells. Park HH, Lee S, Son HY, Park SB, Kim MS, Choi EJ, Singh TS, Ha JH, Lee MG, Kim JE, Hyun MC, Kwon TK, Kim YH, Kim SH. 10, 2008, Archives of pharmacal Research, Bd. 31.

298. Detection of IgE, IgG, IgA and IgM antibodies against raw and processed food antigens. Vojdani, Aristo. 22, 2004, Nutrition and metabolism, Bd. 6.
299. A Minnesota Multiphasic Personality Inventory profile of women with allergic rhinitis. Gauci M, King MG, Saxarra H, Tulloch BJ, Husband AJ. 6, Psychosomatic Medicine, Bd. 55.
300. Alternative modalities for asthma that reduce stress and modify mood states: evidence for underlying psychobiologic mechanisms. RJ, Wright. (2 Suppl 1), 2004, Annals of Allergy and Immunology, Bd. 93.
301. Chronic caregiver stress and IgE expression, allergen-induced proliferation, and cytokine profiles in a birth cohort predisposed to atopy. 6, 2004, Journal of Allergy and Clinical Immunology, Bd. 113.
302. Self-reported hay fever and panic attacks in the community. RD, Goodwin. 6, 2002, Bd. 88.
303. Vascular disease risk factors, urinary free cortisol, and health histories in older adults: shyness and gender interactions. Bell IR, Martino GM, Meredith KE, Schwartz GE, Siani MM, Morrow FD. 1, 1993, Biological Psychology, Bd. 35.
304. Hay fever in childhood, traits Neuroticism and Conscientiousness as independent predictors of the occurrence of hay fever in adulthood. Helen Cheng, Jessica Deighton, Miranda Wolpert, Benjamin P Chapman, Ekaterina N Kornilaki, Luke Treglown, Adrian Furnham. 10, Oct 2016, Journal of Health Psychology, Bd. 21.
305. Perception of Pulmonary Function and Asthma Control: The Differential Role of Child Versus Caregiver Anxiety and Depression. Jonathan M. Feldman, Dara Steinberg, Haley Kutner, Nina Eisenberg, Kate Hottinger, Kimberly Sidora-Arcoleo, Karen Warman, Denise Serebrisky. 10, 2013, Journal of Pediatric Psychology, Bd. 38.
306. Wissenschaftliche Dienste, Deutscher Bundestag. Sachstand Transgenerationale Traumatisierung. 17. Oktober 2016.
307. Intergenerational Transmission of Stress in Humans. Yehuda, Mallory E Bowers and Rachel. 1, Jan 2016, Neuropsychopharmacology, Bd. 41.
308. Danieli, Yael. International Handbook of Multigenerational Legacies of Trauma. Plenum Press, 1998.
309. Psyche and Allergy. Wittkower, Eric, The Journal of Allergy and Clinical Immunology, Jan 1952, Bd. 23

VERLAG FÜR CHRONISCHE GESUNDHEIT – VfcG

Anfragen an den Verlag richten Sie bitte an:
office@vfcg.at

TIERARZTPRAXIS – NATURFUTTERLÄDCHEN

Unsere Tierarztpraxis finden Sie unter folgender Adresse:
www.dr-ziegler.eu

Glaneckerweg 6
5400 Hallein bei Salzburg, Österreich

Hier ist auch unser Naturfutterlädchen in Hallein mit einer großen Auswahl an Barf- und anderen Naturfutterprodukten zu finden.

Online-Bestellungen können Sie über
www.naturfutterlaedchen.eu abwickeln.

BARFSEMINARE & VORTRÄGE

Zur Auswahl stehen Abend- und Ganztagsvorträge über ganzheitliche Behandlungsmethoden von Hund und Katze.
Hier informieren wir Sie über unsere aktuellen Seminare und Veranstaltungen:
www.dr-ziegler.eu/de/seminare.htm

Vorträge und Seminare können Sie unter E-Mail:
info@dr-ziegler.eu buchen.
Zur Ausbildung zum zertifizierten Ernährungsberater nach Dr. Ziegler können Sie sich unter der E-Mail: **info@dr-ziegler.eu** oder der Tel. **0043 6245 71851** anmelden.

FUTTERPLÄNE

Futterpläne für Hund und Katze können Sie im Naturfutterlädchen Hallein unter E-Mail: **info@dr-ziegler.eu** sowie im Naturfutterlädchen Purkersdorf unter E-Mail: **purkersdorf@dr-ziegler.eu** erstellen lassen.

PARTNER

Tierärzte und -ärztinnen, Händler, ausgebildete Ernährungsberater/innen nach Dr. Ziegler finden Sie unter:
www.dr-ziegler.eu/de/partner.htm